KB259967

병 안 걸리는 식사&음식

펴 냄   2008년 1월 10일 1판 1쇄 박음 | 2009년 9월 1일 1판 5쇄 펴냄
지은이   이시하라 유미 지음
옮긴이   박인용 옮김
펴낸이   김철종
펴낸곳   (주)한언
            등록번호 제1-128호 / 등록일자 1983. 9. 30
주 소   서울시 마포구 신수동 63-14 구 프라자 6층(우 121-854)
            TEL. 02-701-6616(대) / FAX. 02-701-4449
책임편집   김지원 jwkim@haneon.com
디자인   임동광 dklim@haneon.com
홈페이지   www.haneon.com
e-mail   haneon@haneon.com

ISBN 978-89-5596-458-5   03510

체질에 맞는 식생활로
병 없이 건강하게 삽시다!

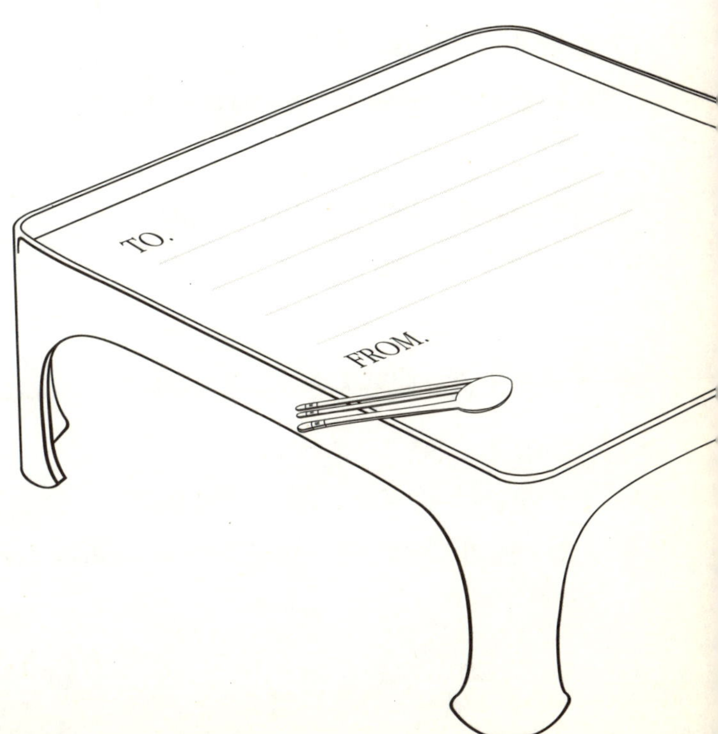

CONTENTS

부록 : 사상체질의학과 체질자가진단법

병에 걸리는 것은 사람과 애완동물뿐이다!

당신은 평소에 '이 음식은 건강에 좋다' '고혈압에 효과가 있다' '이 식품은 건강에 나쁘다' '콜레스테롤이 많이 함유되었으므로 먹지 않는 것이 좋다' 와 같은 얘기들을 자주 듣는가? 우리 주변에는 이처럼 잡다한 건강 정보가 흘러넘친다. '의사에게 들은 얘기' 라거나 '영양사의 지도를 받았다', '텔레비전의 건강 채널에서 방송된 내용이다' 등등.

때로는 같은 음식인데 건강에 좋다는 얘기와 나쁘다는 얘기를 동시에 접하기도 한다. 이렇게 잡다한 정보에 노출된 사람들은 무엇을 어떻게 믿어야 할지 몰라 혼란스러워한다.

그런데 사람과는 달리 야생동물들은 어떤 음식이 몸에 좋은지 나쁜지 따로 배우지 않는다. 본능이 알려 주는 대로 먹으면서도 건강하게 살아간다. 생각해 보면 병에 걸리는 것은 사람과 애완동물뿐이다. 야생동물은 기본적으로 병에 걸리지 않는다. 간혹 병에 걸리거나 부상을 입더라도 음식을 먹지 않고 열을 내보내 스스로를 치료한다.

야생동물의 식생활이 그렇듯이 '병에 걸리지 않는 식사' 또한 특별하거나 대단한 것이 아니다.

야생동물들은 배를 채우기 위해 하루 종일 먹을 것을 찾아 돌아다닌다. 백수의 왕 사자도 머리를 굴려가며 초식동물을 쫓아다닌다. 하지만 막상 사냥에 성공하여 식사를 하는 경우는 다섯 번 중 한 번 정도에 불과하다. 사실상 거의 매일을 공복으로 지내고 있는 셈이다. 사자가 이러하니 다른 동물들의 경우는 말해 무엇하랴!

반면 사람이나 애완동물은 하루 3회 꼬박 밥을 먹는다. 식욕이 있든지 없든지 상관없이.

과식하지 않는 것이 건강을 위한 첫 걸음이다!

야생동물처럼 인류도 300만 년의 역사 가운데 299만 9900년 이상

대사증후군의 진단 기준

1. 허리둘레 남성 85cm 이상, 여성 90cm 이상

2. 수축기 혈압 130mmHg 이상, 확장기 혈압 85mmHg 이상

3. 중성지방이 130mg/dL 이상(정상치=50~149mg/dL)

4. HDL(좋은 콜레스테롤)이 40mg/dL 미만(정상치=50~70mg/dL)

5. 공복 때의 혈당이 110mg/dL 이상(정상치=60~109mg/dL)

을 굶주리며 생활해 왔다. 빙하기, 가뭄, 화재, 홍수 등의 천재지변 때문이다. 따라서 인간을 포함한 모든 동물은 굶주린 상태로 어떻게 견디는가에 대해 몸의 생리가 완성돼 있다고 할 수 있다.

동물이 활동하기 위해서는 당분이 필수적이다. 사람이 가진 60조 개 세포의 에너지원은 거의 100% 당분에 의존하고 있다. 그래서 혈당이 부족한 저혈당증일 때 저혈당 발작이 일어나기도 한다. 하지만 저단백 발작 같은 증상은 아예 존재하지 않는다.

공복에 혈당이 내려갔을 때 혈당을 상승시키려고 하는 호르몬에는 아드레날린, 노르아드레날린, 코르티솔, 글루카곤, 티록신 등 10가지 이상이 존재한다. 반대로 과식하여 혈당이 상승했을 때 수치를 내릴 수 있는 호르몬은 인슐린 단 한 가지다. 이 사실 하나만으로도 우리의 몸이 배가 부를 때 대처하는 요령을 모른다는 것을 알 수 있다. 반면 공복에는 익숙해져 있어 어떻게든 대응할 수 있다.

그래서 배가 부른 생활을 하면 고혈당(당뇨병), 고지혈증(동맥경화, 지방간), 고요산혈증(통풍), 고염분혈증(고혈압), 고체중 등 '고'자가 붙는 질병인 성인병, 즉 대사증후군(metabolic syndrome)으로 고생하게 되는 것이다. 이 같은 질병들은 과식으로 인해 발생하는 것이 분명하다. 그런데도 일반 의학이나 영양학에서는 하루 3회 식사를 꼭 하도록 권하고 있으니 우스운 일이다.

위와 같은 사실을 감안하면 '병에 걸리지 않는 식사'에서 가장 중요한 것은 '과식하지 않는' 것임을 알 수 있다.

이에 맞춘 식사를 하면 병에 걸리지 않는다!

그 다음에 중요한 것은 인간 본래의 식성에 맞춘 음식을 먹는 것이다. 세계에서 가장 큰 육상동물인 코끼리는 몸무게가 6.5t이나 되지만 풀 외에는 먹지 않는다. 키가 6m 넘는 장신의 기린도, 고기와 우유를 제공해 주는 소도, 매우 빠른 속도로 질주하는 말도 풀밖에 먹지 않는다. 모두 평평한 모양의 이빨을 가진 초식동물이기 때문이다.

한편 사자나 호랑이, 치타는 뽀족한 이빨을 가진 육식 동물이다. 이들은 육식의 과도한 섭취로 인해 발생하기 쉽다는 통풍이나 대장암, 담석 등에 걸리지 않는다. 고기를 100% 소화시킬 수 있기 때문이다. 육식동물은 육식에 알맞은 뽀족한 이빨과 적당한 크기의 위장과 간, 고기를 소화시키기 좋은 위액, 담즙 등의 소화액을 갖추고 있어 고기를 100% 소화 해독시킬 수 있다.

이와 비교하여 사람의 이를 살펴보자. 송곳니 네 개 이외에는 거의가 초식용임을 알 수 있다. 사람의 식성은 초식에 가까운 것이다. 그렇다면 고기, 계란, 우유, 버터 등의 '고영양 식품'이 인간에게 정말 영양이 되고 있는 것일까? '영양'이란 생명을 유지하고 건강을 좋게 한다는 의미이다. 따라서 고기, 계란 우유 등의 음식을 '영양' 식품이라 하는 것은 적절치 못하다. 지나친 양을 섭취했을 때 동맥경화, 고혈압, 통풍, 지방간, 각종 암과 같은 병에 걸리는 비율이 높아지기 때문이다.

사람은 사람의 이 모양에 맞춘 식사를 하면 건강해지며 병에도 걸리지 않는다. 이에 관해서는 뒤에서 더 자세히 언급하겠다.

'과식' 이
병을 일으킨다

- 과식하면 왜 병에 걸릴까?

- 서양의학과 동양의학의 사
  고방식 이렇게 다르다!

- 만병의 원인은 하나, 피의
  오염으로부터 생긴다

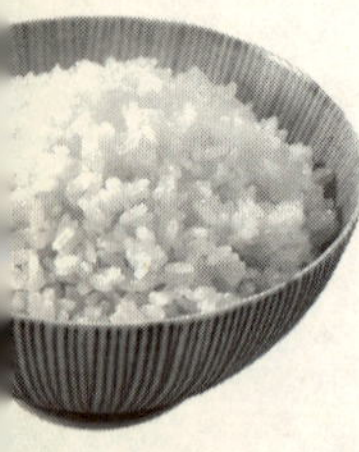

우리는 옛날보다 훨씬 좋은 환경에서 살아가고 있다.
그런데 왜 그렇게 많은 병을 앓는 것일까?

Chapter 1

과식하면 왜 병에 걸릴까?

혈액을 오염시키고 병을 만드는 '과식'

사람이든 동물이든 병에 걸리면 식욕이 없어진다. 이것은 병의 원인
이 '과식' 에 있음을 의미한다. 과식을 하면 혈액 속의 당분이나 지방이
증가하여 당뇨병이나 고지혈증(동맥경화, 지방간)이 되기 쉽다. 이는 모
두가 알고 있는 사실이며, 서양의학에서 역시 지적하는 내용이다.

1945년 종전 직후 한동안 수백 명밖에 되지 않았던 일본의 당뇨병
환자가 지금은 예비 환자까지 포함하여 1,620만 명이나 된다. 고지혈
증 환자는 320만 명까지 늘어났다. 얼마나 많은 일본인이 과식하고

있는지 확인할 수 있다.

'과식'은 '고' 자가 붙는 질병 외에도 다양한 폐해를 만든다. 과식하는 것은 소화·흡수·배설 등의 소화활동을 담당하는 위와 장, 간이나 췌장 등의 소화기에 중노동을 시키는 셈이다. 그래서 과식을 계속하면 자연스럽게 장기에 여러 가지 병이 발생하게 된다. 변비, 설사, 식욕부진, 구토, 복통을 비롯하여 위염·위궤양·위암, 간염·간경변증·간암, 췌장염·췌장암, 대장염·대장암, 담석까지. 이같은 소화기 질환이나 증상은 대부분 과식을 함으로써 위장(간과 췌장도 포함)이 가진 소화·흡수·배설 능력을 초과한 결과라 해도 지나치지 않다. 위장을 혹사시키지 않아 위장에 여력이 있는 상태라면 스스로를 치료하는 자연 치유력이 발생하기 때문이다.

과식을 하면 소화가 충분히 되지 않기 때문에 요산, 피루브산(pyruvic acid), 락트산, 아미노산, 암모니아, 스카톨 *skatol*, 인돌을 비롯하여 여러 가지 불소화물, 노폐물, 중간 대사물이 장내에 생긴다. 또 이런 것들이 혈액에 흡수되어 혈액이 오염된다.

"모든 병의 원인은 하나, 피의 오염으로부터 생긴다"는 말이 있다. 그 정도로 혈액의 오염은 심각한 문제이다. 혈액은 음식물에서 흡수된 단백질, 지방, 당분, 각종 비타민, 미네랄(철, 칼슘, 아연), 수분, 폐에서 흡수된 산소, 내분비 장기에서 생산되는 각종 호르몬 외에 골수에서 생산되는 적혈구, 백혈구, 혈소판 등의 유형 성분으로 이루어져 있다. 인체의 세포 60조 개는 이 혈액에 의해 영양을 공급받아 세포 작용을 수행하며 각각의 장기를 작동시킨다. 그 결과 생긴 노폐물을 혈액으로 배설하여 신장이나 폐 등의 해독 장기로 옮긴 후 그곳에서 배출한다. 따라서 혈액이 세포 60조 개의 생사(生死)를 담당하고 있다고 할 수 있다.

만약 혈액 순환이 원활하지 않으면 체온이 내려간 곳, 쉽게 말해 '차가워진 곳'에 병이 발생하게 된다. 위염이나 위궤양이 있는 사람은 명치가, 간에 병이 있는 사람은 우상복부, 자궁이나 난소에 질병이 있는 사람은 하복부가 차갑다. 즉, 질병이 있는 장기 부분이 차가워지는 것이다. 다시 말하면 그 부분의 혈행(血行)이 원활하지 않다는 얘기다.

사람들은 차가워진 장기의 혈행을 원활하게 하기 위해 '손으로 만져서' 치료하는 방법을 생각해 냈다. 손바닥으로 환부를 따뜻하게 하여 혈행을 좋게 하는 방법이다. '손으로 만져서' 환부의 혈행을 좋게 하면 각종 영양소, 물, 산소를 비롯하여 백혈구, 면역 물질이 많이 공급되어 병이 치료된다.

반면 과식을 하게 되면 음식을 소화시키기 위해 혈액이 하루 종일 위장에 집중되어 근육이나 뼈, 뇌, 자궁, 난소, 간, 내분비기관 등의 장기에 공급되는 혈액이 적어진다. 따라서 이들 장기에서 여러 가지 병이 발생할 가능성이 커지는 것이다.

'과식'은 면역력을 저하시킨다

과식을 하면 면역력이 떨어진다. 우리는 최근 '면역'이라는 단어를 자주 접하게 된다. '면역'이란 문자 그대로 '역(=질병)을 면하기' 위해 몸이 준비한 방위 기구이다. 그 주역은 백혈구가 맡고 있는데 백혈구에도 여러 종류가 있다. 그 중에서도 중심적인 활동을 하고 있는 것이 세균이나 체내 노폐물을 탐식, 처리하는 매크로파지(단구)와 과립구(호기구, 호산구, 호염기구) 등이다.

30억 년 전, 지구상에 최초로 탄생한 아메바 형태의 단세포 생명체가 바로 매크로파지라고 한다. 그 밖의 NK세포나 T세포, B세포 등의 림프구나 호중구 등의 과립구도 모두 매크로파지에서 진화한 것이다.

따라서 백혈구는 몸속에서 혈액이라는 바닷물(혈액과 바닷물의 광물질인 염분의 조성은 거의 같다) 속을 자유로이 헤엄쳐 돌아다니고 있는 셈이다. 백혈구는 혈액 $1mm^3$당 4000~8000개 정도 존재한다. 혈액은 몸무게의 13분의 1, 즉 4~5L(4000~5000 mL) 정도이므로 백혈구는 몸속에 수백만 개 정도 존재하고 있는 셈이다.

배가 부르도록 음식물을 먹으면 음식물이 위장에서 소화·흡수되면서 혈액 속에는 단백질과 지방, 당, 각종 비타민, 미네랄 등의 영양소가 가득해진다. 그러면 혈액을 헤엄치고 있는 백혈구도 그러한 영양분을 먹고 배가 부르게 된다. 그 결과 병원균이나 알레르겐(알레르기의 원인 물질)이 외부에서 몸속으로 침입해 오거나 몸속에 암세포가 생겨도 먹어 없애려고 하지 않는다. 사자가 초식동물을 사냥하여 배부르게 먹은 후에는 눈앞에 다른 초식동물이 지나가도 쳐다보지 않는 것과 마찬가지다. 즉, 배가 부를 때는 병원균이나 알레르겐, 암세포 등의 이물질을 먹으려 하지 않아 백혈구의 힘(면역력)이 떨어진 상태가 되는 것이다.

반대의 경우를 생각해보자. 우리가 공복 상태가 되면 혈액 속의

백혈구의 구성		활 동
과립구 (약 60%)	호중구	세균의 탐식, 살균, 혈액 속의 노폐물 처리
	호산구	5% 이하. 알레르기 반응의 원인 물질인 히스타민을 중화하고 알레르기 질환 치료를 촉진
	호염기구	2% 이하. 헤파린을 방출하여 혈전을 막거나 지방을 저하시킨다.
림프구 (약 30%)	B세포	항체(면역 글로불린)를 만들어 미사일처럼 병원균 기타 항원을 향해 발사, 공격
	헬퍼 T세포	면역 시스템의 사령탑. 킬러 T세포의 성장을 돕거나 B세포에 항체의 생산을 명령
	킬러 T세포	바이러스에 감염된 세포를 직접 파괴
	NK세포	매크로파지와 비슷한 작용을 한다. 특별히 암세포를 공격
	억제 T세포	면역세포가 외적을 전멸시키면 킬러 T세포나 B세포에 그것을 알려서 전쟁을 종결시킨다.
매크로파지 (약 5%)		몸속에 침입한 먼지, 사멸한 세포, 혈관 내벽의 콜레스테롤 등 무엇이든 먹는 청소부. 혈액 속 외에도 폐와 뇌, 간, 장 등에 존재, 사이토카인(백혈구 생리활성 물질)을 방출하여 암세포를 공격. 항원(병원균 등)을 완전히 파괴하지 못한 경우 헬퍼 T세포에게 긴급사태를 알려 면역 시스템의 분발을 독려한다.

| **표1. 백혈구의 구성과 활동** |

영양소도 부족해지고, 백혈구도 공복이 되므로 병원균이나 알레르겐, 암세포 등의 이물질을 왕성하게 탐식한다. 이는 곧 면역력의 증가로 이어진다.

따라서 우리가 감기, 기관지염, 폐렴, 담낭염 등의 감염증에 걸렸을 때나 뇌졸중이나 심근경색의 발작 직후, 또는 암이 어느 정도 진행되었을 때를 비롯하여 온갖 질병에 걸렸을 때 식욕이 없어지는 것은 당연하다. 백혈구의 활동을 높여서 병을 치료하려는 자연 치유력이 나타나는 것이다.

그러므로 면역력을 높여 각종 병을 예방하려면 하루 1회는 공복 시간을 만들 필요가 있다. '배가 비었다'고 느낄 때나 시간이 부족해서 식사를 할 수 없을 때는 '이렇게 함으로써 면역력이 높아져 각종 병이 예방되고 있다'고 생각하며 기뻐하면 될 것이다.

다음 그래프는 일본인의 식생활에서 고기와 계란, 우유, 유제품 섭취가 풍부해짐과 동시에 암(악성 신생물)이나 심질환(협심증이나 심근경색)이 급격히 증가하고, 폐렴이 증가하는 등 각종 질병이 증가해 왔음을 보여 주고 있다.

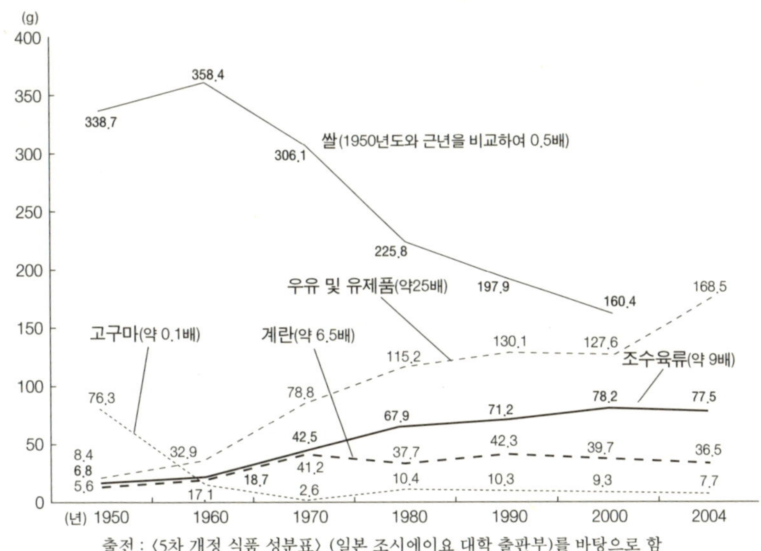

┃ 일본인의 식생활 (하루 섭취량) 변화 ┃

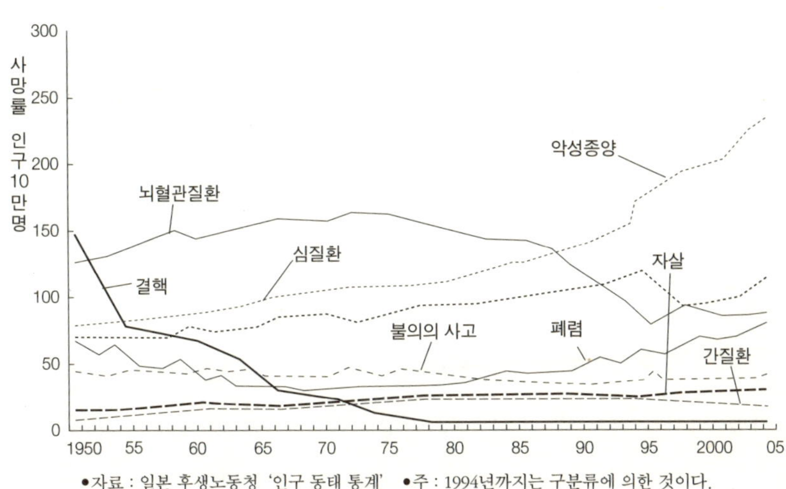

┃ 주요 사인별로 본 사망률(인구 10만명에 대해)의 추이 ┃

Chapter 2

서양의학과 동양의학의 사고방식,
이렇게 다르다!

분석적이며 대증요법[1]으로 일관하는 서양의학

서양의학은 분석적인 방법으로 질병의 원인을 찾는다. 사람의 사망
원인을 해부하여 진단한다. 또 내과나 외과의 임상의가 생존시의 환자
병변(병이 원인이 되어 일어나는 생체의 변화) 부위로부터 채취해 둔 조
직 일부를 현미경으로 관찰하여 암인지 단순한 염증인지를 진단한다.
이런 의사를 병리의라 하는데 임상의에게는 재판관 같은 존재이다.

---

1 **대증요법** : 병의 원인을 찾아 없애기 곤란할 때, 겉으로 드러난 병의 증상에 대응하여 처치하는 치료법.
  열이 높을 때 얼음 주머니를 대거나 해열제를 쓰는 등의 일

내과나 외과, 이비인후과나 부인과 등 온갖 임상과에서 이루어지는 최종 진단은 병리의에 의한 것일 때가 많다.

병리학에서는 질병의 원인을 다음과 같이 여섯 가지로 나누고 있다.

1. 염증 – 폐렴, 담낭염 등 '염'이 붙은 질병
2. 종양 – 암이나 육종
3. 순환장해 – 고혈압, 심장병, 뇌졸중, 부종, 혈전, 정맥류 등 혈액과 체액의 순환에 문제가 있는 질병
4. 면역의 이상 – 천식이나 아토피 등의 알레르기 질환, 크론병[2], 궤양성대장염 등의 자가 면역 질환
5. 대사의 이상 – 당뇨병, 통풍, 지방간 등 대사가 충분히 되지 않은 물질이 몸속에 남아 일으키는 질병
6. 선천성 질병

여기서 '염증'을 일으키는 원인도 바이러스나 세균, 진균(곰팡이) 등의 병원균, 타박이나 화상 등의 물리적인 원인, 황산이나 초산 등의 화학물질 등으로 나누어진다. 또한 '폐렴'을 일으키는 병원균도 세균의 종류에 따라 폐렴구균, 녹농균, 용혈성 연쇄구균 등으로 다시 나누어지며 이에 따라 폐렴의 종류도 세분화된다.

암의 경우도 마찬가지다. 위암, 폐암, 대장암 등 장기별로 다른 진단명이 붙어 있는 것은 물론, X선을 통해 볼 때 같은 음영으로 나타나는 폐암도 편평상피암, 선암, 소세포암 등으로 나누어진다. 일부의

---

2 **크론병** : 국한성 장염. 구강에서 항문까지 소화관의 어느 부위에서나 발생하는 만성적인 염증성 장질병

조직을 채취(생체 검사)하여 병리의에게 진단받으면 그에 따라 치료에 이용하는 항암제도 달라진다.

이처럼 서양의학은 현미경적으로 세분화하여 분석하고 새로운 발견을 하는 것을 의학의 발달이라고 생각한다. 그리고 계속해서 새로운 발견을 해나가고 있다. 그러나 이러한 그 발견이 반드시 더 나은 치료법으로 이어지는 것은 아니다.

'의학의 진보' 가 '치료의 진보' 는 아니다

'의학의 진보' 가운데는 진단학의 발달이 있다. 30여 년 전에는 CT나 MRI 등의 검사는 물론 위나 대장의 내시경이나 초음파검사도 존재하지 않았다. 혈액검사에서 역시 암의 존재여부에 대해 종양 표지 검사(Tumor Marker) 등으로 암의 존재여부를 추측할 수 없었으며, 2~3개월의 혈당 평균을 표시하여 당뇨병 검사의 중요한 무기가 되는 HbA1c(당화혈색소)의 검사법도 없었다.

현대 '의학의 진보'란 현미경이나 전자현미경을 사용하여 세포나 유전자 수준에서의 이상을 발견하는 등의 일을 의미한다. 내시경이나 X선을 사용하여 내부 장기를 더욱 정확하게 파악할 수 있게 된 점, 혈액검사에 의한 이상 발견의 정밀도가 높아진 점도 그러하다. 그러나 이러한 발견이 반드시 치료의 진보나 발전으로 연결되는 것은 아니다.

물론 교통사고로 엉망이 된 뼈나 근육을 되살리는 일, 파열되어 대출혈이 일어난 내장을 수술로 원상태로 복구시키는 일, 심근경색

(심장의 근육에 영양을 공급하는 관상동맥에 혈전이 괴는 현상)으로 숨이 끊어지기 직전인 환자의 혈관에 카테터[3]를 넣어 혈전을 내보냄으로써 목숨을 살리는 등의 응급 구명 의학은 굉장하다. 마치 '신과 다름 없는 뛰어난 능력을 가진 의사' 라고 칭찬해도 될 정도이다.

그러나 서양의학에서 '원인 불명' 이라 판단하는 고혈압·당뇨병·암 등의 만성질환이나 천식·아토피 등의 알레르기질환, 크론병·궤양성 대장염을 비롯한 자가면역질환에 대해서는 대증요법으로 일관한다. 증상을 억제하거나, 잘라내거나, 소각하거나, 스테로이드 호르몬제나 면역 억제제로 면역 현상을 억제하는 등 겉으로 드러나는 치료뿐이다.

'먹는 것이 피가 되고 피가 살이 된다' 고 생각하는 동양의학[4]

동양의학은 혈액의 성분에 대해 전혀 알지 못했던 2000년 전부터 '만병의 원인은 하나, 피의 오염으로부터 생겨난다'[5]고 하였다. 질병의 본질을 간파하였기 때문에 어떤 점에서는 서양의학보다 과학적이라고 할 수 있다.

동양의학에는 '먹는 것이 피가 되고 피가 살이 된다' 는 사상이 있다.

---

3 카테터 : 각 기관 속 내용액의 배출을 측정하는데 사용되는 고무 또는 금속제의 가는 관

4 동양의학 : 여기서는 저자가 서양의학과 반대되는 개념으로 '동양의학' 이라고 표현하였으나 보통은 한의학(漢醫學)과 같은 뜻으로 쓰인다.

5 만병의~생겨난다 : 저자의 경우 발병의 원인으로 '혈액의 오염' 을 중점적으로 언급하고 있으나 보통 한의학에서는 병의 원인을 한 가지로만 보지 않고 복합적으로 파악한다.   – 감수자 주

음식물이 위장에서 소화되고 혈액에 흡수되며, 이 혈액이 근육기관을 유지하고 있다는 의미이다. 이는 현대 서양의학의 관점에서 보아도 타당한 이론이다.

위장에서 소화된 단백질, 당, 지방, 각종 비타민이나 미네랄 등의 영양소는 폐에서 혈액으로 흡수된 산소와 함께 혈액을 타고 온몸의 세포 60조 개에 보내진다. 이 세포들은 뇌, 위, 근육 등에서 제각기 특유의 작용을 수행한다. 그 결과 생긴 노폐물은 다시 혈액 속으로 버려졌다가 신장이나 폐 등의 배설기를 거쳐서 몸 밖으로 내보내진다. 물에 녹는 노폐물은 신장에서 소변을 통해 배출되고, 물에 녹지 않는 노폐물은 폐에서 이산화탄소(CO_2) 등과 함께 호흡을 통해 배설된다.

혈액 속에 영양소(당이나 지방)가 지나치게 많거나 혹은 너무 적은 경우, 또는 장이나 폐로 흡수된 유해물(화학조미료나 식품첨가물, 잔류농약, 대기오염 물질 등)이 많아지는 상태를 '혈액이 오염됐다'고 표현한다. 이처럼 영양소의 균형이 나쁘거나 유해물이 많이 섞인 혈액을 '오염된 혈액'이라고 해석하는 것이다.

이 오염된 혈액이 세포 60조 개를 만나게 되면, 약한 세포에 활동 저하를 일으켜 질병을 발생시킨다. 동양의학에서는 이러한 과정을 '만병의 원인은 하나, 피의 오염으로부터 생겨난다'고 표현한 것이다.

독가스실에 들어간 사람이 목숨을 잃게 되는 것은 독가스가 폐를 통해 혈액으로 흡수된 후, 온몸의 세포 60조 개에 도달해 그 세포를 손상시키기 때문이다. 이는 혈액 오염이 병을 일으키는 과정과 비슷하다.

Chapter 3

만병의 원인은 하나, 피의 오염으로부터 생긴다

혈액을 오염시키는 요인 7가지

1. 잘못된 식습관 : 육식에 치우친 현대인

광우병(BSE)은 젖소의 젖을 많이 나오게 하여 빨리 성장시키기 위해 사료에 양의 뼈나 고기 가루를 섞어 먹인 데서 발생했다. 소의 뇌가 스펀지처럼 되는 이 병은 요즘 심각한 사회문제가 되고 있다. 광우병의 원인 물질은 프리온[6] 등이다. 세부적인 내용은 언급하지

---

6 프리온 : 광우병을 유발하는 인자. 단백질(protein)과 비리온(virion)의 합성어

않더라도 이 병의 가장 큰 문제는 평평한 이빨밖에 없는 초식동물인 소에게 육식을 먹게 한 것이다. 이 '불균형' 이야말로 광우병의 진짜 원인일 것이다.

사람의 이는 32개이다. 그 가운데 20개(20/32＝62.5%)가 곡물을 먹는 구치(어금니), 8개(8/32＝25%)가 야채와 과일을 먹는 문치(앞니), 4개(4/32＝12.5%)가 고기와 계란, 생선 등의 육식을 먹는 견치(송곳니)다. 초식에 적합한 구조이다.

사람과 유전자의 98%가 같을 정도로 유전자적으로 가까운 동물인 고릴라는 키 170cm, 몸무게 200kg 정도의 거구이다. 하지만 먹는 것은 대나무 껍질, 싹, 과일 등이 전부다. 이에 비해 문명인이라는 우리의 식생활은 육식에 지나치게 편중되어 있다.

300만 년 전 아프리카 대륙에서 고릴라로부터 파생한 인류는 그 일부가 5만 년 전 지브롤터 해협을 건너 우랄 지방에 이르렀다. 거기서부터 동쪽으로 나아가 진화한 인종이 바로 우리 아시아인이다. 이와 달리 유럽인은 우랄 지방에서 북상하였다. 곡물이나 야채·과일을 먹지 않았고, 농경이 거의 없는 한랭지인 유럽에서 수렵이나 목축을 하며 대책 없이 육식을 시작했다. 그런 유럽인들이 자신들의 주식인 고기와 계란, 우유 및 유제품 등을 중심으로 하여 만들어 낸 것이 현대 영양학이다. 그래서인지 (육류에 많이 포함된)단백질을 '가장 중요한 것' 이라는 의미에서 protein이라고 한다(pro는 '제일'을 뜻하는 primary의 pr-과 어원이 같다.).

그러나 고기, 계란, 우유로 대표되는 동물성 단백질은 장 안에서 분해 대사되어 아민, 암모니아, 스카톨, 인돌 등의 맹독 물질로 바뀐다.

물론 장에서 혈액으로 흡수되어 온몸에 돌아다니기 전에 보통 간에서 해독되므로 직접적으로 큰 피해를 끼치지는 않는다. 하지만 간경변증이나 간암 말기가 되면 간의 해독 능력이 저하되면서 아민, 암모니아 등의 유해물질이 해독되지 않고 혈액으로 흡수된다. 유해물질이 뇌에 이르면 간성뇌증(hepatic encephalopathy)이라는 증상을 보이게 된다. 뇌신경세포가 손상되어 진전(振顫 : 손과 어깨를 불규칙적으로 떪)이나 간성혼수가 일어나는 증상이다.

이런 사실을 인식한다면 매일 고기와 계란, 우유 등의 동물성 단백질을 과잉 섭취하는 식생활이 아민이나 암모니아 등을 해독하느라 간이 약해지는 구실을 만든다는 것을 깨달을 수 있다.

동물성 지방은 혈전을 만든다

동물성 단백질을 먹으면 동물성 지방이 반드시 따라온다.

버터, 라드 등의 트랜스 지방은 상온에서 고체이므로 우리 몸 안으로 섭취되면 굳어지는 성질이 있다. 따라서 혈전[7]이 생기기 쉬워진다.

소, 돼지, 말 등은 인간보다 체온이 높다. 따라서 이 동물들의 몸속에서 녹아 있던 기름이 체온이 더 낮은 사람의 혈액으로 들어가면 굳어지는 것이 당연하다.

동물성 지방을 다량으로 섭취하면 그것을 소화시키기 전에 많은 양의 담즙이 분비된다. 담즙은 장 안의 세포에 의해 대사되어 디히드로콜산(dehydrocholic acid), 리토콜산(lithocholic acid) 등으로 변화한다. 이것이 대장암의 발암물질이 된다.

7 혈전 : 생물체의 혈관 속에서 피가 굳어서 만들어진 조그마한 핏덩이

동물성 지방의 일종인 콜레스테롤은 사람의 세포 60조 개의 막 성분이다. 담즙이나 성호르몬의 원료가 되기도 하므로 몸에 필요하다. 그러나 과다 섭취하여 혈액 속의 콜레스테롤이 많아지면 이것을 원료로 난소에서는 여성호르몬이, 고환에서는 남성호르몬의 생산이 많아진다. 여성호르몬의 과다는 난소암, 유방암, 자궁내막암의 원인이 되며 남성호르몬 과다는 전립선암의 원인이 된다.

2. 과식 : 노폐물이나 유해물이 발생하여 혈액을 오염시킨다

지금까지의 설명을 통해 당분을 과잉 섭취하면 고혈당, 즉 당뇨병이나 중성지방혈증(지방간, 동맥경화)을, 지방을 과잉 섭취하면 고지혈증(고콜레스테롤혈증)이나 동맥경화, 대장암, 유방암, 난소·자궁내막암, 전립선암, 췌장암 등을 일으키기 쉬워진다는 사실을 알았을 것이다.

과식의 폐해는 과학적인 분석이 가능한 이런 내용 외에도 많다. 과식을 하면 각종 노폐물이나 유해물이 발생하여 혈액이 오염된다. 또 음식물을 소화·분해하기 위해 필요한 소화액(위액, 췌액, 담즙, 장액)의 양이 상대적으로 부족해지므로 그 과정에서 각종 중간 대사물, 즉 유해물들이 만들어지게 된다. 이로 인해 음식이 불완전하게 소화된다. 모닥불을 피울 때 마른 나무를 너무 많이 겹쳐 쌓으면 나무와 나무 사이에 존재하는 산소가 줄어들어 잘 타지 않는 것과 같은 이치다.

3. 운동 부족 : 체온 저하를 초래하여 혈액을 오염시킨다

몸무게의 약 45%가 근육이고, 근육으로부터 체온의 40% 이상이 생산된다. 따라서 운동 부족이나 근육의 노동 부족은 체온을 떨어뜨린다. 그러면 혈액 속의 당, 중성지방, 콜레스테롤 등이 충분히 연소되지 않고 핏속에 잉여물(고혈당, 고지혈증)로 남아 끈적끈적한 진흙 같은 혈액을 만들어 낸다.

또한 요산, 젖산, 피루브산 등의 노폐물이나 호흡과 음식물을 통해 혈액 속으로 들어온 다이옥신, 대기오염물질, 납, 수은, 잔류 농약, 식품첨가물 등의 유해물이 제대로 연소·배설되지 않아 혈액이 오염된다.

4. 스트레스 : 혈액의 오염, 면역력 저하를 일으킨다

스트레스(stress)란 캐나다의 셀리에(Hans Selye, 1907~1982) 박사가 처음 주장한 개념이다. 심신에 부담이 가해지면 그것을 거부하기 위해 신장 윗부분에 있는 부신으로부터 아드레날린이나 코르티솔이 분비된다. 스트레스가 오래 계속되면 이런 호르몬에 의해 혈중콜레스테롤, 혈소판, 적혈구, 요산 등이 증가한다. 이로 인해 혈액이 끈적끈적하게 변해 흐름이 나빠지고, 오염된 혈액에 의해 혈압이 상승하거나 면역력이 낮아져 각종 병이 발생한다. 이 스트레스 학설을 제창하여 노벨 의학상을 수상한 셀리에 박사는 만년에 암을 앓았다. 서양 의학으로 치료하기를 거부한 셀리에 박사가 각종 치료 방법을 시도

하여 만든 '암 치료법'은 '감사하는 마음을 가진다'는 것이었다. 주위의 모든 일과 사람들에게 감사하는 긍정적인 마음을 가지면 암이 치료된다는 것이다.

최근에 대두된 정신암학(psycho-oncology)에서도 감사하는 마음을 가지면 백혈구의 NK세포 활성이 증가하여 암을 예방하거나 치료한다는 사실이 과학적으로 증명되었다.

5. 냉기[8] : 체온이 1도 내려가면 면역력은 30% 약해진다

일반적으로 서양의학 의사에게 '몸이 차갑다'고 호소하면 '체질일 것이다'라고 치부하며 자세히 살펴주지 않는 경우가 많다. 지금으로부터 2300년 전에 만들어진 《상한론(傷寒論)》은 한의학의 원전 중의 하나인데, 문자 그대로 '추위로 손상된 병을 논한다'는 의미이다. 이처럼 한의학을 깊이 들어가 보면 '냉기'를 다루어 병을 치료하려는 학문임을 알 수 있다.

체온이 1도 내려가면 면역력은 30% 이상 약해지고, 반대로 평열보다 1도 상승하면 면역력은 5~6배가 된다. 따라서 병을 앓을 때 열이 나는 것은 면역력을 높여 병을 치료하려고 하는 자연스러운 반응이다.

만담에 나오는 이야기 중에 일본 에도(江戸) 시대 때 감기, 위장병, 피부병에 모두 갈근탕을 처방하는 '갈근탕 의사'가 있었다는 우스운 일화가 있다. 그러나 어쩌면 갈근탕 의사가 질병의 본질을 간파하고

---

8 냉기 : 본문에서는 차가운 기운을 '냉기(冷氣)'라고 표현하고 있으나 한의학에서는 차가운 기운을 '한기(寒氣)'로 표현한다.   – 감수자 주

있던 것일지도 모른다.

뜨거운 물이나 차로 갈근탕을 복용하고 20여 분 있으면 차츰 땀이 나기 시작한다. 걷기, 각종 스포츠, 목욕, 사우나 등을 하여 땀이 나기 시작하면 체온이 1도 상승했음을 의미한다. 면역력이 5~6배나 높아진 것이다. 갈근탕으로 몸이 따뜻해지고 면역력이 높아지면 만병을 치료하는 원동력을 지니게 된다. 만병의 근원인 감기는 영어로 common cold 또는 cold이다. cold는 '냉기'를 뜻하기 때문에 '냉기는 만병의 근원'이라고도 바꿔 말할 수 있다. 체온이 내려가면 몸속이나 혈액 안의 영양소와 노폐물의 연소·배설이 충분히 이루어지지 않고 혈액 안에 남아 고혈압, 고지혈증, 고요산혈증 등을 일으킨다. 이는 혈액을 오염시킨다.

6. 환경오염 물질 : 위장이나 폐에서 혈액 속으로 침입한다

앞에서 언급했듯이 다이옥신, 배기가스, 공장 매연 등의 대기오염 물질, 안개, 수돗물 속의 트리할로메탄 *trihalomethane* 등의 유독 물질, 음식 중의 잔류 농약, 식품 첨가물, 식품 착색제, 모든 화학약품 등이 위장이나 폐를 거쳐 혈액 안으로 들어오면 혈액이 오염된다.

7. 지나친 수분 섭취 : 수분 과잉은 '수독(水毒)'을 일으킨다

현재 일본인의 사인 가운데 2위(심근경색=약 17만 명)와 3위(뇌경색=약 13만 명)가 혈전증이다. 이를 예방하고 혈액이 끈적이지 않고 잘 흐르도록 하기 위해 수분을 하루 2L 이상 섭취하도록 지도하는 곳이 많다.

그러나 비가 너무 많이 오면 수해가 일어나듯이, 수분도 지나치면 좋지 않다. 몸 바깥의 공기 속에 수분(습기)이 많으면 불쾌지수가 올라간다고 한다. 또 몸속에 수분이 많으면 컨디션이 나빠진다. 공기 다음으로 중요하다는 수분도 지나치면 부족한 것만 못한 것이다.

공기 역시 마찬가지다. 3분 동안 숨을 멈추고 있으면 죽음에 이를 정도로 중요한 요소이지만 지나치게 들이마시면 과호흡(과한기)증후군에 빠져 경련을 일으키고 실신하게 된다. 이처럼 생명 유지에 필수적인 요소도 지나치면 건강을 해치게 된다.

서양의학에서는 '수분은 마시면 반드시 배출된다'는 이론을 전제로 하여 수분 섭취를 권하고 있다. 하지만 한의학에서는 수분이 충분히 배설되지 않고 몸속에 남아 각종 해를 초래하는 경우를 '수독'이라 하여 경계한다.

'냉기', '물', '통증'

냉방을 하면 두통을 느끼는 사람이 있고(냉기→통증), 비가 내리면 신경통이나 요통이 심해지는 사람이 있으며(물→통증), 비에 젖으면 몸이 차가워진다(물→냉증). '냉기', '물', '통증'은 서로 관련되어 있는 것이다.

눈 쌓인 산에서 조난되면 외상을 입지 않아도 죽는 경우가 있다. 예전에는 자물쇠를 잠그는 업무용 냉동차에 들어갔다가 나오지 못한 사람이 죽었다는 뉴스가 자주 등장했다. 즉, 사람은 체온이 낮아지면 (차가워지면) 죽는 것이다. 하루 중 체온과 기온이 가장 낮아지는 오전

3~5시에 사망률이 가장 높으며, 이 시간대에 천식이나 이형협심증[9]의 발작이 일어나기 쉽다. 또 불면증이 있는 사람은 잠에서 깨기 쉽다.

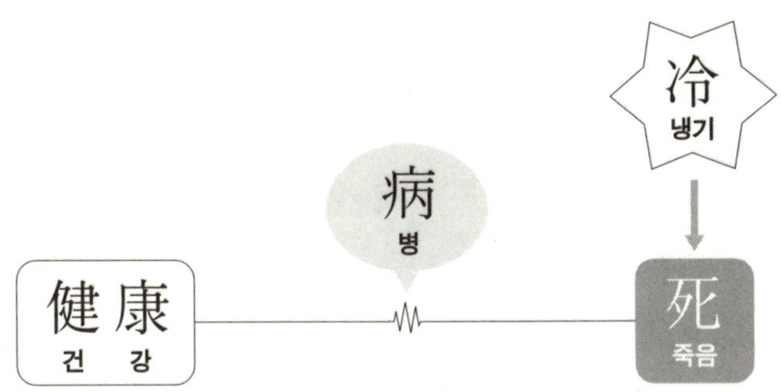

| 건강과 죽음 사이에 존재하는 질병 |

질병은 다음 그림과 같이 건강과 죽음 사이에 존재한다. 즉, '냉기'가 질병과 죽음의 원인이 되는 경우가 많다는 것이다.

따라서 사람은 체온이 내려갔을 때 몸을 차게 하는 원인인 '수분'을 몸 밖으로 내보내 몸을 따뜻하게 하려고 한다.

차게 해서 몸에 탈이 남→설사(물 같은 변)
차가워서 감기에 걸림→재채기, 콧물

이와 같은 증상이 나타나는 것이다. 편두통이 있는 사람이 심한

---

9 **이형협심증** : 심장 근육의 혈류 공급에 장애가 생기는 협심증. 관상동맥의 경련에 의해 발생하여 주로 새벽에 일어난다.

구토(수분인 위액의 배설)를 하는 것은 몸을 따뜻하게 하여 편두통을 없애려고 하는 반응이다. 또 큰 병을 앓으면 식은땀을 흘리는 것도 몸속에 남아 있는 수분을 내보내고 몸을 따뜻하게 함으로써 면역력을 높여 병과 싸우려는 것이다. 노인들이 야간에 소변을 자주 보는 것도 밤에 체온이나 기온이 내려가 병에 걸리거나 죽는 것을 막기 위한 행동이다.

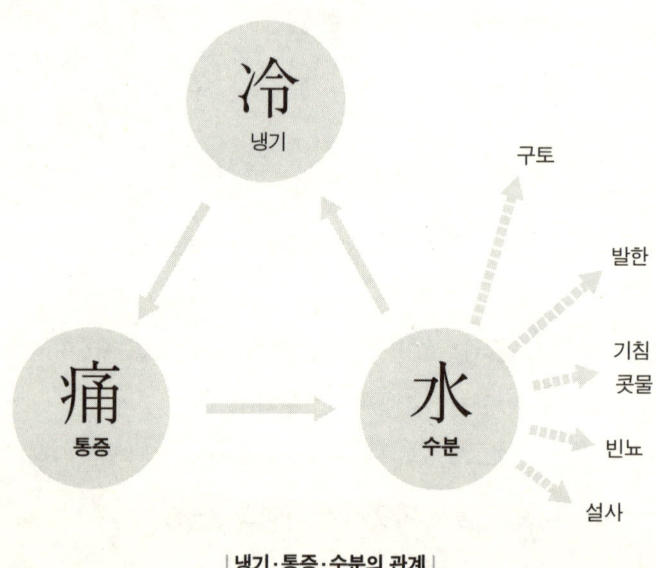

| 냉기·통증·수분의 관계 |

이러한 반응들을 다음과 같이 정리할 수 있다.

1. 알레르기 질환-비염(재채기, 콧물), 결막염(눈물), 천식(물 같은 가래), 아토피(습진)
2. 헤르페스(대상포진)-수포에 의한 수분 배설

3. 녹내장(안압 증대)-수정체를 씻고 있는 방수(房水)의 증가

4. 빈맥·부정맥-몸속에 있는 여분의 수분을 체온을 높여 소비하려고 하는 반응. 맥이 10회 증가하면 체온은 1도 상승한다.

5. 비만, 특히 하반신의 살이 무르고 뚱뚱함-중력에 의하여 수분이 하반신에 위치

6. 부종-수분이 낮게 흐름으로써 발생하는 증상

7. 메니에르증후군-귓속에서 평형감각을 맡고 있는 림프액이라는 수분의 과잉

위에서 예로 든 병은 수분 과잉으로 인해 발생하는 현상이며, 그 증상은 수분을 배설하고자 하는 반응임을 알 수 있다. 이처럼 과잉된 수분을 '수독'이라 한다. 심부전으로 소변 배설이 나빠져서 다리의 부종, 간의 부종(울혈간), 폐의 부종(폐부종) 등이 일어나 몸속에 수분이 괸 경우 심해지면 사망할 수도 있다. 이때는 서양의학에서도 소변이 잘 나오도록 하는 약, 즉 수분을 배설하는 약(이뇨제)을 사용하여 치료한다. 서양의학 역시 수분의 독에 대해 인식하고 있는 것이다.

몸속에 수분이 많아지면 수분은 몸을 차갑게 하여 지방이나 당분, 요산 등의 노폐물 연소 및 배설을 방해한다. 그러면 고지혈증, 고혈당, 고요산혈증 등이 일어나 혈액이 오염된다.

우주의 원칙은 '나가는' 쪽이 먼저

숨을 계속해서 들이마시기만 하면 금방 고통스러워지지만, 숨을 내쉰 후에 들이마시는 것은 즐겁고 자연스럽다. 이처럼 우주의 원칙은

'나가는' 쪽이 먼저이다. 호흡(呼吸, 내쉬고 들이마신다), give and take(주고받기), 출입구, 출납장, 남에 대한 배려 등의 언어에도 이러한 우주의 원칙이 나타나 있다.

수분도 걷기나 운동, 목욕, 사우나 등으로 몸을 따뜻하게 하여 발한ㆍ이뇨를 촉진하고 나서(수분을 밖으로 내보내고 나서) 섭취하면 건강에 좋다. 운동이나 목욕을 잘 하지 않거나 땀이나 소변 배설이 좋지 않은 사람은 몸을 차갑게 하는 물, 청량음료수, 녹차, 보리차, 커피 등을 삼가야 한다. 대신 몸을 따뜻하게 하고 이뇨 작용도 함께 하는 홍차, 생강홍차, 허브티, 다시마차 등을 즐겨 마시는 것이 좋다.

앞에서 나온 1~7에 제시된 요인 몇 가지가 복합적으로 작용하여 혈액을 오염시키며 이는 곧 각종 병의 원인이 된다고 할 수 있다. 혈액은 40~50초 만에 온몸을 돌아 다닌다. 따라서 오염된 혈액도 세포 60조 개를 40~50초에 한 번씩 접하게 되고, 세포는 각종 타격을 받는다. 그것이 질병으로 이어진다. 그래서 몸은 혈액의 오염을 어떻게든 해소하고자 하는 반응을 일으키게 된다.

혈액 오염에 대처하는 반응 6가지

1. 구토, 설사 : 독을 묽게 하여 몸 밖으로 내보내려 하는 반응

몸은 비소나 청산가리, 식중독균 등의 맹독이 들어오면 위액, 장액, 췌액, 담즙 등의 소화액을 많이 분비하여 독을 묽게 한다. 또 구토나 설사를 하여 몸 밖으로 내보내려고 한다.

1948년 일본에서 일어난 데이코쿠 은행 사건(1948년 1월 26일 도쿄 도 도시마 구의 은행 지점에서 발생한 강도 살인 사건-옮긴이)의 경우, 독을 마신 은행원 중 직후에 심하게 구토를 한 사람은 살아났다고 한다. 그들은 모두 현미식주의자였다.

1996년에도 병원성 대장균 O157로 인한 식중독이 크게 유행하여 100명 정도의 사망자가 나왔다. 그런데 구토를 멈추거나 설사를 멈추는 약을 사용하여 효과를 본 사람들이 오히려 증상이 심해진 예가 많았다고 한다. 구토나 설사는 병원균이나 독소를 몸 밖으로 배설하기 위한 반응이다. 그 반응을 무리하게 억제하지 말고 자연적인 증상으로 받아들였어야 했다. 만약 그로 인해 탈수 증상에 빠진 경우, 링거주사로 수분을 조금씩 보급해 주면 좋았을 것이라며 서양의학에서도 반성하고 있다.

2006년 가을부터 2007년 초봄까지 위세를 떨었던 노로바이러스의 경우도 있다. 1,000만 명에 가까운 위장염 환자가 나왔다. 노로바이러스는 1986년 미국 오하이오 주 노워크(Norwalk)의 초등학교에서 일어난 집단 식중독 사건에서 발견된 바이러스이다. 이 바이러스는 해마다 조금씩 유전자형을 바꾸므로 한 번 감염되어 항체가 생겼더라도 다시 감염될 가능성이 있는 성가신 존재다. 구토물이나 배설물을 일반 세제나 알코올로 닦아 내어도 죽지 않을 뿐 아니라 공중에 떠다니면서 20일 정도 생존한다.

85도 이하의 열에서는 죽어 없어지기 때문에 감염 가능성이 있는 음식인 경우 가열 조리하면 안심할 수 있다. 하지만 아직까지 노로

바이러스에 효과를 보이는 약은 개발되지 않았다.

이 바이러스에 감염된 내 환자(60세, 여성) 한 명도 심한 구토와 설사 증상을 겪었다. 하지만 이 책에서 주장하고 있는 이론, 즉 '구토나 설사는 유해물과 병원균을 버리기 위한 반응'임을 생각해 냈다. 그래서 구토와 설사를 자연에 맡겨 토할 만큼 토하고 설사도 할 만큼 했으며 우메쇼반차를 마시고 복대를 하고 누워 있었다. 그 후 불과 하루 만에 치료되었다.

대처법

1. 구토, 설사는 위액이나 장액, 췌액 등으로 유해물이나 병원균을 희석하여 배설시키는 반응이므로 자연에 맡기고 무리하게 멈추지 않는다.

2. 살균·해독 작용을 하며 위장을 따뜻하게 하여 위장의 점막 혈행을 좋게 하고, 구토와 설사로 소실된 수분과 염분(나트륨, 칼륨, 염소, 마그네슘)을 보충해 주는 생강, 당근, 매실장아찌, 된장을 배합한 '민간요법 약'을 마신다(하나하나 실행한다).

- '우메쇼반차'를 하루 2~3회 마신다.
- 연근 10g을 물 1컵으로 끓여 양이 절반으로 줄어들면 하루 3회 마신다.
- 마늘이나 생강을 으깨어 뜨거운 일본 된장국(일본 된장인 미소된장을 풀어 끓인 된장국)에 넣고 식사 때마다 마신다.

3. 생강 습포를 복부에 하루 2~3회 한다.

우메쇼반차

재   료   매실장아찌, 간장, 다진 생강즙

만드는 법   1. 매실장아찌 1개를 찻잔에 넣고 젓가락으로 뒤적여 씨를 제거하
고 과육을 잘 부순다.
2. 간장을 1작은술~1큰술 첨가하여 잘 섞고, 다진 생강즙을 5~
10방울 더한다.
3. 뜨거운 잎차를 따르고 잘 저어 마신다.
• 구토, 설사 외에도 복통이나 소화불량, 위장 허약, 감기, 냉증,
생리통에도 뛰어난 효과가 있다.

생강 습포

재   료   묵은 생강, 물, 목면 자루, 두꺼운 타월

만드는 법   1. 생강 약 150g을 부순다. 생강은 햇생강보다 묵은 것이 좋다.
2. 으깬 생강을 목면 자루에 넣고 윗부분을 끈으로 묶는다. 목면
앞치마 등으로 말고 고무밴드로 양쪽을 묶어도 된다.
3. 물 2L와 2번의 내용물을 냄비에 넣고 가열하되, 끓기 직전에 일
단 멈춘다.
4. 3번의 내용물이 식지 않도록 불 위에서 따뜻하게 한다.
5. 70도 정도 되는 4번의 물속에 타월을 담갔다가 (물이 뜨거우므로
주의) 가볍게 짜서 환부에 댄다.
6. 복부에 그대로 두면 곧 차가워지므로, 이 타월 위에 비닐을 덮
고 그 위에 마른 타월을 얹는다.
7. 10분 정도 유지하고 다시 4번에 적셨다가 짜서 환부에 댄다.
8. 이것을 2~3회 되풀이한다.
• 통증이나 증상이 심한 경우는 하루 2~3회 실시. 가벼울 때는 하
루 1회로 충분하다.
• 생강을 넣은 물은 다시 데워서 2~3회 사용할 수 있다.

2. 발진(두드러기, 습진 등) : 노폐물과 수분을 배설시키는 반응

비소나 청산가리, 식중독균 정도의 독성은 없는 식품 첨가물, 잔류 농약, 화학조미료, 화학약품, 과식이나 육식 과잉의 결과로 생기는 아민, 암모니아, 스카톨, 인돌 등의 유해물질은 일단 위장을 거쳐서 혈액에 흡수된다.

그러나 혈액 속의 백혈구가 물질을 유해하다고 인식하면 마스트 세포로부터의 히스타민 분비를 촉진하여 알레르기 반응을 일으킨다. 그래서 수분과 함께 유해물을 피부로 배설하게 되는데, 이것이 발진 이다. 두드러기, 습진, 농가진 등은 사람이 부르기 편리하도록 진단 명을 분류한 것일 뿐, 모두 몸속의 노폐물과 수분을 배설하고 있는 발진현상이다.

이처럼 발진의 진짜 원인은 혈액의 오염에 있으나 서양의학에서는 피부 이상이라고밖에 생각하지 않는다. 그래서 항히스타민제나 스테 로이드제로 알레르기 반응 자체를 억제하려고 한다. 그러면 피부병 이 일시적으로 나은 것 같다가도 재발되는 경우가 많다. 물론 발진의 가려움이나 불쾌감으로 잠을 자지 못하거나 일이나 공부에 집중하지 못할 때, 외출이 곤란할 때는 약을 통해 일시적으로 알레르기 반응을 억제할 필요도 있다.

한의학에서는 피부병의 실질적 원인을 혈액 오염이라고 생각한다. 그래서 노폐물을 땀이나 소변 등으로 배출시키는 십미패독탕(十味敗 毒湯)이나 갈근탕을 이용하여 근본적인 치료를 하고자 한다.

피부병이 있는 환자에게 "대식가이죠?" 라든가 "다른 사람보다 많이 먹는 경향이 있지요?"라고 물으면 거의 다 싱긋 웃으면서 "그렇다"고 대답한다. 피부병의 원인이 과식임을 알 수 있다. 그런데 피부병이 있는 사람은 체내 혈액 속에서 몸 밖으로 노폐물을 배설하고 있기 때문에 그만큼 혈액이 정화되어 있어서 다른 내장의 질환에 걸릴 가능성이 낮아지는 면도 있다.

최근에 경험한 흥미로운 예가 있다. 나의 클리닉에 1년에 1, 2회씩 20년 가까이 건강 상담을 하러 오는 H씨(83세)는 2004년 뇌경색과 심근경색 등의 혈전증을 앓아 그 후유증으로 노망이 심해졌다. 2004년이 끝나갈 무렵 진찰했을 때는 얼굴색이 나쁘고 부정맥도 있었으며 다리가 얼음처럼 차가웠다. 노망이 들었기 때문에 얘기도 거의 주고받지 못했다. 나는 마음속으로 '마지막 진찰이 되겠구나' 하고 생각했다.

그런데 2005년 연말이 되자 그의 가족으로부터 항상 받던 연말 진찰을 받겠다는 연락이 왔다. 지난해 상태가 매우 안 좋았는데 과연 괜찮을까 하고 생각했다가 실제로 만나 본 후 깜짝 놀랐다. 지난해보다 얼굴색이 훨씬 좋았고 이야기도 충분히 할 수 있었다. 손발 냉증이나 발의 부종도 없어지고 맥박, 심음 모두 정상이 되어 있었다. "특별한 건강법이라도 받았습니까?" 하고 가족에게 물었더니 "두피에 크게 화농한 발진이 생겨 고름이 매일 떨어져 나왔으며, 그것이 1, 2개월 계속되다가 서서히 좋아졌다. 발진이 없어질 무렵 온몸의 상태가 나아졌으며 노망 증상도 개선되었다"고 말했다.

서양의학에서는 이러한 현상의 인과 관계를 해석하지 못한다. 그러나 자연 의학적으로는 피부의 발진을 거쳐 오염물이 배출되면서 혈액이 정화되었고, 뇌의 혈행을 비롯한 온몸의 혈류가 좋아져 노망

기나 냉기, 부종이 없어졌다고 해석할 수 있는 것이다.

주스 단식으로 노폐물을 내보내 아토피성 피부염이 낫다

벚꽃이 활짝 피는 계절이 되었습니다.

느닷없이 이렇게 이야기하는 것을 양해해 주십시오.

저는 공립 고등학교의 교사입니다. 지난해에 제가 담임을 맡았던 A군이라는 학생이 선생님의 보양소에서 보살핌을 받은 이후 눈에 띄게 회복되었습니다. 2학년이 된 지금도 건강하게 학교에 다니고 있습니다. 너무도 놀라운 변화에 따로 여쭙고 싶어 편지를 쓰게 되었습니다.

A군은 어릴 때부터 아토피성 피부염을 앓았으며 여러 가지 치료를 시도하였으나 제대로 회복되지 않았다고 했습니다. 체질적으로도, 또 마음속에도 원인이 있었던 것으로 생각되는데 선생님의 보양소에서 대체 어떤 치료를 받은 것인가요?

본인에게 대강의 얘기를 들었지만, 아주 과묵한 학생이라 상세한 내용은 듣지 못했습니다. 관련된 자료가 있으면 가능한 범위 내에서 정보를 제공해 주시지 않겠습니까?

저는 담임으로서 아무것도 해 주지 못했습니다. 아무쪼록 알려 주시기를 부탁드립니다. 감사합니다.

효고 현 ○○○

이 교사에게는 따로 제대로 된 답신을 보냈다. 이 책에서도 '아토피'에 관해 동양의학·자연의학적인 해석을 해 보려 한다.

아토피성 피부염(알레르기)은 '차가움'과 '물'에 의한 음성병(陰性病)이며, 피부를 통해 노폐물을 배설하고 있는 상태라고 생각할 수 있다. 그 증거로 아토피가 악화되면 피부에서 악취가 나는 경우가 많다. 그리고 아토피인 사람은 대식가에 수분을 마구 섭취하는 경우가 많은데, 그 결과 음식물의 독이 몸속에 괴어 있다고 생각하면 된다.

따라서 주스 단식을 하여 눈곱, 코딱지, 대변, 소변, 땀 또는 단식으로 생기는 발진을 통해 노폐물을 배설시킨다. 그 후 아침은 당근·사과 주스와 생강홍차로, 점심과 저녁은 양성(陽性) 음식물을 복팔분(腹八分, 배의 80%만 채운다는 뜻 −옮긴이)으로 먹으며, 산보와 스포츠를 충분히 하고, 목욕은 샤워로 끝내지 말고 시간을 들여 욕조에 들어가 몸을 따뜻하게 하면 쾌유되는 사람이 많다.

아토피인 사람의 병력을 살펴보면 중·고등학교 시절 운동에 몰두했을 때는 완전히 좋아졌다가 사회인이 된 후 재발한 경우가 많다. 또 대학 입시를 공부하면서 스트레스와 운동 부족으로 악화되기도 한다.

운동으로 체온을 상승시켜 땀을 통해 노폐물과 수분을 배설시키면 아토피 증상이 나아지는 것이 당연한 이치다. 반대로 스트레스를 받으면 혈행이 나빠지고 체온이 저하하여 노폐물과 수분이 몸속에 머무르면서 아토피가 악화된다.

이때는 운동과 목욕에 유의하며 한방약인 월비가출부탕(越婢加朮附湯)을 복용하는 식생활을 하면 회복이 빨라진다. 월비가출부탕은 땀을 내는 마황과 몸을 따뜻하게 하는 부자, 생강, 대추, 이뇨 작용(수

분을 버린다)이 있는 술, 체열과 체표의 붉은 기를 없애는 석고 등으로
만들어진 약이다.

3. 염증 : 몸속, 혈액 속의 노폐물을 태우는 반응

염증이란 기관지염, 폐렴, 담낭염, 방관염 등 '염'자가 붙은 병으
로, 영어로도 'inflammation'(flame=불타다)이라고 하여 문자 그대
로 몸속과 혈액 속의 노폐물이 불타고 있는 상태를 말한다.

혈액 속에 노폐물이 많아져도 발진을 일으킬 만한 체력이 없는 노인
이나 허약자, 또는 체력이 강해 약간의 노폐물이 있어도 발진을 일으
키지 않는 사람의 몸속과 혈액 속에는 몸 밖으로부터 세균(바이러스,
진균 등)이 침입하여 노폐물을 태우려고 하는 작용이 일어난다. 이것
이 '염증'이다.

'염증'이 일어나면 '발열'과 '식욕부진'이라는 2대 증상이 나타난다.
'발열'은 몸속의 오염이 연소되는 모습이며, '식욕부진'은 혈액을 오
염시키는 최대의 원인인 '과식'을 중단시키는 반응이다.

그러나 서양의학에서는 세균을 염증의 원인이라고 생각하여 이를
죽이기 위해 항생물질을 투여한다. 발열에 대해서는 해열제를 처방하
고, 식욕 부진에 대해서는 '체력을 기르기 위해 무리하더라도 먹으라'
고 지시한다. 만약 먹지 못할 경우에는 링거주사로 영양을 보급한다.

이 같은 치료는 모두 역요법(逆療法)이다.

세균은 하수구·쓰레기통·사체 위 등 '더러운' 곳에 득실거리며 서
식하고, 작은 강물이나 코발트블루의 깨끗한 바닷물 속에는 거의 존

재하지 않는다. 이들은 지구의 노폐물, 시신, 잉여물 등을 처리하기 위해 존재하기 때문이다. 세균이 몸속에 침입해 와서 '염증' 을 일으킨다는 것은 '몸속과, 혈액 속이 오염되어 있다' 는 뜻이다. 그것을 태움으로써 열이 발생하고, 그러면 식욕부진이 일어나 오염의 주요 원인인 음식을 중단하게 하는 것이다. 이 외에도 염증(감기, 기관지염 등)이 일어나면 가래나 기침이 나오며 몸에 발진이 생기고 설사를 한다. 이처럼 '밖으로 나오는' 반응으로 치료하려는 것이다. 여기에 인위적으로 영양을 보급하는 것은 몸의 자연적인 반응을 거스르는 행위이다.

한의학에서는 '염증' 이 일어나면 갈근탕을 처방한다. 갈근탕은 갈근, 마황, 생강, 대추, 계피 등 몸을 따뜻하게 하고 발한을 촉진하는 생약으로 구성되어 있다. 갈근탕을 복용하게 되면 복용 후 30분쯤 후에 땀이 나면서 감기, 기관지염을 비롯한 각종 염증이 훨씬 가벼워진다. 갈근탕은 세균을 죽이는 작용을 하는 것이 아니다. 몸이나 혈액 속의 노폐물을 땀을 통해 몸 밖으로 배설하면서 세균이 몸속에 들어올 이유를 없애는 것이다.

따뜻하게 데운 일본술[10](청주) 1홉에 계란노른자 1개를 넣은 다마고 자케(卵酒)나 유럽에서 감기를 비롯한 염증·발열성 질환이 있을 때 마시는 레몬위스키(따뜻한 물로 묽게 한 위스키에 레몬즙을 끼얹었다), 따뜻하게 데운 적포도주 등과 같은 민간요법도 갈근탕과 같은 효과가 있다.

가끔 목이 부어 편도선염을 앓는 때가 있는데, 대부분 과식했거나 그 후 선잠을 자서 몸이 차가울 때이다. 그때는 조깅을 하거나 사우나

10 **일본술** : 쌀로 빚은 일본식 청주로 '사케' 라고도 부른다. 한국에서는 흔히 정종으로 알려져 있다.

에 들어가 땀과 열을 내보내 노폐물을 제거하면 씻은 듯이 낫는다.

감기를 '일으킨다'는 표현이 있다. 이는 몸속에 냉기가 들어와 노폐물이나 잉여물의 연소·배설이 나빠졌을 때, 이들을 태우기 위해 바이러스가 침입하여 배설작용을 '일으키는' 것이라고 해석할 수 있다.

대처법

1. 열이 나고 식욕이 없을 때는 무리해서 먹지 말아라.

2. 감기 초기라면 체력이 있을 경우 조깅을 하거나 뜨거운 욕조에 들어가 땀을 내라. 악화되지 않고 오히려 빨리 낫는 경우가 많다. 그러나 본인이 본능적으로 '조깅하고 싶다' 든가 '목욕하고 싶다' 는 생각이 들 때만 해야 한다.

3. 다음 민간요법을 사용해 보자. 다음 중 하나든 둘이든 가능한 것을 실행하면 좋다.

• 생강홍차나 생강탕, 우메쇼반차(41페이지)를 하루 2~3회 마신다.

• 뜨거운 일본 된장국에 파를 많이 잘라 넣고 마신 후 바로 잠자리에 든다.

• 매실장아찌 2개를 검게 찌거나 구워 뜨거운 차와 함께 먹는다.

• 술을 마시는 사람의 경우

- 뜨겁게 데운 일본술(청주) 50mL에 계란노른자를 넣고 단숨에 마신 다음 바로 잠자리에 든다.

- 따뜻한 물로 묽게 한 위스키에 레몬을 반 개~1개 정도 짜 넣어 마신 후 바로 잠자리에 든다.

- 따뜻하게 데운 적포도주를 마시고 잠자리에 든다.

– 청주 20mL를 찻잔에 넣고 으깬 생강즙을 10방울(5mL) 정도 더한다.
뜨거운 물을 30mL 정도 부어서 마신 후 바로 잠자리에 든다.

생강홍차

재 료   홍차, 으깬 생강 혹은 생강즙, (기호에 따라) 흑사탕 혹은 벌꿀

만드는법   1. 찻잔에 홍차를 따른다.
          2. 으깬 생강(1~2줌) 혹은 생강즙(3~5mL)을 더한다.
          3. 흑사탕이나 벌꿀을 기호에 맞게 넣는다.

생강탕

재 료   으깬 생강, 뜨거운 물, (기호에 따라) 흑사탕 혹은 벌꿀, 칡녹말

만드는법   1. 엄지손가락 크기의 생강을 으깨 찻잔에 넣고 끓인 물을 붓는다.
          2. 흑사탕이나 벌꿀을 기호에 맞게 넣는다. 칡녹말을 약간 더하면
          보온·발한 작용의 효과를 더 높인다.

사례

'이시하라식 식사요법'으로 편도염·구강염·위장염이 치료되었다!

저는 60세의 주부입니다.

'총출동 텔레비전'(1987년 10월 5일부터 평일 오후 12시~13시 55분에
방영되고 있는 일본의 생활 정보 프로그램-옮긴이)의 10년 팬으로, 특히
이시하라 선생님께서 출연하실 때는 빠뜨리지 않고 시청하였습니다.

저는 올해 3월 초 편도염으로 38도가 넘게 열이 올랐습니다. 처방된 항생제를 먹고 3일 정도 만에 열은 내렸으나 감기 증상이 사라지지 않아 4월 초에 3일 정도 입원하였습니다.

마지막에 목의 통증 때문에 맞았던 주사(항생물질)가 알레르기를 일으켜 몸에 발진이 났고, 약을 먹은 뒤 1주일 정도만에 사라졌습니다. 그러나 이어 입과 위장의 점막 장해(구강염, 위장염)가 일어났습니다. 약을 전혀 먹지 않고 5월 말까지 누웠다 일어났다 하며 지냈습니다.

6월 초에 〈아사히 신문〉에서 선생의 《몸을 따뜻하게 하면 병은 반드시 낫는다》《몸의 노폐물·독소를 내보내면 병은 반드시 낫는다》(미카사쇼보 간행) 광고를 보고 즉시 서점에 주문하여 두 권을 구입한 다음 열심히 읽었습니다.

6월 중순부터 한 달 동안 책에 씌어진 생강홍차를 마시다가 중단하기를 되풀이하였습니다. 7월 중순부터 본격적으로 아침에는 반드시 우메쇼반차(41페이지)를, 때에 따라 낮에는 생강홍차, 밤에는 생강탕을 마시고 매일 목욕했습니다. 또 변비가 있을 때는 변통을 좋게 한다고 소개된 프룬(말린서양자두), 우엉무침, 검은콩자반, 미역·양파·무 샐러드를, 점심에는 마와 메밀 등을 먹어 식생활도 개선했습니다.

덕분에 8월 중순에는 위장의 컨디션과 배변이 모두 좋아졌습니다. 오래도록 계속되던 식은땀과 미열도 감쪽같이 사라졌습니다. 올 여름은 별로 덥지 않아 무사히 지냈으며, 현재는 10년 만의 좋은 컨디션을 회복한 것 같습니다.

이 같은 일을 겪으면서 책을 읽으면서 선생님께서 말씀하신 혈액의 오염을 실감했습니다. 화학약품 등을 아예 먹지 않음으로써 약에 의해 발생하는 발진에 대한 공포, 위장장해, 변비, 불면, 감기 등이 개선되었습니다. 7개월 동안 매우 밝은 기분으로 생활할 수 있었고, 최근 이렇게 건강을 되찾은 것은 선생님 덕분이라고 남편과 함께 진심으로 감사하고 있습니다. 앞으로 이 책 두 권을 반복해 읽으면서 86세인 어머니와 72세가 된 남편을 위해서도 노력할 것입니다. 진심으로 감사합니다. 선생님의 끊임없는 활약을 기원합니다.

—가시코

생강홍차로 감기를 잊고, 당뇨병·갱년기 장애에도 효과!

10월의 끝 무렵, 서점에서 이시하라 선생의 저서 《몸을 따뜻하게 하면 병은 반드시 낫는다》와 《몸의 노폐물·독소를 내보내면 병은 반드시 낫는다》를 구입하였습니다.

나는 당뇨병에 걸려서 면역력이 좋지 않아 매년 11월이 되면 반드시 감기에 걸립니다. 자기 치유력으로는 절대 낫지 않아 의사에게 가서 여러 차례 링거주사를 맞았습니다. 그러나 링거주사를 맞았다고 해서 바로 치료되는 것이 아니어서 다음 해 2월까지 나았다가 재발하기를 되풀이하였습니다.

생활고로 힘든 집에서는 당뇨병과 감기로 인한 비싼 병원비가 질병보다 더 고통스럽습니다. 그래서 어떻게든 감기에 걸리지 않도록 노력했습니다. 1년 동안 수세미로 몸을 문질렀지만 아무런 효과 없이 유행성감기와 감기를 되풀이하였습니다.

그러다 선생님의 책에 적힌 지도대로 즉시 생강홍차를 마시기 시작했습니다. 마시기 시작할 무렵, '생강이라니, 도대체 어떤 효과가 있는 걸까?' 하고 인터넷에서 생강에 대해 조사했습니다. 근본적으로 생강 홍차를 이해하고 마시기 위해서였습니다. 그러던 중 알게 된 것이 망 간[11]입니다. 망간이 당뇨병에도 좋다는 사실을 알고 정말 기뻤습니다.

생강홍차를 마시기 시작하고 15일 정도 지났을 무렵, 목구멍이 조 금 아팠습니다. 생강홍차 때문이 아닐까 하고 생각했습니다. 그러나 다음날은 통증이 전혀 느끼지지 않았습니다. 10일 정도 지나자 가래 가 나왔습니다. 매일 3차례 정도 나오더니 다음날에는 완전히 멈추 었습니다.

12월 들어 가까이 살고 있는 손자들이 항상 감기를 앓고 있기에 '이제 나도 걸리겠구나' 하고 생각했습니다. 하지만 증상이 거의 없 이 약간의 감기 기운뿐이라 내버려 두었습니다. 그랬더니 지금까지 도 감기에 걸리지 않고 건강합니다.

선생님의 책을 살 수 있었던 것은 행운이었습니다. 만약 선생님의 책을 읽지 않았다면 지난해도 올해도 감기를 계속 앓아 모두에게 폐 를 끼쳤을 겁니다.

처음에는 믿지 않았던 제 남편도 저의 변화를 보더니 달라져 지금 은 함께 생강홍차를 마시고 있습니다. 생강홍차를 마시기 시작한 후, 갱년기 장애로 항상 안절부절못하던 증상이 없어지고 매일 즐거운 기분으로 생활하고 있습니다. 저는 감기에 걸리면 귀가 어두워져 사 람의 소리가 멀리 들려 불편했는데, 올해는 그 증상이 전혀 없어 기

---

11 **망간** : 생물의 물질대사에 반드시 필요한 무기물질. 탄수화물·단백질·지질을 소화·흡수시키는 효소의 기능을 활성화한다.

분이 매우 좋습니다.

선생님, 정말 감사합니다. 지금은 제 몸에 자신이 생겨 절대 감기에 걸리지 않는다고 생각하고 있습니다. 지나친 자신감일까요? (웃음) 남편에게 이렇게 말합니다. "생강홍차를 마시면 절대 건망증에 걸리지 않으니 죽을 때까지 함께 마셔요." 생강과 홍차라는 값싼 식품으로 이렇게 건강하게 되어 정말 기쁩니다. 진심으로 감사합니다.

―O. S.(55세)

4. 동맥경화, 고혈압, 혈전, 출혈 : 혈액을 정화하려는 반응

발진이나 염증을 약으로 무리하게 억제한 사람, 발진이나 염증을 일으킬 체력이 없는 노인이나 노약자, 그리고 반대로 체력이 강해 약간의 노폐물이 괴어도 발진이나 염증을 일으키지 않는 사람의 몸속에서는 동맥경화가 일어난다. 동맥경화란 10만 km나 되는 혈관 내벽에 노폐물이나 콜레스테롤 등의 잉여물을 침착시켜 혈액을 깨끗하게 유지하려는 반응이다.

혈액은 깨끗해지더라도 혈관의 통로가 좁아지기 때문에 심장은 힘을 가해 온몸으로 혈액을 보내려 한다. 그것이 고혈압이다. 고혈압은 '혈액이 오염돼 있다', '혈관이 가늘어져 있다'는 몸의 절규이다. 서양의학에서는 고혈압을 치료할 때 심장의 힘(수축력)을 약하게 하는 베타 차단제 β-blocker나 혈관 확장제를 처방하는 경우가 많다.

그러나 이것은 근본적인 치료법이 아니다.

강압제의 효과로 혈압이 일시적으로 내려가더라도 같은 식생활을 계속하고 있으면 혈액이 오염된다. 오염 물질을 혈관 내벽에 침착시키는 것에는 한도가 있다. 혈관이 지나치게 가늘어지기 때문이다. 따라서 한 곳에 오염이 집중된다든가(혈전), 혈관 밖으로 오염된 피를 내보내든가(출혈) 하는 반응이 일어난다. 혈전과 출혈은 혈액을 정화시키고자 하는 반응인 것이다.

예로부터 동서양에 관계없이 사혈요법(瀉血療法)[12]이 존재해 왔다. 1541년 4월 리스본의 항구를 떠나 13개월 후 인도의 고아에 도착한 선교사 프란시스코 사비에르(1506~1552)는 항해 동안 9차례나 빈사 상태의 중증에 빠졌다. 그때마다 가까이 있던 의사 사라이바 *Saraiva* 가 사혈요법을 통해 생명을 구했다고 한다.

수년 전 독일의 뮌헨 시민병원을 견학했을 때 내과와 외과 등의 진료과 외에 '자연요법과'라는 것이 있었다. 거기서는 암이나 류머티즘 등의 난치병 환자에게 거머리에 의한 흡혈요법(사혈요법의 일종)을 실시하고 있었다. 최근 일본에서도 삿포로 의대 및 대학병원 9군데에서 C형 간염 환자에게 사혈요법을 시작한 것은 기뻐할 만한 일이다.

'만병의 원인은 하나, 피의 오염으로부터 생겨난다'는 말이 있었는데 그 혈액의 오염을 없애는 반응의 하나가 바로 '출혈'이다. '출혈'이 일어나는 상태는 서양의학적 병명이 붙기 전의 미병(병은 아닌 상태이지만 병으로 진행될 가능성이 있는 상태-옮긴이) 단계인 것이 많다.

불그레한 얼굴이나 붉은 손바닥은 혈관을 확장시켜 오염된 피를

---

12 사혈요법 : 죽은 피인 어혈을 인위적으로 빼내어 질병을 치료하는 방법

내보내기 위한 준비 상태이다. 실제로 출혈된 상태는 안구결막, 비점막, 잇몸, 피하, 치질, 자궁점막으로부터의 출혈 등이다. 위궤양이나 뇌출혈 등의 출혈도 같은 의미가 있다.

남성과 여성의 평균 수명은 79세, 86세로 7년이나 차이가 있다. 여성의 수명이 긴 것은 매월 1회 찾아오는 월경에 의해 자연적인 사혈을 하고 있기 때문이라는 견해도 있다. 여성은 15세를 전후하여 50세 정도까지 약 35년 동안 월경을 한다. 28일 주기로 연간 13회, 1회의 생리 일수 6일로 연간 약 80일 동안이다. 80일×35년=2800일. 이것

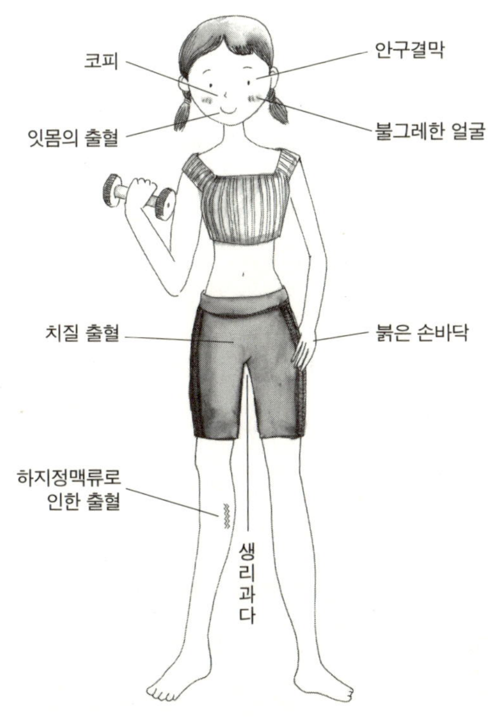

| 혈액의 오염을 없애는 몸의 반응 |

을 365일로 나누면 약 7년이다. 여성이 생리에 의해 오염된 피를 정화하고 있는 기간만큼 오래 사는 것이라 해석할 수 있다.

서양의학에서는 출혈에는 혈액응고제를, 혈전에 대해서는 출혈을 시키고자 하는 등 정반대의 작용을 하는 약을 사용하여 치료한다. 그러나 한의학에서는 황련해독탕(黃連解毒湯), 계지복령환(桂枝茯笭丸), 도핵승기탕(桃核承氣湯) 등 출혈이나 혈전에 대해 같은 약을 처방한다. 이런 약을 구어혈제(驅瘀血劑 : 오염된 혈액을 구출하여 내보내는 약)라고 한다. 한의학에서는 출혈이나 혈전 모두 '혈액 오염(어혈)'이라는 같은 원인에 의해 발생한다고 생각하기 때문이다.

지금까지의 이야기에서 알 수 있듯이 어혈(혈액의 오염, 체내의 혈액이 일정한 자리에 정체되어 노폐물이 많아져 생기는 한의학상의 병증)은 오염된 피를 출혈을 통해 몸 밖으로 배설하고자 하는 것이다. 이는 혈관이 확장되고 있는 소견, 즉 불그레한 얼굴이나 붉은 손바닥을 통해 조기 발견할 수 있다.

이런 사람들은 이 책에 나와 있는 '병이 걸리지 않는 식사'를 실천하여 증상을 개선할 수 있다. 만약 계속해서 그대로 놔둔다면 뇌의 혈전, 심근경색, 암 등의 병을 앓게 되는 경우가 많다.

사람들을 관찰해 보면 이유 없이 얼굴이 잘 붉어져 남의 눈에는 혈색이 좋아 보이던 사람이 병에 걸리거나 죽는 경우가 많다. 최근에는 오히려 얼굴색이 나쁜 사람이 오래 사는 경우가 많다는 인상을 받게 되었다. 이 경우 얼굴이 붉어지는 것은 얼굴색이 보라빛을 띤 약간 검붉은 쪽을 말하며, 희고 핑크색이 도는 얼굴색을 지닌 사람은 매우 건강한 사람이다.

대처법

1. 고기, 계란, 우유, 버터 등 포화지방산이나 트랜스 지방을 함유한 동물성 식품은 삼가고 생선이나 기타 해산물(새우, 게, 오징어, 낙지, 조개, 굴)을 꾸준히 먹는다. 생선에 함유된 불포화지방산이나 기타 해산물에 함유된 타우린(아미노산)이 혈액을 맑게 하여 항혈전, 항지혈, 항동맥경화 작용과 혈압 저하 작용을 한다.

2. 양파와 무를 얇게 썰고 미역을 더해 샐러드를 만든다. 간장 맛의 드레싱을 끼얹어 하루 한 번 먹는다. 양파(부추, 마늘, 파, 염교 등 Allium 속 야채)에 함유된 황화합물인 황화알릴(allyl sulfide)은 혈관을 확장하고 혈행을 좋게 하며 항혈전, 항지혈, 강압 작용을 발휘한다.

   미역에는 강압 성분이 함유되어 있는 데다 풍부한 식물섬유(食物纖維)가 장에서 혈액으로 지방분(이나 당분)이 흡수되는 것을 막아주어 항지혈 작용을 한다. 또 무의 비타민 C는 혈관을 강화한다.

   최근에 싱가포르 대학의 배리 핼리웰*Barry Halliwell* 교수는 간장이 식후의 혈류를 좋게 하며, 간장을 사용하지 않을 때보다 50%나 혈류를 좋게하여 혈전을 예방한다고 발표했다. 또한 간장에는 만병의 원인이라는 활성산소를 제거하는 항산화력이 적포도주의 약 10배, 비타민 C의 150배 넘게 있다는 것이 과학적으로 밝혀졌다.

3. 낫토(納豆, 청국장으로 대체 가능), 된장, 간장, 치즈 등의 발효 식품에는 피라진*pyrazine*이라는 항혈전 물질이 들어 있으므로 적극적으로 먹는다. 특히 낫토에는 이 외에도 우로키나아제*urokinase*라는 혈전 용해 효소가 들어 있어 혈액의 흐름을 좋게 한다. 따라서 하루 한 번은 먹는 것이 좋다.

4. 술을 즐기는 사람은 술을 적당히(청주면 종이컵으로 1컵 반, 위스키는
   더블로 2~3잔, 맥주 큰 병 2병, 와인 2~3잔, 따뜻한 물을 부어 희석한 소
   주 3잔 이내) 마시면 항혈전 효소의 생산이 촉진된다. 혈관의 내피
   세포로부터 혈액의 흐름을 좋게 하는 우로키나아제라는 효소가 그
   것이다. 우로키나아제의 생산량은 소주 〉 적포도주 〉 청주 〉 맥주 〉
   위스키의 순으로 많다. 필자의 고향에 사는 가마토 씨는 2003년 10
   월 31일에 116세로 사망했는데 매일 소주를 마셨다고 한다.

5. 생강홍차(49페이지)를 하루 2~4잔 마신다.

   생강에는 강압·항혈전 성분이 있는 진저롤, 진저론 *zingerone*이
   함유되어 있다. 또한 홍차의 카페인과 함께 강력한 이뇨 작용도 발
   휘하여 몸속에 있는 여분의 수분과 염분도 없애 주므로 강력한 강
   압 작용을 발휘한다. 더불어 몸을 따뜻하게 하므로 혈액 속의 지방
   연소를 도와 고지혈증, 지방간, 비만을 막아 준다.

6. 당근·사과 주스를 아침 식사 대신 먹는 사람은 셀러리 50~100g
   을 주스로 만들어 동시에 마시면 좋다. 셀러리에는 항혈전 물질인
   피라진이 함유되어 있다.

7. 겨울이나 기온이 낮아지는 아침에 혈압이 상승하는 경우가 많은
   것은 냉기로 인해 혈관이 수축되기 때문이다. 36.5도 전후로 따뜻
   한 인체 내에서 혈전이나 돌, 동맥경화 등의 딱딱한 물질이 생기는
   것도 '냉기'가 큰 원인이다. 물을 차게 하면 얼음이 되듯이 모든
   물질은 차가워지면 굳어진다.

따라서 걷기를 비롯한 운동, 목욕 등으로 몸을 따뜻하게 하거나 몸

의 중심인 배에 복대를 항상 착용하는 것이 동맥경화와 혈전증, 나아가 고혈압이나 결석 예방을 개선하는 데 도움이 된다.

고혈압·뇌경색을 앓은 후 1년 사이에 혈압·콜레스테롤이 정상치로

○○씨(54세, 남성)는 170cm, 94kg의 심각한 비만자였다. 3년 전에 뇌경색을 일으켜 2주일 입원한 후 퇴원했으며, 후유증은 없었으나 주치의는 "(체중을) 감량하지 않으면 언제든 다시 발작을 일으킬 수 있다"고 했다. 건강지에서 '아침에만 당근 주스 다이어트' 라는 나의 이론과 관련된 기사를 읽고 아침에는 당근 2개와 사과 1개로 만든 주스를 마신 뒤 1개월 만에 7kg이나 빠져서 87kg이 되었다.

그 후 당분간은 체중이 줄어들지 않았으나 아침에 생주스 외에 생강홍차를 한잔 더하고, 낮에 갈증이 나면 생강홍차를 적당히 마셨더니 배뇨가 놀라울 만큼 좋아져 6개월 만에 15kg이 줄어들었다. 그래서 총 79kg이 되었다. 몸이 가벼워지자 아침저녁의 산보 거리도 늘어나 결국 다이어트를 시작하고 나서 1년 후에 체중이 정상화되었다.

체중 94kg→74kg

혈압 162/104mmHg→140/86mmHg

콜레스테롤 266mg/dL (정상치: 219 이내)→208mg/dL

요산 9.9mg/dL (정상치 : 7.0 이내)→5.6mg/dL

이렇게 심신이 모두 젊어지자 힘도 넘쳤다. 주치의와 정기적으로 진단을 받는다는 전제하에 복용하던 7종류의 약을 모두 중지해도 좋다는 허락을 받았다. 그러자 컨디션이 점점 더 좋아졌다고 한다. 특히 하반신에 힘이 붙는 느낌이 들어 지금은 매일 만보계를 들여다보는 것이 즐거움이 될 정도로 걷고 있다.

○○씨를 처음 진찰했을 때는 상반신이 고릴라처럼 크고 하반신이 묘하게 가늘다는 인상이 있었으나, 그 후 체중 감소와 함께 하반신이 튼튼해져 젊은이의 체형으로 변했다.

뇌출혈 등은 뇌일혈이라는 '뇌에 피가 넘쳐흐르는' 병의 일환이며, 그것은 하반신이 약하거나 하반신에 지나치게 쌓인 혈액이 상승하여 생기는 증상[13]이라고 생각된다. 고혈압도 마찬가지이다. 따라서 하반신이 약하면 고혈압이나 뇌경색이 일어나는 것이다.

5. 결석, 통풍, 지방간, 비만에 의한 잉여물, 노폐물의 침착 : 배설할 수 없는 것을 침착시킨다

담즙은 입으로 들어온 지방을 소화하기 위하여 간에서 만들어져 담관, 담낭을 경유하여 십이지장으로 흘러간다. 담즙의 성분이 너무 진하면(오염되어 있으면) 담즙을 깨끗하게 하여 흐름을 유지하기 위한

---

13 하반신의~증상 : 이와 비슷한 증상으로 '상열하한증'이 있다. 상체는 열이 많고 하체는 차가워서 나타나는 병으로 한의학에서는 그 원인을 대사의 불균형으로 해석한다.　　　　　　－감수자 주

반응이 일어난다. 함유 성분인 콜레스테롤이나 빌리루빈 등의 잉여물이 석출되어 굳어지는데 이것이 바로 담석이다.

담즙이나 소변의 원료도 원래는 혈액이므로, 담석이나 요로결석의 원인 역시 '혈액의 오염'인 셈이다. 또한 요산(고기나 내장 등의 세포 속 핵 퓨린체나 몸속의 오래된 세포핵의 타고 남은 찌꺼기)이 핏속에 많아지고(고요산혈증) 혈액이 오염되었을 때, 그것을 뼈(주로 발의 엄지발가락 관절)에 침착시켜 혈액을 정화하려고 하는 반응을 통풍이라고 생각할 수 있다. 그리고 혈액 속의 지나친 중성 지방을 간이나 피하에 침착시켜 혈액을 정화하는 반응이 지방간이나 비만이라고 할 수 있다.

이런 병은 서양의학에서 '대사 이상'으로 분류된다. 음식은 입으로 섭취된 후 위장에서 소화되고, 다시 혈액에 흡수되어 60조 개의 세포로 운반된다. 그 영양소가 세포의 활동을 위해 이용되면서 노폐물이 생기고, 이것이 혈액에 버려졌다가 신장이나 폐를 통해 소변이나 날숨으로서 배출된다. 이 과정을 '대사'라고 한다.

'대사 장해'는 세포에서의 이용과 연소가 나빠 배설이 좋지 않은 상태이다. 체온이 1도 내려가면 대사 작용은 약 12% 줄어들기 때문에 대사되지 않은 지방, 당, 요산 등이 몸속과 혈액 속에 남게 된다. 이 상태를 '대사 이상(장해)'이라고 할 수 있다.

따라서 대사 장해를 개선하려면 체온을 올려 각 세포의 활동을 높이고 대변과 소변, 땀의 배설을 원활하게 만들어야 한다.

대처법

1. 복팔분[14](혹은 하루 두 끼) 이하로 먹는 것을 명심한다.

2. 체온을 높여 대사를 좋게 하고, 걷기 등의 운동, 목욕, 사우나, 암 반욕을 적극적으로 권한다.

3. 생강홍차(49페이지)로 체온을 높이고 배변과 배뇨, 발한을 촉진한다.

4. 담석이나 지방간인 사람은 담즙의 흐름을 좋게 하고 담석을 녹여 간 기능을 촉진하는 타우린이 함유된 새우, 게, 오징어, 낙지, 조개, 굴을 적극적으로 먹을 것.

5. 통풍이 있는 사람은 요산의 배설을 촉진하는 시금치, 구로즈(黑酢 : 일본의 검은 식초－옮긴이), 매초(梅酢)를 적극적으로 이용한다.

6. 당뇨병이 있는 사람은 혈당을 내리는 글루코키닌_glucokinin_이 함유된 양파를 샐러드로 만들어 먹는다.

7. 아침 식사 대신 다음과 같은 주스를 만들어서 마신다.

재　　료　　당근 2개(약 400g)→240mL, 사과 1개(약 250g)→200mL
　　　　　　(다음 중 한 가지를 선택)
　　　　　　양파 30g→20mL(당뇨병), 오이 100g→70mL(통풍)
　　　　　　양배추 100g→70mL(간염, 지방간)
　　　　　　합계 510(460)mL

만드는법　　각 재료를 잘 씻어서 껍질째 주서기에 넣어서 만든다. 사과는 심과 씨까지 넣어 만든 후 바로 마신다. 만들어 둘 때는 레몬즙을 넣고 유리잔에 랩을 씌워 둔다.

재료 효능　　**오이**－배뇨를 촉진하여 요산을 배설한다.
　　　　　　양배추－비타민 U가 간 기능을 높여 준다.
　　　　　　양파－글루코키닌이 혈당을 내린다.

---

14 복팔분 : 불교의 선방에 내려오는 생활 규범 중의 하나로 배를 채울 때 만복에서 이분이 모자라는 팔분만 채우라는 뜻

'이시하라식 식사요법'으로 비만 해소, 당뇨병도 치료하였다!

처음으로 편지를 올립니다. 선생님의 책을 읽고 '죽음'을 의식할 수밖에 없었던 상황에서 완전히 빠져나왔기 때문에 감사드리기 위해 펜을 들었습니다.

저는 검진을 통해 당뇨병, 비만, 고지혈증, 지방간, 당뇨병성 망막증으로 진단받고 식생활 개선의 필요성을 절실하게 느꼈습니다. 배가 부를 때까지 세 끼를 먹던 것을 이시하라 선생님의 책에 써 있는 대로 아침은 당근·사과 주스와 생강홍차 1잔, 점심은 차갑게 만든 마메밀국수, 저녁은 낫토(청국장으로 대체 가능)나 김치 등의 식품을 섭취하면서 72kg까지 감량하였습니다. 아직 '몸이 무거워 좀 더 감량하고 싶다'고 생각했지만 그 후에는 제대로 감량이 이뤄지지 않았습니다.

저는 고다(甲田) 선생님[15]이나 이시하라 선생님의 식사를 보고 깜짝 놀랐습니다. 하루 한 끼에서 한 끼 반 정도밖에 식사를 하지 않으셨기 때문이죠. '그렇다면 나도?' 하고 결심했습니다. 원래 소식 생활 준비가 되어 있었던 탓에 점심은 일본 된장국, 초콜릿, 요구르트 등만을 먹어도 특별히 불편하지 않았습니다.

생강홍차는 하루 4잔. 복대에 휴대용 보온기를 붙여 복부를 따뜻하게 하고, 반신욕도 했습니다. 그리고 하루에 1만 5000보를 목표로 하여 매일 걷기를 실행하였더니 현재는 65~66kg의 안정된 체중을 유지하고 있습니다.

---

15 고다 선생님 : 일본의 나카노 선플라자에서 단식지도를 한 것으로 유명. 본명은 나카노 히로타카

예전에 복지 관계 일을 할 때 당뇨병을 진단받은 사람의 대부분이 합병증이 생겨 죽음에 이르는 경우를 보았습니다. 그래서 당뇨병은 불치 병이라고만 생각했고, 저도 당뇨병이라고 진단 받았을 때 죽음을 의식하지 않을 수 없었습니다. 하지만 선생님의 책 덕분에 구원받을 수 있었습니다. 진심으로 감사합니다.

―M(40세, 키 172cm)

M씨의 증상에 대한 해설

공복일 때의 혈당은 110mg/dL 이하, 식후 2시간의 혈당은 200mg/dL 이하가 정상이다. 공복 때의 혈당 경과보다 당뇨병 상태를 더욱 단적으로 나타내는 검사가 2~3개월의 혈당 평균을 보여 주는 HbA1c이다. 3.5~5.8%가 정상치이므로, 2004년 8월 16일에 7.9%였던 M씨의 상태는 '중간 이상의 심각한 당뇨병'이었다. 본인의 얘기처럼 이 상태가 계속됐다면 실명이나 신부전이 기다리고 있었을

	2004년 8월 16일	2004년 11월 1일	2005년 4월 9일
HbA	7.9%	5.8%	5.2%
혈당치	381mg/dL	85mg/dL	83mg/dL
체중	78kg	72kg	66kg

| M씨의 검사 결과 |

것이다. 실제로 '당뇨병성 망막증'은 실명에 이르는 지름길이다.

그렇지만 '이시하라식 식사요법의 기본'을 실행하여 이 정도 단기간에 체중을 감소하고 당뇨병과 망막증 치료에 성공하였다.

이 편지의 내용을 자세히 살펴보면 M씨의 고지혈증이나 지방간도 완치되고 있음을 짐작할 수 있다.

6. 암 : 오염된 혈액을 내보내고 정화·연명하려는 반응

1975년의 암으로 인한 사망자는 13만 6000명, 암 전문의 수 13만 명이었다. 그 후 암에 관한 연구, 치료법은 장족의 발전을 거듭하고 의학도 눈부시게 발달했다. 생활 상태도 매우 좋아졌다. 따라서 당연히 암으로 인한 사망이 줄어들어야 하는데도 불구하고 2005년의 암 사망자는 32만 명, 의사 수는 28만 명으로 늘어났다. 이 사실 하나만 보더라도 서양의학의 암에 대한 견해나 치료법이 근본적인 문제를 해결하지 못하고 있다고 말할 수 있다.

암은 어떤 장기에 발생하면 점차 퍼져나가 혈액이나 림프액을 타고 인접 장기는 물론 온몸으로 전이된다. 환자에게 극심한 고통을 주며 마지막에는 생명까지 앗아가는 '인류 최대의 적'이라는 것이 서양의학의 견해이다.

인간은 체온이 낮아지면 발열하고, 기관에 무엇이 걸리면 가래를 만들고, 썩은 것이나 유해물을 먹으면 토하거나 설사하거나 하여 몸 밖으로 버리려고 한다. 몸 상태를 항상 좋게 유지하려고 하며 오래 살고자 하는 반응이 있다. 이것이 자연의 타고난 능력, 곧 자연 치유력이라 할 수 있다. 암에 대해서도 예외가 아니다. 암은 죽은 사람에게는 절대 생기지 않기 때문에 암 역시 혈액의 오염을 없애기 위한 하나의 반응이라고 생각해도 좋을 것이다. 그 증거로 암에는 반드시 출혈이 따른다.

위암→토혈, 폐암→객혈, 대장암→하혈, 신장·방광암→혈뇨, 자궁암→부정출혈 등이며, 앞에 언급했던 출혈의 의미를 생각하면 오염된 혈액을 몸 밖으로 배설하여 혈액을 정화·연명하고자 하는 반응이라고 할 수 있다.

오래 전 서양의학에서도 암세포에서 암 독소(cancer toxin)가 흘러나온다는 사실이 밝혀졌는데, 이것은 암이 '혈액의 정화 장치' 임을 증명한다. 최근 한 실험에서 암 환자의 날숨과 암 환자가 아닌 사람의 날숨의 냄새를 특별한 훈련을 시킨 개에게 맡게 했다. 각각의 냄새를 기억시킨 다음 많은 사람들로부터 날숨을 모아 비닐봉지에 넣고 개에게 맡게 하였다. 이를 통해 날숨의 냄새로 그 사람의 몸속에 암이 있는지 없는지를 확실히 판단할 수 있었다고 한다. 이는 개의 예민한 후각이 혈액 속에 버려졌다가 날숨을 통해 배출된 암 독소를 구분해 냈다는 증거이다.

백혈구와 암세포의 공통점

온갖 질병을 치료하는 원동력, 즉 면역력의 주역이 백혈구라는 것을 앞에서 언급했었다. 이 백혈구는 외래의 세균, 알레르겐이나 몸속에서 발생하는 암세포 등을 탐식, 처리하는 것이 그 주된 기능이라고 알려져 있다. 하지만 사실 백혈구의 기본적인 활동은 혈액 속 노폐물의 탐식 처리, 즉 혈액을 정화하는 것이다.

현미경으로 혈액을 들여다보면서 농즙(黑汁)이나 라텍스(고무의 가는 알갱이)를 더하면, 그 이물질에 가까워진 백혈구가 위족을 펴면서 순식간에 잡아먹어 버린다. 원래 하얗던 백혈구는 농즙으로 인해 검게 변한다.

이 백혈구와 암세포에는 다음과 같은 공통점이 있다.

1. 몸의 세포 중 몸속이나 혈액 속을 자유로이 이동할 수 있는 것은 백혈구와 암세포뿐이다.
2. 백혈구, 암세포 모두 세포 안으로부터 활성산소를 생산·방출하여 이물 또는 병적인 세포를 약화시켜 탐식·처리한다.

서양의학에서 사용하는 암 치료법은 암이라는 결과물을 수술로 잘라 없애거나, 방사능으로 소각하거나, 항암제로 말살하거나 하는 등 암을 적대시한 방법들이다. 그러나 암의 치료를 위해서는 그런 표층적인 방법을 사용하는 것이 아니라 생명의 역사를 거슬러 올라가 연구해 볼 필요가 있다.

암세포의 '조상으로의 회귀'

30억 년 전에 바다 속에 탄생한 태초의 생명은 아메바처럼 생긴 단세포생물이다. 그 후 조금씩 진화·발전하여 약 6억 5000만 년 전에 다세포생물이 출현한다. 3억 년 전 일부 생명체가 땅 위에 상륙하여 서서히 진화한 것이 육상동물 번영의 시초가 되었다.

다시 말해 지구상의 생명체는 모두 아메바 같은 단세포에서 발전해 왔다고 해도 좋다. 그 단세포야말로 우리의 혈액이라는 바다 속을 헤엄쳐 돌아다니는 백혈구이며, 매크로파지라 할 수 있다.

몸의 온갖 세포 즉 뇌세포·위의 세포·피부의 세포·근육의 세포 등은 하나의 세포에서 분화·발전해 왔다. 이론적으로는 피부의 세포 하나, 위의 세포 하나로부터 한 명의 인간(클론 인간)이 완성되는 것이다. 피부의 세포나 위의 세포에도 뇌세포, 근육 세포, 간세포 등을 만드는 유전자가 들어 있다. 백혈구는 생명체의 근원이기에 지금도 혈액을 타고 온몸을 순찰하며 외래의 세균이나 알레르겐을 탐식 처리하고 있다. 몸속에서 발생한 이상(질병)을 복구(치료)하는 큰 역할을 하고 있는 것이다.

이전에 니가타 대학 의학부의 아보 도루(安保徹) 교수와 대담을 했는데, 세계적인 면역학자인 아보 선생으로부터 충격적인 이야기를 들었다. "몸이 긴급 사태에 빠지면 매크로파지는 자신의 모든 세포를 잡아먹고, 마지막에는 생명의 기본형인 매크로파지만으로 생명을 종결하려고 한다"는 것이었다.

이때 떠오른 생각이 암세포의 '조상으로의 회귀'이다.

몸의 온갖 세포는 탄생 후 유약한 세포에서 점차 성장해서 위라면 위, 폐라면 폐에서 각기 특유의 활동을 하는 세포가 된다. 백혈구의 과립구를 예로 들면, 골수 안에서 골수아구·전골수구·골수구·후골수구로 성장하여 간상구가 되고, 혈액 속으로 나와 분엽구로 성장하며 탐식, 살균 작용을 한다. 백혈병이란 골수아구나 전골수구가 골수 속에서 이상 증식하여 간상구나 분엽구로까지 성장하지 않기 때문에(약해지기 때문에) 탐식·살균 능력이 없는 골수아구나 전골수구가 핏속에 흘러넘쳐 세균이 침입해 와도 막지 않는 현상이다. 그래서 폐렴이나 수막염 등의 감염증에 걸려 목숨을 잃는 경우가 많다. 위암이나 폐암, 간암도 위나 폐, 간의 정상 세포가 약화된 채 증식하여 본래의 기능을 하지 못하므로 소화불량, 호흡부전, 간부전을 일으키는 것이다.

'암'이 곧 '세포의 약화'이고, '세포의 조상으 회귀'라는 것을 아보 교수의 '매크로파지의 이론'과 결부시켜 생각해 보자. 암이라는 질병은 몸이 긴급 사태에 이르렀을 때, 즉 혈액의 오염이 극에 달했을 때 각각의 세포를 약화시켜 '조상으로 회귀'하려는 반응이 아닐까. 즉, 매크로파지라는 생명의 근원으로 되돌아가려는 반응인 것이다. 그러면 백혈구와 암세포가 어떻게 공통적으로 혈액을 이동하며, 활성산소를 발생시켜 각종 세포·노폐물을 탐식하는 반응을 보이는가에 대한 의문도 해결된다.

암은 수술을 하거나 방사능 또는 항암제로 말소해도 점차 이전해 가는 경우가 많다. 그것은 '암이 혈액 오염의 정화 장치'라는 '암 성선설'의 입장에서 생각하면 쉽게 이해된다. 생명이 있는 한 혈액 정화의 활동을 수행하려고 하는 것이 바로 암세포이기 때문이다.

따라서 암을 예방하고, 암의 재발을 막고, 암을 치료하려면 혈액의 오염을 없애고 혈액을 정화하는 방법밖에 없다는 결론을 얻게 된다.

암 예방·재발 예방에는 '소식'이 중요

혈액의 오염을 없애는 방법으로 가장 중요한 것이 '소식'이다.

미국 에머리 대학의 S. 하임스필드 박사는 평균 연령 50세의 같은 중증의 암환자 100명을 무작위로 추출하였다. 그 중 A군의 50명에게

는 병원의 보통식을, B군의 50명에게는 특별히 영양소가 듬뿍 들어
간 수프와 고영양식을 주었다. A군의 평균 생존 일수는 약 300일, B
군은 약 75일이었다고 한다.

　　1985년, 뉴욕의 마운트시나이 의과대학(Mount Sinai School of
Medicine)의 그로스 교수는 일정량의 방사선을 배부른 쥐와 공복인
쥐에게 각각 쬐었다. 배부른 쥐는 100% 암이 발생한 데 비해, 복오분
(50%) 정도의 공복이었던 쥐에게는 불과 0.7%밖에 발생하지 않았다.
이러한 에피소드에 미루어 생각해 봐도 암의 발병과 재발을 예방하
는 데는 과식하지 않는 것이 가장 중요하다.

　　암(cancer)을 별명으로 종양 또는 신생물(neoplasm)이라 부르기도
한다. 여분의 종양이나 신생물이 생기는 것은 자기 자신을 유지하는
데 필요 이상의 영양을 섭취하기 때문이다. 현재 개발 중인 최신 암
치료약은 암세포 주위에 풍부하게 포진하여 암세포에 영양을 공급하
는 혈관이 새로 생기는 것을 저지한다. '암세포에 영양을 공급하지
않음으로써 암을 항복하게 만드는 약'인 것이다. 하지만 무엇보다 가
장 좋은 방법은 처음부터 과식을 하지 않는 것이다.

대처법

1. 잘 씹고(한 번에 30회 이상) 소식(복팔분 이하)을 명심한다.
2. 고기, 계란, 우유, 버터, 마요네즈, 크림으로 대표되는 서양 음식은
　 삼가고 일식, 특히 98페이지에 기록된 양성 식품과 중성 식품을 중
　 심으로 몸을 따뜻하게 하는 음식을 섭취할 것.
3. 미국 국립암연구소가 실시한 '디자인 푸드 프로젝트'에서 각종 역

학 조사를 토대로 작성한 '암 예방 식품 피라미드(다음 페이지)'의 상위에 있는 음식을 꾸준히 이용할 것.

4. 해조, 콩류, 곤약, 현미 등 식물섬유가 많은 음식을 꾸준히 섭취한다. 배변을 좋게 함으로써 숙변을 없애면 혈액 정화로 이어진다.

5. 아침 식사로 다음의 주스를 씹듯이 마시고, 그 후 생강홍차(49페이지) 혹은 우메쇼반차(41페이지)를 한 잔 마신다. 양배추, 당근은 항암 작용이 강하다.

재　　료　당근 2개(약 400g)→240mL, 사과 1개(약 250g)→200mL
양배추 100g→70mL, 합계 510mL(컵 약 3잔)

만드는 법　각 재료를 잘 씻어서 껍질째 주서기에 넣어서 만든다. 사과의 심이나 씨도 넣어 만든 후 바로 마신다. 만들어 둘 때는 레몬즙을 넣고 유리잔에 랩을 씌워 둔다.

6. 암세포는 열에 약하므로 일상생활에서 걷기 등의 운동, 목욕, 사우나, 암반욕 등을 실행하여 '기분이 좋을' 정도로 몸을 따뜻하게 할 것.

7. 장 안에는 매크로파지를 비롯하여 면역세포가 70% 가까이 존재하고 있으므로 복대를 하여 장을 따뜻하게 함으로써 면역세포의 활성을 촉진할 것.

8. 암의 환부(폐암이라면 가슴과 등, 대장암이라면 복부, 간암이라면 우상복부)에 하루 1~2회 생강습포(41페이지)를 실시할 것.

9. 감사하는 마음을 지니고 다른 사람을 위해 노력한다. 사물의 밝은 면을 보고 희망을 가지며, 반드시 치료하겠다는 강한 의지를 가진다.

이러한 긍정적인 기분은 NK세포의 활성을 늘여 암에 대한 면역력과 치유력을 높인다.

영국의 킹스 칼리지 병원에서는 거의 같은 중증도의 유방암 환자 69명에게 진단 3개월 후의 기분을 조사했다. A조는 어떻게 되든 치료를 하겠다는 투쟁 그룹으로, B조는 치료가 소용없다거나 모든 것을 의사에게 맡기겠다는 체념 그룹으로 나누어졌다. 5년 후 A조의 사람들의 90%가 생존한 데 비해 B조의 사람들은 20%의 생존률을 보였다고 한다.

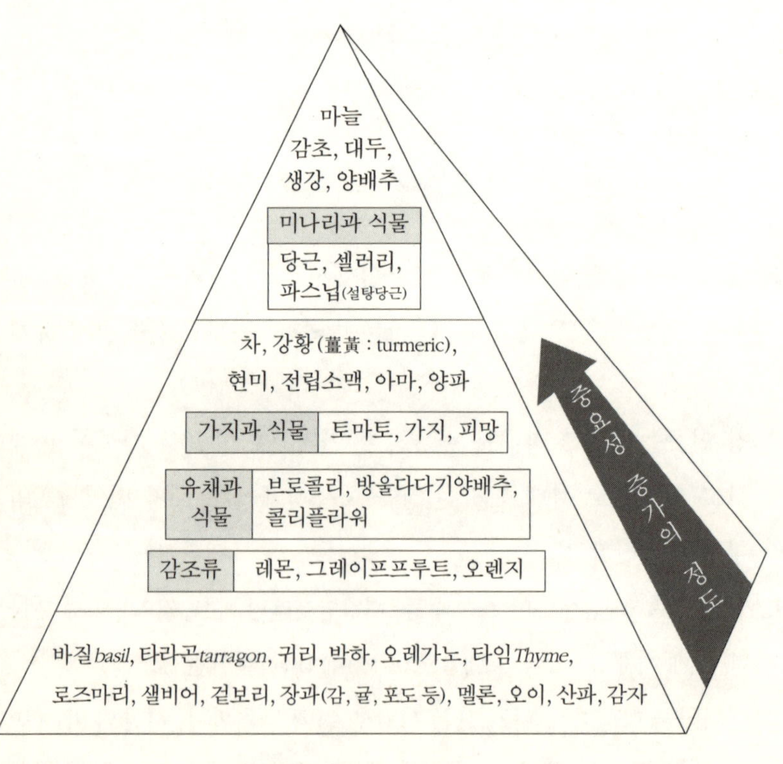

| 암 예방식품 피라미드 |

대장암, 간암이 '이시하라식 식사요법' 으로 회복!

나의 암 병력은 1988년 8월 대장(S자결장)암 절제, 다음해 6월 갑상선 종양 절제, 1991년 11월 대장암의 간 전이로 인한 왼쪽 간잎 절제에 이른다. 지금 이렇게 살아 있는 것이 불가사의한 일인지도 모른다.

1988년 7월, 아이들의 여름 방학 기간이 되자 주말에 어머니가 계신 야마구치(山口) 본가를 찾아갔다. 밤에 누이들과 식사를 하면서 맥주를 약간 마셨는데 배가 조금 아팠다. 화장실에 가 보니 붉은 피가 나오는 것이 아닌가. 보통일이 아니라고 생각되어 다음날 집으로 돌아왔다. 친척이 의사로 있는 내과에 가서 검사를 받았다. 염려한 대로 대장암이 많이 진행된 상태라는 결과가 나왔다. 원래 장이 과민한 편이었으나 수년 전 같은 병원에서 대장 검사를 했을 때는 '문제없다'는 얘기를 들었었다. 수술을 한 후, 경과가 좋고 집도 걱정되어 2주일 정도 만에 퇴원하였다.

그리고 1991년 여름, 더운 날에 때때로 캔맥주를 조금씩 마셨는데 머리가 어찔해지는 기분이 자주 들었다. '내가 이렇게 맥주에 약했던가' 하는 생각을 했는데 그 후 가래가 나오기 시작했다. 주위로부터 "별로 좋은 가래는 아닐 거다" 라는 말을 듣고 냉방 때문이 아닐까 하고 생각했다.

그런데 이것이 암 전이의 징후였다. 나중에 외과 의원에서 주는 데이터를 보았더니 5월(3개월 전)의 종양마커가 이미 정상치의 수준을 넘기고 있었다. 그때부터 수술을 했던 11월까지 이 마커가 계속 증가하였다. 그때부터 나의 암 투병이 시작되었다.

1991년 8월 말, 종양마커 하나가 비정상적인 값에 이르자 주치의
가 대학병원의 방사선과에 소개해 주었다. 9월 중순에 거기서 CT 촬
영을 하였다. 결과는 비참했다. "수술은 할 수 없다. 화학 치료밖에
되지 않는다"는 것이었다. "방사선과에서는 간동맥 주사요법으로 여
러 명이 연명하고 있다. 당신도 해보자"고 했다.

당시 함께 계셨던 아버지와 함께 둘 다 낙심했다. 다음 검사를 위
해 입원한 병실 침대에서 1개월간 '꿈이었으면…' 하는 마음으로 매
일을 눈물로 지냈다.

그때 내가 친했던 누나가 이시하라 유미 선생에게 상담을 알선해
주었다. 그는 나의 암 투병에 관해 가장 영향력이 높은 의견을 제시
해 준 선생이 되었다.

선생의 지시가 정확히 들어맞았고, 그 지시의 내용이 훌륭했기 때문
에 현재의 내가 존재하는 것이다. 나는 심각한 시행착오를 되풀이하지
않고 선생의 지시를 그대로 믿었으며, 그대로 실행하였다. 선생님이
"다행입니다. 잘되었네요" 하고 아무렇지도 않게 밝은 목소리로 얘기
해 주어, 어찌되든 한 번 해보자는 생각이 들었다. 그리고 이시하라 선
생으로부터 들은 대로 현미식을 먹고 당근·사과 주스를 마시기 시작
하였다. 입원 후 개인병실에서도 중단하지 않고 계속 실천하였다.

"혈관 조영 결과가 생각보다 좋았다"고 방사선과의 의사가 얘기했
으나 치료 방침은 달라지지 않았다. 그 후에도 검사는 계속되었다. 그
러던 어느 날 방사선과의 젊은 의사가 침대에 누운 나에게 "M씨, 수술
한번 해볼까요?"라고 말했다. "예? 외래 선생이 수술을 할 수 없다고
했는데요?"라고 물으며 매우 흥분했다(약간의 희망이 생긴 것이다!).

의사인 의형에게 전화를 걸고 찾아갔더니 "수술해 보세요"라고 하였다. 내 직장 상사인 약제부장도 같은 의견이었으므로 젊은 주치의가 외과의 교수를 소개해 주었다(이 주치의에게도 매우 감사하고 있다).

11월 초에 입원하여 8시간에 걸친 수술을 받았다. 수술 후 2주일 정도 아버지의 병간호를 받았다. 수술 후 식사를 조금만 해도 배가 가득 차는 증상이 있었지만 대개는 순조로웠다. 수술 후 40일 정도 만에 퇴원했다. 그리고 "예방을 위해 화학 요법을 해봅시다."라는 제안을 받았으며, 수술 중에 이미 리저버 *reserver*(약액을 주입하기 위한 관)가 장착되어 있었다. 5FU(항암제의 일종)의 동맥주사를 처음에는 1주일에 1회, 그 후에는 2주일에 1회씩 맞았다. CEA(종양 마커=정상치 5.0 이내)가 수술 전 35.0이던 것이 수술 후 6.8이 되고, 2개월 후에 2.3으로 내려갔다. 외과의 교수는 "이렇게 내려갈 줄은 몰랐다"라고 말했다.

이 동맥주사를 1년간 계속 맞은 후 간의 CT 촬영을 했더니 더 이상 염려할 필요가 없다면서 동맥주사는 중지해도 된다고 했다. 대신 내복하는 항암제(플루트론 Flutron)로 바꾸었다. 그 후 5년 동안 플루트론을 마셨지만 부작용이라고는 기껏해야 가벼운 설사 정도였다. 지금은 특별히 복용하는 것이 아무것도 없다.

입원 중에 이시하라 선생으로부터 소개받은 책을 여러 차례 읽고 어쨌거나 식사 요법을 지키는 게 좋을 것이라고 생각했다. 그래서 현미와 채식주의, 그리고 당근·사과 주스를 기본으로 하여 이시하라 선생의 지시대로 식생활을 실천했다. 해산물은 오징어, 새우, 조개, 흰살 생선 등을 먹었다.

그리고 16년이 지난 지금 식생활은 조금 달라졌지만 혈액 검사는 빠짐없이 받고 있다. 가족과 이시하라 선생, 외과 의사들, 직장 동료들, 친구, 형제의 사랑으로 지금까지 살아 있다고 생각하고 감사하고 있다.

—K. M.(약제사, 63세)

암에 걸리고 난 뒤의 나의 생활 스타일

1. 식생활

- 당근·사과 주스를 아침에 1컵 마신다.

- 주식은 현미에 팥을 먹는다.

- 야채류를 많이 섭취한다.

- 토란류(감자), 호박 등을 매일 섭취한다.

- 식물성 단백질(두부, 콩류)을 거르지 않는다.

- 생강탕을 매일 자기 전에 마신다.

- 어패류로 단백질을 섭취한다.

- 차(커피는 마시지 않는다)를 마신다.

- 금주한다.

- 단것은 먹지 않는다(벌꿀은 먹는다).

- 우유, 버터도 먹지 않는다.

2. 민간요법

- 생강습포(으깬 생강에 밀가루를 넣고 반죽한 것)를 환부에 댄다.

- 지압한다.

3. 생활습관

- 10시에는 잠자리에 들어 8시간 수면을 취한다.
- 되도록 차를 타지 않고 걷는다.
- 스트레스를 쌓아 두지 않는다.
- 무리해서 일하지 않는다.

4. 여가 생활

- 좋은 벗을 둔다(대화 모임).
- 노래를 부른다.
- 체력이 좀 붙으면 등산을 한다.
- 책을 읽고 비디오를 본다.
- 여행을 한다.

5. 정기 검진

- 정기적으로 검사를 받는다 .
- 다른 과에서도 검사를 받는다.
- 직장의 정기 건강검진은 반드시 받는다.

병에 걸리지 않는 식사

- 사람의 이 모양에 맞춘 식생활을 한다.

- '복팔분' 에 유념한다

- 자신의 기호에 맞추어 먹는다

- 나의 소식 생활

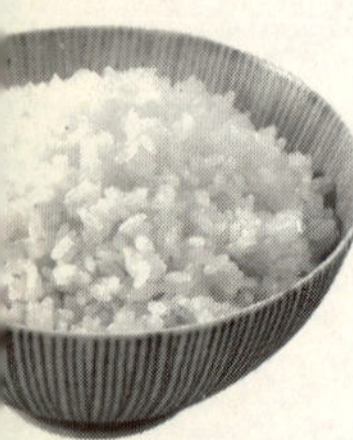

모든 동물들은 각자의 몸에 맞는 식생활을 한다.
인간의 이는 육식동물보다 초식동물에 가깝다.
당신의 식생활은 어떠한가?

Chapter 1

사람의 이 모양에 맞춘 식생활을 한다

지금까지의 설명을 통해 알 수 있었듯이, '병에 걸리지 않는 식사'는 곧 '혈액을 오염시키지 않는 식사', '혈액을 깨끗하게 하는 식사'인 셈이다.

일식이야말로 사람의 이 모양에 맞춘 건강식

앞에서 언급했듯이 사람의 이 32개의 역할은 다음과 같다.

20개(62.5%)가 구치(어금니) - 곡물

8개(25%)가 문치(앞니) - 야채와 과일

4개(12.5%)가 견치(송곳니) - 고기·생선·계란

위와 같은 이의 비율에 맞춰 식사를 하는 것이 혈액을 오염시키지 않는 식사법이다.

이에 대해서는 미국이 증명해 주고 있다.

미국에서는 심근경색, 암, 뇌경색, 비만이 아주 많았기 때문에 1975년 상원에 '영양개선위원회'를 설치, 미국의 의학자와 영양학자에게 전 세계의 '식생활 상황'과 '질병 발생'에 관해 조사하도록 하였다. 2년 후에 5000페이지에 이르는 권고문이 작성·제출되었는데 그 첫 부분을 아래에 소개하겠다.

미국상원의 '식생활의 목표' 1997년

The Senate Select Committee on Nutrition and Human Needs has proposed 'dietary goals' for the United State. These goals are:

1. increase carbohydrate intake to amount for 55 to 60% of energy intake;

2. reduce fat consumption to 30% of energy intake;

3. modify the composition of dietary fat to provide equal proportions of saturated, monounsaturated and polyunsaturated fatty acids;

---

4. reduce cholesterol consumption to 300mg/day;

5. reduce sugar consumption by 40%;

6. reduce salt consumption to 3g/day.

These goals are to be achieved by increasing the consump-tion of: fruits, vegetables, whole grains, poultry, fish, skim milk, and vegetable oils; and by decreasing the consumption of: whole milk, meat, eggs, butter fat, and foods high in sugar, salt, and fat.

미국 상원의 '영양 개선 위원회'가 제안하는 '식생활 개선 목표'는 아래와 같다.

1) 하루 에너지 섭취량 중 탄수화물을 55~60%로 늘려라.

2) 지방을 하루 에너지 섭취량의 30%로 줄여라.

3) 포화지방산과 불포화지방산의 섭취량 비율을 동등하게 하라.

4) 콜레스테롤 섭취량을 하루 300mg으로 줄여라.

5) 설탕 섭취량을 40%로 줄여라.

6) 소금 섭취량을 하루 3g으로 줄여라.

이 목표 달성을 위해서는 과일, 채소, 곡물류, 닭고기, 어류, 탈지유 및 식물성 기름의 섭취를 늘려야 한다. 또 전유(소젖에서 지방분을 빼지 않은 우유), 육류, 달걀, 지방과 설탕, 소금, 지방질 함유량이 높은 음식의 섭취는 줄여야 한다.

세계에서 가장 건강하게 장수한 사람들의 식사를 조사한 결과, 그들은 위에 영문으로 게재되어 있듯이 '하루의 에너지 섭취 가운데

55~60%를 탄수화물로 섭취한 사람들'이었다. 사람의 이 중 구치(어금니), 즉 곡물(탄수화물)용 이가 20/32=62.5%라는 점과 거의 일치하고 있다.

구체적으로는 '과일, 야채, 현미·검은빵 등의 정제하지 않은 곡물, 닭고가, 생선, 무지방 우유, 식물성 기름'을 꾸준히 섭취하고, '우유, 고기, 계란, 설탕, 소금, 기름이 많은 음식'은 삼간다고 적혀 있다.

일식(일본식 음식)이야말로 이 조건에 맞는 음식이며, 그 무렵부터 미국에서는 일식 레스토랑, 초밥 바, 튀김 음식점이 점차 늘어나 지금은 크게 번성하고 있다.

쌀이나 낫토[16], 두부, 생선을 먹는 미국인이 늘어났으며, 그 결과 1975년 당시 인구 10만 명당 매년 380명이나 되는 생명을 앗아 갔던 심근경색에 의한 사망이 지금은 250명으로 감소했다. 또 G8[17]의 국가들 중 '암 사망자의 수가 감소하고 있는 유일한 국가'라는 성과를 거두기에 이르렀다. 따라서 밥, 된장국, 낫토(청국장으로 대체 가능), 두부, 생선, 김, 근채류의 일식이야말로 사람의 이 모양에 맞춘 건강식·혈액 정화식이라고 할 수 있을 것이다.

---

16 **낫토** : 삶은 콩을 발효시켜 만든 일본 전통음식.

17 **G8** : 세계의 부와 무역을 지배하고 있는 선진 공업국의 경제정상회담. 미국, 영국, 독일, 프랑스, 캐나다, 일본, 이탈리아, 러시아의 8개국으로 구성되어 있다.

PART 2

Chapter 2

'복팔분'에 유념한다

하루 한 번, 공복 시간을 만든다

'복팔분(배의 80%만 채우는 것)에 병 없고, 복십이분에 의사가 모자란다'고 예부터 전해 오는 이야기는 틀림없는 사실이다. 현대인은 복십이분의 포식 생활을 하고 있기 때문에 고지혈증, 고혈당, 고요산혈증, 고체중 등 '고'자가 붙은 성인병으로 고생한다. 또 의사가 늘어나도 병은 줄어들지 않는 상황에 처해 있다. 게다가 과식으로 인해 혈액을 오염시키고 면역력을 떨어뜨려 암을 비롯한 각종 병에 시달린다.

앞에서 언급했지만 배가 부르면 혈액 속이 당과 지방, 단백질, 각종 비타민, 미네랄로 가득 차게 된다. 그것을 배불리 먹은 백혈구 역시 만복이 되어 세균이 침입하거나 암세포가 발생해도 잡아 먹으려고 하지 않는다. 즉, 면역력이 떨어지는 것이다. 반대로 공복일 때는 백혈구도 공복 상태가 되어 혈액 속의 노폐물이나 외래의 세균, 몸속에서 발생하는 암세포를 문자 그대로 먹어치운다. 즉, 면역력이 높아지는 것이다. 따라서 언제나 무언가를 먹고 있어 공복상태가 없는 사람은 병에 걸리기 쉽다는 결론이 나온다.

그러므로 하루 끼니 중 1회는 공복 시간으로 만들 필요가 있다. '복팔분' 으로 먹으려고 해도, 막상 먹기 시작하면 도중에 멈추기란 무척 어렵다. 아예 한 끼를 거르는 것이 좋다. (복십이분)−(복사분, 즉 한 끼분)=(복팔분)이 된다. 한 끼는 아침 식사를 거르는 것이 생리에 들어맞는다. 아침 식사는 영어로 breakfast라고 하는데, fast(단식)를 break(그만두다)한다는 의미이다.

며칠~1주일 동안 단식한 뒤에는 보통 1일째에 미음, 2일째에 죽 등으로 식사의 질과 양을 서서히 늘려 간다. 이 보충식을 생략하고 갑자기 보통식을 먹으면 구토와 설사, 복통 등으로 고생하게 된다. 계속해서 쉬고 있던 위장에 갑자기 보통식이 들어가면 위장이 소화를 시키지 못해 고통스러워지는 것이다.

마찬가지로 전날의 저녁 식사 후부터 단식(fast)하여 휴식을 취한 위장에는 아침 식사가 부담이 된다. 옛날처럼 해가 지는 동시에 잠을 자기 시작하여 10시간 정도 자고, 해가 뜨면 기상하여 육체노동을 한 후에 먹는다면 아침 식사가 가치 있었을 것이다. 그러나 일반 샐러리맨이나 자영업을 하는 사람들은 밤늦게까지 일하며 먹고 마신 후, 5~6시간밖에 자지 않고 아침을 맞이한다. 위 속에 저녁 식사가 남아 있는 경우가 많으며 위장이 충분히 각성된 상태도 아니다.

그럴 때는 몸이 휴식 본능으로 '먹고 싶지 않다' 는 사인을 낸다. 그런데도 '하루 세 끼를 먹지 않으면 건강에 나쁘다' 는 식의 인식 때문에 무리하게 먹는 사람들이 많다. 이는 컨디션을 점점 더 무너뜨리며 '고' 자가 붙은 병을 악화시키는 길이다.

아침은 배설 시간대

잠자리에서 일어나는 아침에는 '날숨에서 냄새가 나거나', '눈곱이나 콧물이 괴어 있고', '소변 색깔이 짙은' 상태로 혈액의 오염을 배설하는 시간대다.

사람의 몸에는 '흡수는 배설을 막는다' 는 생리상의 원리가 있다. 많이 먹게 되면 소화 작업을 하기 위해 위나 소장에 혈액이 많이 공급된다. 또 배설하는 장기인 대장이나 신장, 땀샘 등으로의 혈액 공급량이 비교적 적어져 배설이 저하된다. 따라서 반대로 생각해 보면 알 수 있는데, 흡수하지 않으면(먹지 않으면) 배설이 좋아진다. 그래서 단식 중에는 '날숨에서 냄새가 난다', '설태가 일어난다', '소변 색깔이 짙다', '대하가 많아진다', '발진이 일어난다', '오염된 가래가 나온다' 등의 혈액 오염의 배설 현상이 그대로 나타난다. 마찬가지로 아침은 작은 단식 후이므로 배설 현상이 왕성한 것이다.

그러므로 아침의 배설 현상을 멈추지 않고 혈액을 정화하려면 '먹지 않는' 것이 제일이다. 먹고 싶지 않은 사람은 먹을 필요가 전혀 없다. 특히 '고'자가 붙은 성인병이 있는 사람은 먹지 않는 편이 그 병의 개선을 촉진하는 데 도움을 줄 것이다.

그러나 어떻게든 먹고 싶은 사람은 배설 현상, 즉 혈액 정화 현상을 중단하지 않고 위에 부담을 주지 않도록 먹어야 한다. 이때는 사람의 몸에 있는 세포 60조 개의 유일한 활동원인 당분을 보충해 주는 것이 좋다. 사과 주스, 당근·사과 주스, 홍차에 흑사탕이나 벌꿀 등을 넣어 마시면 충분하다.

사람의 공복감이나 만복감(배가 잔뜩 부른 느낌)은 배, 즉 위장이 비거나 차는 것으로 결정되는 것이 아니다. 사람은 혈액 속의 당분(혈당)이 낮아지면 '공복'을, 높아지면 '만복'을 느끼게 되는데 이는 뇌의 '공복 중추'와 '만복 중추'에서 느끼는 것이다. 그러므로 공복을 채우려면 엽차에 초콜릿 1개만으로도 충분하다.

이와 같이 아침 식사를 고형물로 섭취하지 않고 당분과 수분, 약간의 비타민과 광물질로 보충하고 나면 점심 식사는 메밀국수가 좋다. 메밀국수는 8종류의 필수 아미노산을 모두 갖춘 우수한 단백질과 동맥경화를 예방하는 식물성 지방, 에너지원인 당분, 거의 모든 비타민류와 광물질을 함유한 완전 영양 식품이다.

여기에 파나 시치미토가라시(七味唐辛子 : 고추를 기본으로 하여 일곱 가지의 원료를 섞어 만든 일본의 조미료-옮긴이)를 원하는 대로 넣어 먹으면 파에 함유된 황화알릴이나 일곱 가지 원료 속의 캡사이신 Capsaicin이 혈류를 좋게 하여 몸을 따뜻하게 하고 오후의 의욕과 기력, 체력을 높여 준다.

메밀국수에 물렸다면 건더기가 많은 우동이나 피자, 파스타도 좋다. 우동에는 파와 시치미토가라시를, 피자나 파스타에는 캡사이신이 든 타바스코를 충분히 끼얹어 먹는 것이 좋다. 그렇게 하면 저녁 식사에 는 술까지 포함하여 무엇이든 먹을 수 있는 권리가 생긴다.

사람의 이 모양을 고려하면 곡물 62.5%, 야채와 과일 25%, 고기와 생선, 계란 12.5%가 이상적이지만, 아침 식사와 점심 식사에서 당분 (탄수화물)을 많이 섭취했으므로 저녁 식사는 생선과 기타 해산물, 고 기, 계란 등의 동물식이 많아져도 상관없다.

제4부에 소개한 음식의 '효능'을 참고로 하여 자신의 컨디션을 고려 하면서 매일의 식단을 구상하는 것도 하나의 즐거움이 되지 않을까.

복팔분의 식사

아침 식사

다음 1~6가운데서 한 가지를 선택한다.

1. 먹지 않는다.

2. 엽차만 마신다.

3. 초콜릿[18] 1개에 엽차를 마신다.

4. 사과 주스 혹은 당근·사과 주스를 마신다.

---

18 초콜릿 : 시중에서 가공되어 판매되는 초콜릿의 경우 트랜스 지방이 많이 함유되어 있으므로 이를 주
의해야 한다. —감수자 주

5. 흑사탕 혹은 벌꿀을 넣은 홍차를 마신다.

6. 4와 5를 조합한다.

점심 식사

다음 1~3 가운데서 한 가지를 선택한다.

1. 메밀국수(판모밀, 미역, 마)에 파와 시치미토가라시를 먹는다.

2. 건더기를 많이 넣은 우동에 파와 시치미토가라시를 먹는다.

3. 피자 또는 파스타에 타바스코를 먹는다.

저녁 식사

술을 포함해 무엇이든 섭취가 가능하다.

고형물이 없는 당근·사과 주스는 시판되는 주스로도 좋지만, 가능하면 당근 2개와 사과 1개를 적당한 크기로 잘라 주서기(믹서기가 아니므로 주의)로 갈아 신선한 주스를 만들어 마시면 좋다. 만병의 예방·개선 효과를 기대할 수 있다.

당근·사과 주스 단식으로 건강하게

1979년, 내가 유학했던 스위스의 베너 병원*Benner Hospital*은 자연요법 치료로 유명한 병원이었다. 1897년에 설립된 이후 전 세계로부터 몰려오는 난치병과 희귀병 환자를 식사요법을 중심으로 한 자연요법을 통해 치료하였다. 그 중에서도 중심적인 식사요법은 당근 2개와 사과 1개로 만드는 생주스였다.

멕시코 티후아나 *Tijuana* 의 게르손 병원(Gerson Clinic), 영국 브리스틀의 암 헬프 센터(Cancer Help Centre)를 견학한 적도 있는데, 그곳에서도 당근·사과 주스가 암환자를 치료하는 데 사용되었다. 예부터 유럽의 자연요법 병원에서는 이 '당근·사과 주스'가 치료의 주역이었다.

1982년에 미국의 과학 아카데미가 내놓은 '암은 세금처럼 면할 수 없는 것이 아니다' 라는 발표 중에서도 암 예방에 가장 중요한 음식은 '당근' 이라고 명시되어 있다.

당근은 사람이 필요로 하고 있는 비타민류(약 30종), 미네랄류(약 100종)를 대부분 함유하고 있다. 또 영양 과잉(단백질, 지방, 당분이 지나치게 많음)이면서 동시에 영양실조(비타민류, 미네랄류의 부족)인 상태에서 발생하는 현대 문명병의 영양상 결함을 보충해 준다. 당근 안의 베타카로틴이 만병의 근원이라는 활성산소를 제거해 주기도 한다.

한의학적으로 말하면 색이 붉고 딱딱하며 흙 속에 숨어 있는 근채인 당근은 몸을 따뜻하게 하는 성질이 강하다. 따라서 체온이 내려가 각종 병에 걸려 있는 현대 일본인의 건강 증진식으로는 최적이다.

당근에 "하루 한 개의 사과는 의사를 멀리한다."(영국 속담)고 알려진 사과를 섞어 주스를 만들면 약효도 배가될 뿐 아니라 사과 특유의 새콤달콤한 맛에 의해 순한 고품격 주스가 만들어진다.

나는 이토(伊豆)에 당근·사과 주스만으로 단식하는 요양소를 20여 년 전에 설립해 지금까지 3만 명이 넘는 사람에게 주스 단식을 경험하게 했다. 주스 단식 후에는 모두 훌륭하게 건강을 되찾아 집으로 돌아

갔다. 일본의 전 수상과 후생성 장관 등 정·재계의 많은 분들이 이
주스 단식을 위해 찾아왔으며, 최근에는 의사들도 눈에 띈다. 50명
정도의 의사들이 주스 단식을 경험했으니 건강과 질병에 대한 서양
의학 의사들의 의식도 조금씩 바뀌어 갈 것이다.

생강홍차는 효과 뛰어난 건강 음료

흑사탕 또는 꿀벌을 넣은 홍차에 으깬 생강(또는 그 즙)을 넣으면
효과가 뛰어난 건강 음료가 된다.

생강은 우리가 사용하는 의료용 한방약 200종 중 75% 안에 포함되
며, 중국인은 3000년 전부터 그 효능을 상세히 알고 있었다. 또 최근
약리학에서 생강의 효능이 점차 밝혀지고 있는데 다음과 같은 약리
효과가 있다.

1. 체온 상승, 발한, 이뇨
2. 혈압을 내린다(저혈압은 올린다).
3. 혈전(생물체의 혈관 속에서 피가 굳어서 된 조그마한 핏덩이)을 녹
   인다.
4. 뇌의 혈류를 좋게 하여 '우울병'에 효과
5. 내이의 혈액순환을 좋게 하여 '현기증', '이명'에 효과
6. 식중독균을 죽인다.
7. 소화를 잘 되게 한다.

영어의 'ginger'를 사전에서 찾으면 '(명사) 생강, 매운 맛, 정력, 원기, 기운, 자극, (동사) 생강으로 자극하다, 활기를 돋우다, 격려하다' 로 나와 있다.

16세기 페스트가 유행하여 런던 시민의 3분의 1이 죽었을 때 생강을 애용하였던 사람들은 한 명도 죽지 않았다. 이 사실을 깨달은 당시의 왕 헨리 8세는 '영국인이 생강을 좀 더 먹도록 하라'고 명했다. 그래서 만들어진 것이 지금도 영국에 가면 볼 수 있는 인형 모양의 'ginger bread(생강빵)' 다.

40세 이전의 사람이나 건강한 사람, 비만이나 '고' 자가 붙은 병이 심하지 않은 사람의 아침 식사는 생강홍차 1~2잔으로 충분하다. 그러나 40세를 넘어 각종 컨디션이 좋지 못하거나 병을 앓고 있는 사람은 '당근·사과 주스' 와 '생강홍차' 를 각각 1~2잔씩 마시면 대부분 거짓말처럼 컨디션이 좋아진다. 부디 시험해 보기를 바란다.

Chapter 3

자신의 기호에 맞추어 먹는다

본능적인 기호에 따른다

'염분은 가능한 배제할 것', '야채나 신 것은 충분히 먹을 것' 이라고 지도받는 경우가 많다. 그러나 염분을 좋아하고 야채나 신 것을 싫어하는 사람도 있으며 그와 반대인 사람도 있다. 이러한 기호는 본능적인 것이므로, 그 기호에 따라 먹는 것이 몸에는 가장 좋다.

감기를 앓는 사람에게 갈근탕을 복용하도록 하면 '맛있다' 고 하지만, 그 사람이 감기가 나은 후에 마시도록 하면 '맛없다' 고 하는 경우가 많다.

한의학에서는 어깨결림, 두통, 현기증, 충혈, 생리불순, 생리통 등 여성 특유의 부정수소(부정형 신체증후군)에 한방약을 처방할 때 피부색이 희고 포동포동한 사람에게는 '당귀작약산(當歸芍藥散)'을, 체력이 중간 정도인 사람에게는 '계지복령환'을, 체력이 충분한 사람에게는 '도핵승기탕'으로 처방을 내린다. 문진[19]이나 시진에서 거의 어떤 약을 처방할 것인지 알 수 있다.

그러나 문진이나 시진, 촉진을 해도 처방약을 알 수 없는 경우에는 세 가지 약을 환자에게 조금씩 맛보게 하면 된다. 환자가 '맛있다'고 하는 약이 반드시 효과가 있다.

이렇듯 우리의 혀는 지금 몸이 필요로 하고 있는 것을 '맛있다'고 느낀다. 따라서 공복일 때는 무엇을 먹어도 몸에 유익해지므로, Hunger is the best sauce(공복이 가장 좋은 조미료이다, 즉 공복에 맛없는 것이 없다)라는 영어 속담이나 '시장이 반찬이다'는 한국 속담도 있는 것이다.

양성 체질, 음성 체질, 중성 체질

서양의학에는 없지만 한방에서는 엄연히 구별하고 있는 것이 '체질'이다. 간단히 말하면 몸이 따뜻한 양성 체질, 차가운 성질의 음성 체질, 어느 쪽도 아닌 중성 체질로 나뉜다. 모두가 음과 양으로 나뉘어져 있다는 이 음양론은 인간의 체질뿐 아니라 우주의 삼라만상에

19 문진 : 의사가 환자에게 환자와 가족의 병력과 발병 시기 등을 묻는 일

다 해당된다.

태양·여름·낮 등은 '양'에 속하여 열·건조함·수축하는 성질을 가지며, 달·겨울·밤은 '음'에 속하여 차가움·습함·확장의 성질을 띤다. 붉은색·검정색·주황색은 '양'의 색이고 푸른색·흰색·녹색은 '음'의 색이다.

'양'의 체질은 '땅딸막하고, 포동포동한 근육질의 체격이며, 얼굴이 붉은 고혈압의 아저씨'로 대표된다. 반대로 '피부가 희고, 몸이 가늘거나 살이 무르고 퉁퉁하며, 차가운 성격에 저혈압인 사람'은 '음'의 체질이다.

양성 체질인 사람은 열 과잉·영양 과잉의 경향이 있으며, 그것이 지나치면 고혈압·뇌졸중·심근경색·유럽형 폐암·대장암·당뇨병·통풍 등의 양성 질병이 되기 쉽다. 반면 음성 체질인 사람은 체열과 에너지가 부족하며 면역력도 낮으므로 저혈압·빈혈·알레르기·통증이 있는 질병, 우울병을 비롯한 정신 질환에 걸리기 쉽다.

양성 체질인 사람이 생야채·샐러드·남방산 과일·맥주 등의 음성 식품을 좋아하고, 음성 체질인 사람이 붉은 살 고기·소금 절임·생선 조림·으깬 것·일본술 등을 좋아하는 경향이 있는 것은 당연하다. 따라서 양성 체질인 사람은 몸의 열을 내리는 음성 음식을, 음성 체질인 사람은 몸을 따뜻하게 하는 양성 음식을 중심으로 먹으면 건강이 좋아지고 병이 낫는 원동력이 된다.

반면 음성 체질인 사람이 몸을 차갑게 하는 음성 식품을 먹거나, 양성 체질인 사람이 몸을 따뜻하게 하는 양성 식품을 섭취하면 건강에 나쁘고 병이 악화된다.

중성 음식은 인류가 주식으로 먹어 온 현미, 현맥, 옥수수, 감자, 메밀국수 등 누런색 내지 옅은 갈색의 음식이다. 음과 양 어느 쪽 체질인 사람이 먹더라도 건강을 증진시킬 뿐 건강을 해치지는 않는다.

	양성	중성	음성
우주	태양, 여름, 낮		달, 겨울, 밤
색깔	붉은색, 검정색, 주황색, 누런색	다른 색에 누런색이 더해진 색깔	푸른색, 흰색, 녹색, 쪽빛
체질	• 남성, 특히 대머리 • 더위를 심하게 탐, 혈압이 높음 • 근력이 있고 활발 • 변비가 잦음	어느 쪽도 아니다	• 여성, 남성 모두 백발 • 냉증, 저혈압, 설사 (또는 변비) • 체력이 없다, 아침 허약형, 밤 늦도록 자지 않음
걸리기 쉬운 질병	• 고혈압, 뇌졸중 • 심근경색, 변비 • 유럽형 암 (폐, 대장 등) • 당뇨병, 통풍		• 저혈압, 빈혈, 위염, 위궤양, 위암 • 알레르기, 류머티즘, 통증이 있는 질병 • 우울병, 정신병, 자살, 부종 • 교원병, 바제도병
음식	• 북방산, 딱딱함 • 붉은색, 검정색, 주황색, 누런색의 것 • 소금, 된장, 간장, 명란젓 • 근채(우엉, 당근, 연근, 생강, 참마) • 검은빛을 띠는 것(홍차, 해조, 팥, 검정팥) • 일본술, 적포도주, 매실주, 뜨거운 물로 희석한 위스키	• 누런색의 것(현미,현맥,흑빵,옥수수,마,콩) • 북방산 과일(사과, 포도, 버찌, 프룬)	• 남방산, 부드럽고 물기 있는 것 • 푸른색, 흰색, 녹색의 것 • 물, 식초, 우유, 맥주, 위스키, 콜라, 주스 • 남방산(바나나, 파인애플, 귤, 레몬, 멜론, 토마토, 오이, 수박, 카레, 커피, 녹차) • 흰 것(흰설탕, 흰빵, 화학조미료, 화학약품) • 엽채류

음성·양성 체질의 모든 사물과 현상

양성 식품과 음성 식품을 구분하는 방법

양성, 음성의 음식을 하나하나 짚어내는 것은 번거로운 일이지만, 어떤 법칙을 깨달으면 간단하게 판단할 수 있다. 아래 표처럼 생각하면 간단하다.

	양성식품	중성식품	음성식품
색	붉은색, 주황색, 검정색	누런색~옅은 갈색	푸른색, 흰색, 녹색
산지	온대~한대	온대	열대~아열대
굳기	수분이 적어 딱딱하다	중간	수분이 많아 부드럽다
맛	짜고 맵다	·	시큼하다
대표적인 음식	홍차, 코코아, 일본술, 적포도주, 소금, 절임, 일본된장, 간장, 파, 양파, 팥, 검정참깨, 근채류, 고기, 계란, 치즈, 어패류 등	사과, 버찌, 포도, 프룬, 현미, 콩, 감자류 등	물, 식초 우유, 맥주, 콜라, 주스, 커피, 녹차, 바나나, 파인애플, 망고, 엽채, 수박 등

| 표4. 양성 식품, 중성 식품, 음성 식품의 구분 방법 |

그러나 색이 짙어도 커피, 토마토는 몸을 차갑게 하는 음성 식품이다. 왜냐하면 커피는 에티오피아, 토마토는 남미에서 난 남방산이기 때문이다. 색보다 산지가 우선인 셈이다.

음성 체질인 사람이 음성 식품을 먹고 싶을 때는 소금을 더하거나 열을 가하면 된다.

우유(흰색, 음성) ——열——▶ 치즈(누런색, 양성)

배추·무(흰색, 음성) ——소금·압력——▶ 절인 것(누런색, 양성)

녹차(녹색, 음성) ——열·발효——▶ 홍차(붉은색, 양성)

토마토·오이·수박(음성) ——소금——▶ 맛있어진다

반대로 양성 체질인 사람이 음성 식품을 섭취하고 싶을 때는 식초를 풍부하게 사용하거나 생야채를 많이 곁들이면 좋다. 양의 대표 식품이 소금(Nacl)이고, '음'의 대표 식품이 식초이다. 옛날에는 매실주를 오래 두어 매실초를 만들었다. 따라서 '소금'과 '식초', 즉 '양'과 '음'이 균형을 이룬 상태(중성)를 알맞은 '간(일본어에서 소금과 매실초를 가리키는 말에서 발생한 단어-옮긴이)'이라고 하는 것이다. 이처럼 체질도 음양이 반반일 때 건강해진다.

체질 구분에 관해서는 다음 페이지의 표5에서 스스로 체크해 보면 된다. 대부분의 사람이 음성 체질이다. 왜냐하면 현대 일본인은 50년 전에 비해 체온이 1도나 저하되어 있기 때문이다. 따라서 면역력도 저하되어 암을 비롯한 자가 면역성 질환 등 각종 면역 이상의 질병이 만연하게 되었다.

	양성체질	중성체질	음성체질
1. 키	중간~낮음	어느 쪽도 아님	장신
2. 살집	단단하게 살이 찜	어느 쪽도 아님	부드럽다
3. 자세	등이 휨	연령에 따라 변함	새우등
4. 얼굴형	둥근 얼굴	어느 쪽도 아님	갸름하다
5. 머리털	대머리	어느 쪽도 아님	많다 (나이를 먹으면 백발)
6. 목	굵고 짧은	어느 쪽도 아님	가늘고 길다
7. 눈	가늘고 외꺼풀	쌍꺼풀이지만 가늘거나 외꺼풀이면서 크다	크고 쌍꺼풀
8. 피부색	붉은색~갈색	희지도 검지도 않다	흰색~푸른색
9. 목소리	굵고 울려 퍼진다	어느 쪽도 아님	작고 쉰 목소리
10. 말투	빠르고 공격적	어느 쪽도 아님	천천히, 부드럽다
11. 행동	빠르고 힘차다	어느 쪽도 아님	여유롭고 침착
12. 성격	적극적, 자신만만, 낙천적, 밝다	어느 쪽도 아님	소극적, 어두움, 비관적
13. 체온	높다	36.5도 전후	낮다
14. 맥박	강하다	중간 정도	약하다
15. 혈압	높다	정상 범위 내	낮다
16. 식욕	대체로 있다	보통	별로없다
17. 대변	굵고 딱딱하다	보통	부드럽거나 가늘고 변비 기미
18. 소변	질다	누런색	묽고 투명에 가깝다
19. 소변횟수	하루에 5~6회	하루에 7회 전후	8회 이상, 4회 이하

표5. 체질 구분 방법

1~19 항목 가운데 자신에게 해당되는 것에 ○표를 하세요.
각 항목에 대해 양성 1항목을 (+1)점, 음성 1항목을 (-1)점, 중성은 0점으로 계산하여 자신의 체질을 판단해 보세요.
(-11)점 이하 – 강음성
(-10)~(-6)점 – 음성
(-5)~(+5)점 – 중성
6~10점 – 양성
11점 이상 – 강양성

현대인은 양성 식품과 중성 식품을 먹는다

체온 저하는 몸속의 영양소나 노폐물의 연소·배설을 저하시켜 타다 남은 당이나 지방, 요산 등에 의해 고혈당(당뇨병), 고지혈증(→지방간, 동맥경화, 비만), 고요산혈증(통풍)을 발생시킨다.

암세포가 35도에서 가장 많이 증식하고 39.6도 이상에서 사멸하는 것을 보면 암도 '냉기'와 크게 관계있는 병이다. 체중의 200분의 1밖에 되지 않지만 체온의 9분의 1을 생산하는 심장이나, 적혈구가 모여 있어 체온이 높으며 소화·흡수를 위해 항상 심하게 연동운동중인 소장에는 암이 잘 발생하지 않는다.

반대로 속이 빈 구조로 되어 있고, 세포가 적으며, 체온보다 온도가 낮은 외부와 통하고 있는 위·식도·대장·자궁·난소 등의 장기는 기온이 낮아 암이 발생하기 쉽다. 유방암은 여성호르몬 과잉이 원인으로 알려져 있지만, 유방이 몸통에서 돌출해 있어 체온이 낮다는 점도 하나의 암 발생 요인이 된다고 생각한다. 유방이 크든 작든 그것을 유지하고 있는 혈관의 수는 같으므로, 유방의 크기가 클수록 차가워지기 쉬워진다.

그러므로 현대 일본인은 양성 식품과 중성 식품을 중심으로 먹는 것이 중요하다는 결론이 나온다. 그러나 음성 체질인 사람이라도 운동이나 산책, 목욕, 사우나, 암반욕을 한 뒤에는 체온이 올라가 양성이 된다. 그래서 맥주·신 음식·우유·생야채·청량음료 등의 음성 식품을 먹고 싶어지며, 먹어도 괜찮다. 반대로 양성 체질인 사람도 운동을 하지 않은 날은 몸이 차가우므로 저녁 식사에는 뜨거운 일본 술을 마시면 맛있다고 느낀다. 이런 현상이야말로 본능에 의한 것으로, 인간은 본능이 원하는 대로 먹으면 된다. 그러면 건강해지는 것이다.

'이시하라식 기본 식사'를 실행한 사람들이 계속해서 전해오는 기쁜 소식

아침은 당근·사과 주스 또는 생강홍차, 낮에는 메밀국수, 저녁에는 술을 포함하여 무엇이든 가능한 '이시하라식 기본 식사'를 실행하고 있는 사람들에게서 각종 기쁜 소식이 들려온다.

불과 6개월 만에 체중을 25kg 감량하여 허리둘레가 22cm 줄어들고 콜레스테롤, 중성지방, 혈압이 내려갔다는 모 유명 회사의 사장.

혈당의 2~3개월 평균을 나타내는 HbA1c(정상 3.5~5.8)이 15.0이나 되었던 24세의 남성이 기본 식사만으로 단 4개월 만에 HbA1c=5.7로 된 경우(HbA1c=8, 9, 10 정도의 값이 되면 당뇨병이 무척 악화되어 있는 상태다. 경구 당뇨병약이나 인슐린 주사 치료가 실시된다.).

전립선암의 뼈 전이로 방사선 요법을 받고 있던 90세 노인이 혈변(방사선에 의한 장염)으로 괴로워하다가 방사선을 중지하고 '기본 식사'를 실행했다. 그러자 뼈 전이가 없어지고 현재 건강하게 활동하고 있다.

혈당치(110mg/dL 이하가 정상)가 450mg/dL, 중성지방(150mg/dL 이하가 정상)이 800mg/dL이고 확장형 심근증에 심부전을 앓던 한 남성 경영자는 기본 식사를 하여 80kg에서 65kg으로 감량하는 데 성공했으며 모든 수치와 증상이 좋아졌다.

혈소판 감소성 자반병이나 궤양성대장염 등을 앓던 사람, 면역 질환, 화상을 입은 것 같은 온몸의 발적·부종·염증을 동반한 아토피를 가진 사람이 쾌유한 예 등등 일일이 열거하기 힘들 정도로 많다. 이러한 질병은 모두 '과식', '냉기', '비타민, 미네랄 부족' 이 원인이 되어 일어나는데, 이런 원인들이 '기본 식사' 로 시정되면서 병이 자연히 낫게 된 것이다.

서양의학은 질병의 원인을 장기 수준→세포 수준→세포핵 속의 유전자 수준으로 지나치게 깊이 세분화한다. '나무는 보되 숲을 보지 못하는' 상태에 빠져 있는 것 같다. 그러나 건강한 사람은 절대 병에 걸리지 않으며 '건강해지면 병은 반드시 낫는다' 는 단순한 진리를 깨달으면 병을 두려워할 필요가 없다.

영어로 건강은 Health, '-th' 는 명사를 만드는 어미이므로 Health 의 원어는 'Heal' 이다. Heal은 '치료하다, 고치다' 라는 의미다. 영어 단어에도 '건강해지면 병은 낫는다' 는 사실이 정확히 증명되고 있는 것이다.

300만 년의 역사 중 299만 9900년 이상을 '공복' 으로 살아온 인류는 공복일 때 위 안에서 '그렐린*Ghrelin*' 이라는 기아 호르몬을 분비하여 공복을 견뎌 왔다. 이 그렐린이 분비되면 뇌 안의 기억중추인 해마의 혈액 순환이 증가해 뇌의 활동이 좋아진다는 사실도 알려져 있다. 즉, 인류는 공복으로 인해 물건을 만들고, 기술을 연구하며, 뛰어난 지혜를 갈고 닦아 오늘의 번영을 이루었다고 해도 과언이 아니다. 게다가 공복일 때는 백혈구의 활동, 즉 면역력도 높아진다.

따라서 '하루 1회, 공복 시간을 만든다'는 것은 건강 증진을 비롯하여 지능을 높이거나 치매를 예방하는 등의 지적 생활에도 중요하다. '배가 고프다'는 생각이 들 때는 '지금 면역력이 높아지고 있다, 병을 예방하고 있다, 병이 낫고 있다, 치매를 예방하고 있다, 그러니 다행이다.'라고 생각하면 좋을 것이다.

배가 많이 고플 때는 흑사탕을 넣은 생강홍차를 마시거나 약간의 흑사탕, 흑조청, 초콜릿 등을 먹어 혈당을 높이면 공복감이 말끔히 사라질 것이다.

Chapter 4

나의 소식 생활

나의 1주일

여러분에게 '소식'을 권하면 '구체적으로 어떻게 실행하지?' 하고 고민하는 독자도 있을 것이다. 그러므로 나의 소식 생활을 소개하겠다.

나는 46세까지 아침에 당근·사과 주스 2잔, 점심은 마 메밀국수, 저녁은 맥주와 일본 술을 마시고 일식 중심의 식사를 계속했다. 그러나 매일 약 4km의 조깅을 했음에도 46세가 넘어서자 살이 조금 쪘다.

그 무렵 내가 주장하는 건강법이 매스컴의 주목을 받게 되었다.

그래서 도쿄에 있는 날은 진찰을 하지 않고 정오부터 오후 1시까지 여러 잡지나 신문의 인터뷰에 응하게 되었고, 점심시간이 없어져 버렸다. 지금은 인터뷰하는 기자와 함께 생강홍차에 흑사탕을 넣어 1~2잔 마시는 것으로 점심을 해결하고 있다.

나의 1주일 스케줄은 대개 다음과 같다. 일요일과 월요일, 목요일은 이토의 요양소에서 요양자들에게 강연을 하거나 건강 상담을 받는다. 화요일과 수요일, 금요일, 토요일은 이토의 집에서 승용차를 타고 이도역(伊東驛)으로 간 다음 이도역에서 아타미(熱海)까지 재래선, 아타미에서 도쿄까지는 신칸센, 도쿄역에서 클리닉까지 택시를 타고 약 2시간 반에 걸쳐 출근한다. 신칸센을 타고 돌아오는 시간은 원고나 교정쇄를 체크하고 독서를 하는 중요한 시간이다.

집에 돌아오면 약 4km의 조깅을 한다. 주 2, 3회 정도로 하루 종일 이토에 머무르는 날에는 저녁 무렵에 웨이트 트레이닝도 하고 있다. 나는 학생 시절 규슈 학생 파워리프팅 경량급에서 우승했을 때와 같은 강도의 트레이닝(벤치 프레스*bench press* 100kg, 스쿼트*squat* 150kg 정도)을 지금도 자유로이 할 수 있다.

고형물은 저녁식사 때만, 바빠지면 식사를 절반으로

이처럼 운동을 규칙적으로 하고, 식사는 저녁에만 고형물을 먹는다. 또한 극단적으로 편식을 한다. 고기는 싫어하기 때문에 먹지 않는다. '계란은 완전 영양식품'이라면서 환자에게는 권하지만, 나는 그 끈적거림이 싫어 먹지 않는다. 또한 우유를 마시면 설사를 하기 때문에 40년간 마시지 않고 있다. 생선도 연어 외에는 먹지 않는다.

그럼 도대체 무엇을 먹는다는 걸까? 하고 의아해 하는 독자도 있을 것이다. 나의 일반적인 식사는 다음과 같다.

새우, 게, 오징어, 낙지, 조개 가운데 한두 가지를 회로 먹거나 볶거나 삶아 먹는다. 그리고 밥에 된장 국물, 낫토(청국장으로 대체 가능), 두부 정도를 함께 먹는다. 또 맥주와 소주, 일본 술을 매일 마신다. 낮에 배가 약간 고플 때는 초콜릿이나 쿠키, 가린토(花林糖 : 밀가루에 설탕을 섞은 반죽을 적당한 크기로 썰어 기름에 튀겨 설탕을 뿌린 것-옮긴이)를 먹기도 한다.

키 162cm의 작은 몸이지만 이런 식생활을 통해 58세인 오늘날까지 몸무게 63kg, 가슴둘레 100cm 정도로 근육질의 몸을 유지하고 있다. 노안도 없고, 최근 5년 정도 측정하지 않았지만 혈압도 분명히 정상일 것이다. 동료 의사들로부터 검진을 권유받고 있지만 아직 한 번도 받지 않았다. 60세가 되면 받아 보려고 한다.

앞에서 언급했던 기본적인 일 외에도 전국에서의 강연이 연 30~ 40회, 텔레비전·라디오 출연이 연 20~30회, 단행본 집필이 연 10~ 20권 정도로 바쁜 생활을 하고 있다. 그래도 최근 30년 동안 병 때문에 쉰 경우는 한 번도 없다. 화학약품도 전혀 복용하지 않는다.

때때로 더 바빠질 때가 있다. 그럴 때는 식사량을 더 줄이고, 조금 피로해도 조깅이나 웨이트트레이닝 같은 운동을 반드시 한다. 바쁘다고 배불리 먹고 운동을 하지 않으면 노폐물과 잉여물이 몸에 남아 피로해진다. 그러면 빽빽한 스케줄을 감당하기가 오히려 힘들어진다.

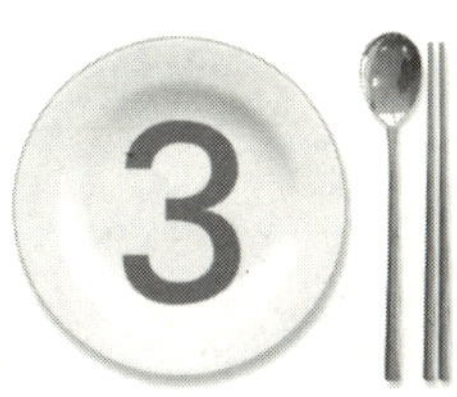

증상별 효과빠른 자연요법 & 레시피

- 감기, 복통, 두통, 아토피
- 고혈압, 저혈압, 당뇨병, 변비
- 갱년기 장애, 빈혈, 어깨 결림, 눈의 피로

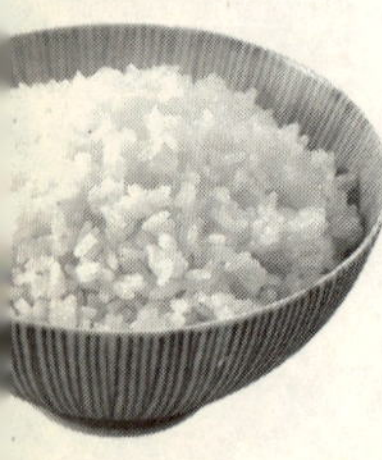

잘 먹으면 병에 걸리지 않는다. 병에 걸렸을 때도 잘 먹어서 나을 수 있다.
지금 병을 앓고 있다면 좋은 음식을 찾아 먹어라.
음식은 당신의 혀를 즐겁게 하며 부작용도 남기지 않는다.

Chapter 1

감기, 복통, 두통, 아토피

감기, 유행성감기, 기관지염

감기나 유행성감기는 바이러스가 원인이다. 서양의학에도 특효약은 없다. 감기를 영어로는 'cold'라고 하며 일본어로는 '간보(寒冒)'라고도 부른다. 이처럼 감기에는 '냉기'가 큰 원인이 되는 것이 분명하다. 체온이 1도 상승하면 면역력은 5~6배가 증가한다.

운동이나 목욕을 할 때 땀이 나는 것은 체온이 1도 상승하고 있음을 나타내는 것이다. 따라서 면역력을 높이려면 땀을 내는 것이 좋다.

효과 빠른 자연요법 & 레시피

다음 가운데 할 수 있는 것을 한두 가지 정도 실행하면 좋다.

1. 뜨거운 된장국에 파를 듬뿍 넣어 마시고 바로 잠자리에 든다.

2. 아침 식사 대신 다음의 주스를 마신다. 공복일 때는 하루 2~3회
   로 나누어 마셔도 좋다.

재　　료　딸기 100g→70mL, 무 100g→80mL
　　　　　당근 2개(약 400g)→240mL, 사과 1개(약 250g)→200mL
　　　　　합계 약 590mL(컵으로 3잔 가득)

만드는 법　각 재료를 잘 씻고 껍질째 주서에 넣어 만든다. 사과는 심과 씨도
　　　　　넣어 만든 후 바로 마신다. 만들어 둘 때는 레몬즙을 넣어 유리잔
　　　　　에 랩을 씌워 둔다.

3. 생강홍차 (49페이지)나 생강탕 (49페이지)을 하루 2~4잔 마신다.

4. 매실장아찌 2개를 검게 구워 뜨거운 차와 함께 먹는다.

5. 무국을 하루 2~3회 마신다.

6. 식욕이 있는 경우 현미죽, 따뜻한 메밀국수, 배 에이드(특히 목의
   통증이 있는 사람)를 먹는다.

무국

재　　료　강판에 간 무와 생강즙, 간장, 칡녹말[20]

만드는 법　1. 강판에 간 무와 생강즙, 간장을 기호에 따라 양을 정해 넣는다.

---

20 칡녹말 : 칡 뿌리를 잣찧어 물에 담근 뒤 가라앉은 앙금을 말린 가루. 갈분이라고도 함.

2. 냄비에 물 2컵을 붓고 칡녹말 25g을 잘 녹여 가열하면서 나무
주걱으로 투명해질 때까지 정성껏 섞는다.

3. 2를 1에 넣고 섞어 뜨거울 때 마신다.

현미죽

재   료   현미죽, 계란노른자(유정란), 부추, 파, 매실장아찌, 간장

만드는 법   뜨거운 현미죽에 계란노른자, 부추 썬 것과 파, 매실장아찌를 얹어
먹는다. 기호에 따라 간장을 넣는다.

재료 효능   **계란노른자**—자양강장, 몸을 따뜻하게 한다.

따뜻한 메밀국수

재   료   메밀국수, 미나리, 대파, 무, 장국, 가다랑어포

만드는 법   1. 면을 부드러워질 때까지 삶는다.

2. 미나리와 대파를 잘게 썰고 무는 강판에 간다.

3. 따뜻한 장국에 메밀국수를 넣고 미나리와 대파, 강판에 간 무,
가다랑어포를 얹은 후 이치미(一味 : 고추만을 가늘게 빻은 향신료. 이치미
토가라시의 준말—옮긴이 주) 혹은 시치미를 듬뿍 끼얹어 먹는다.

배 에이드

재   료   배 1조각, 생강 1조각, 레몬(임의 추가)

만드는 법   1. 배 1조각과 생강 1조각을 껍질째로 주서기에 넣어 주스를 만든다.

2. 냄비나 전자레인지로 데운 후 레몬즙을 넣어 마신다.

재료 효능   **배**—목의 통증을 없애 주고 몸의 열을 내려 거담을 촉진한다. 피로
를 회복시키며 기관지염에 효과가 있다.

레몬—비타민 C가 많아 감기와 피로 회복에 효과가 있다.

복통, 위통, 설사

복통의 원인으로 급성충수염이나 췌장염, 위·십이지장궤양, 복막염, 장폐색, 난소의 질병 등 뚜렷한 질병이 존재하는 경우는 즉시 병원에 가서 진료를 받아야 한다. 그러나 분명한 병명도 없으면서 만성적으로 되풀이되는 복통은 '가스'에 의한 가스 산통(疝痛)이거나 '냉기'에 의한 복통이므로 장의 연동을 촉진해 줄 필요가 있다.

효과 빠른 자연요법 & 레시피

다음 가운데 가능한 것을 한두 가지 실행하면 좋다.

1. 우메쇼반차(48페이지)를 하루 2~4회 적절하게 음용한다.

2. 뜨거운 일본 된장국에 파나 생강을 썰어 넣어 마신다.

3. 천연소금을 구워 자루에 넣고 배꼽 주위에 대어 따뜻하게 한다.

4. 위통에는 다음의 주스를 하루 3, 4회 마신다.

재　　료　　양배추 250g→약 180mL(1컵)

만드는 법　　양배추를 잘 씻은 다음 주서기에 갈아 만든다.

5. 식욕이 있는 사람은 낫토즙, 쑥죽을 먹는다.

낫토즙

재　　료　낫토(청국장으로 대체 가능), 청파, 참마, 무, 일본 된장

만드는 법　1. 낫토를 식칼로 잘게 썰어서 사발에 넣고 나무 막대로 잘 으깬다.
2. 청파는 잘게 썰고 참마는 껍질을 벗겨 으깬다.
3. 무를 길게 잘라 된장국을 만들며, 낫토를 넣고 섞은 뒤 불을 끈다.
4. 그릇에 넣고 참마, 파를 얹는다.

재료 효능　**청파**—보온·발한, 강장·강정, 이뇨를 촉진하고 위장을 따뜻하게 한다.
참마—뮤신이라는 미끈미끈한 성분이 위장의 컨디션을 조절하고 소화를 촉진해 만성설사를 개선하는 데 효과가 있다.
무—건위 작용이 있으며 식중독이나 숙취에 효과적이다. 소화 촉진(위통, 체증)에 효과가 있다.

쑥죽

재　　료　쑥(날것 또는 건조시킨 것), 매실장아찌, 밥, 천연소금, 다시마

만드는 법　1. 쑥을 다듬어 물에 씻고 가늘게 썬다. 건조시킨 쑥은 1시간 이상 물에 적신 뒤 사용한다.
2. 냄비에 물과 다시마, 밥을 넣고 불에 얹어 끓으면 다시마를 건져내고 밥이 풀어질 때까지 익힌다.
3. 쑥과 살짝 으깬 매실장아찌를 넣고 소금으로 간을 한다.

재료 효능　**쑥**—위통이나 생리통 등 온갖 통증을 가라앉히고 위장의 기능을 조절한다.
매실장아찌—소화 촉진, 피로 회복, 식욕 증진, 살균 작용이 있다.

두통

두통에 효과를 보여주는 서양의학의 두통약은 진통제다. 진통제는 '통증'의 고통을 일시적으로 없애 준다. 그러나 근본 치료약이 아니라 표면적인 치료일 뿐이다.

한방에서는 목덜미가 결리고 이유 없이 한기가 들 때 몸을 따뜻하게 하는 갈근탕이 두통에 효과가 있다. 증상이 더 심해서 구토(위액이라는 수분을 토함)가 날 것 같은 편두통이라면 이뇨를 촉진하여 몸속에 있는 여분의 수분을 배설하게 만드는 오령산[21]이나 영계출감탕[22]이 효과가 있다. 두통의 통증이란 두통에만 국한되는 것이 아니라 '냉기'와 '수독', 즉 수분 과잉'에서 온다는 것이 한방의학적인 견해이다.

효과 빠른 자연요법 & 레시피

다음 중 가능한 것을 한두 가지 실행하면 좋다.

1. 생강탕(49페이지)에 칡녹말 3g을 넣어서 마신다.

2. 파를 잘게 다져서 일본 된장과 반반 정도 섞는다. 이것을 사발에 넣고 뜨거운 물을 부어 마신 후 잔다.

3. 양파 반개를 잘게 다져서 계란노른자 1개(유정란)와 함께 컵에 넣고 잘 젓는다. 그 위에 간장과 고추를 넣은 것을 뜨거운 밥에 섞어

---

21 **오령산** : 한의학에서 다섯가지 약재로 만드는 탕약. 가슴이 답답하거나 입 안이 마르고 갈증이 나거나 오줌이 잘 나오지 않는 증상에 쓴다.

22 **영계출감탕** : 계수나무의 가는 가지 등으로 만든 한방약.

먹는다.

4. 식욕이 있는 사람의 경우 시금치를 넣은 칡뿌리떡을 먹는다.

시금치를 넣은 칡뿌리떡

재 료   시금치, 칡녹말, 흑사탕(가루)

만드는 법   1. 냄비에 물을 끓이고 시금치 두 다발을 데친다. 그 다음 찬물을
부어 더껑이[23]를 걷어내고 뿌리를 잘라낸 다음 작게 자른다.
2. 칡녹말 50g과 물 1컵을 나무 주걱으로 섞어서 녹이고 흑사탕
80g을 더하여 더 섞어 준다. 냄비로 옮긴 후 가열하여 탄력이 생기
고 투명해질 때까지 나무 주걱으로 젓는다. 투명해지면 불에서 내
려 뜨거울 때 시금치를 넣어 잘 섞는다.
3. 큰 스푼을 물에 적셔 내용물을 랩에 한입 크기씩 얹는다. 삼베
행주에 싸서 입구를 고무 밴드로 묶은 다음 얼음물에 띄워 차게 식
힌다. 적당히 식으면 랩을 벗기고 그릇에 담는다.

재료 효능   **칡녹말**-몸을 따뜻하게 하고 발한을 촉진하여 어혈이나 몸속의 노
폐물을 없애 준다. 한방의 두통약인 갈근탕의 주성분.

아토피, 습진, 알레르기

아토피, 습진, 두드러기, 천식 등의 알레르기 증상은 서양의학적으
로는 알레르겐(음식, 진드기, 집 안의 먼지 등등)이 몸속에 침입해 항원
항체 반응을 일으키고, 항원·항체 복합물이 마스트세포를 자극해
히스타민이 떨어져 나가면서 일어난다고 판단한다.

23 **더껑이** : 걸쭉한 액체의 거죽에 엉겨 굳거나 말라서 생긴 꺼풀

그러나 한의학에서는 피부병이 혈액 속의 노폐물과 수분이 피부를 통해 배설되어 혈액을 정화하려고 하는 반응이라고 생각한다. 천식이나 비염 등의 알레르기 증상도 몸속에 있는 여분의 수분(수독)을 배설하고 있는 현상이라고 파악한다. 따라서 피부병과 알레르기 질환을 개선하기 위해서는 과식을 삼가고 걷기를 비롯한 운동과 목욕, 사우나로 땀내기, 이뇨의 촉진 등이 필요하다.

효과 빠른 자연요법 & 레시피

다음 중에서 가능한 것을 한두 가지 실행하면 좋다.

1. 표고 약 10g을 달여 두었다가 하루 3회 데워서 복용하면 발진을 촉진하여 피부병의 치유를 돕는다.

2. 해독 작용, 피부 미용 효과가 강한 율무를 밥에 섞어 먹거나 율무차를 즐겨 마신다.

3. 평소의 식사에는 몸을 따뜻하게 하고 발한을 촉진하는 부추, 당근, 파, 양파 등의 알리움(Allium) 속 야채, 우엉·셀러리, 소금, 일본 된장, 생강, 후추 등 몸을 따뜻하게 하는 재료를 많이 사용하여 조리하도록 한다.

4. 아침 식사 대신 다음의 주스를 마신다. 공복일 때 하루 2~3회로 나누어 마시면 좋다.

재　　료　　오이 100g→80mL, 당근 2개(약 400g)→240mL
우엉 100g→60mL, 셀러리 100g→70mL, 합계 약 450mL(2컵 반)

만드는법 각 재료를 잘 씻고 껍질째 주서기에 넣어 만든다. 가능하면 만들자
마자 바로 마신다. 만들어 둘 때는 레몬즙을 넣어 유리잔에 랩을
씌워 둔다.

미나리 만두

재   료 부추, 당근, 파, 미나리, 양배추, 표고, 생강, 간 돼지고기, 된장, 만두
피 1세트, 참기름, 홍화오일(Safflower Oil, 홍화씨에서 추출하는 오일),
천연소금, 후추

만드는법 1. 양배추 3조각을 랩으로 싸서 전자레인지로 가열하고, 잘게 썬
다음 물기를 없앤다. 부추·미나리 각 반 다발, 당근과 생강 각 1조
각, 표고 3장, 파 1개를 잘게 썬다.
2. 큰 그릇에 간 돼지고기 150g과 1, 된장 1작은술, 참기름 1작
은술, 소금과 후추 각각 약간을 넣고 끈적일 때까지 잘 섞는다.
만두피로 재료를 싼다.
3. 프라이팬에 홍화오일을 붓고 달구어지면 만두를 얹는다. 30초
가량 중불에서 굽다가 뜨거운 물을 만두의 절반 높이까지 붓고,
불을 약하게 줄인 다음 뚜껑을 덮은 채 3분 둔다. 만두피가 투명
해지면 물을 버리고 참기름 1큰술을 넣어 바닥이 바삭해질 때까
지 굽는다.
4. 기호에 따라 식초, 간장, 고추기름으로 만든 소스에 찍어 먹는다.

따뜻한 메밀국수

재   료 익힌 율무 50g, 표고, 송이, 팽이버섯, 나도팽나무버섯, 매실장아
찌, 가다랑어포, 술, 간장
• 율무는 조금씩 사용하면 귀찮으니 1자루(약 500g) 모두를 잘 씻고
하룻밤 물에 불려 다음날 물에 끓이면 30분 정도 만에 익는다. 익
은 '율무'는 10등분해 조금씩 냉동고에 보존한다.

만드는 법

1. 표고, 송이, 팽이버섯은 머리를 떼어낸 후 한입 크기로 하고, 표고는 가늘게 자른다. 나도팽나무버섯은 그대로 사용한다.
2. 냄비에 1과 율무와 술 2큰술, 간장 조금을 넣고 뚜껑을 덮은 채 익힌다.
3. 매실장아찌 1개의 씨를 제거하고 잘 으깨어 2와 섞는다.
4. 간장 조금으로 맛을 내고 가다랑어포를 끼얹는다.

Chapter 2

고혈압, 저혈압, 당뇨병, 변비

고혈압

고혈압의 원인으로서 염분 과잉이 지적되고 있다. 염분은 주위의 수분을 끌어당겨 혈액 속의 수분을 늘려서 혈액량이 많아지게 한다. 그 결과 혈액을 순환시키는 심장이 여분의 힘을 필요로 하기 때문에 혈압이 상승한다. 따라서 이전에는 혈압 강하제로서 이뇨제가 자주 이용되었다.

또한 콜레스테롤이나 지방·요산 등의 잉여물, 노폐물이 혈관 내벽에 침착하여 동맥경화를 일으켜서 혈관을 가늘고 딱딱하게 만드는

것도 고혈압의 요인이라고 한다. 그래서 혈압을 낮추기 위해 혈관 확
장제가 사용되는 것이다.

효과 빠른 자연요법 & 레시피

다음 중에서 가능한 것을 한두 가지 실행하면 좋다.
1. 아침 식사 대신 다음의 주스를 마신다. 공복일 때는 하루 2~3회로
   나누어 마셔도 좋다.

재 료	당근 2개(약 400g)→240mL, 사과 1개(약 250g)→200mL 오이 약 100g→80mL, 합계 520mL(약 3컵)
만드는 법	각 재료를 잘 씻고 껍질째 주서기에 넣어 만든다. 가능하면 만들자마자 바로 마신다. 만들어 둘 때는 레몬즙을 넣어 유리잔에 랩을 씌워 둔다.
재료 효능	**오이**—이뇨 작용을 하여 염분과 수분을 배설한다.

2. 부추, 당근, 파, 양파, 염교에는 혈관을 확장시키고 혈류를 좋게 하
   여 혈압을 내리는 작용이 있다. 염교 3~5개를 항상 먹거나, 미역
   적당량과 양파를 썰어 샐러드를 만든 후 간장 맛 드레싱을 끼얹어
   매일 먹으면 좋다.
3. 식초콩을 먹는다.
4. 감잎차를 마신다. 신진대사를 좋게 하고, 비타민 C가 풍부하여 혈
   압을 내리는 작용이 있다.
5. 평소의 부식물로서 아래의 음식을 많이 먹으면 좋다.

다진 오이의 매실 과육 무침

재   료   오이, 매실장아찌, 홍화마요네즈, 천연소금, 간장에 절인 마늘 2개

만드는 법   1. 오이에 소금을 뿌린 다음 손으로 문지른다. 세로 방향으로 반
으로 잘라 밀방망이 혹은 칼등으로 두들긴 후 먹기 쉬운 크기로 자
른다. 간장에 절인 마늘은 절반으로 자른다.
2. 매실장아찌의 씨를 제거하고 과육을 풀어 홍화마요네즈 2큰술
과 섞는다.
3. 오이의 물기를 제거한 후 마늘과 함께 그릇에 담아 2의 매실마
요네즈와 무친다.

재료 효능   **오이**—강한 이뇨 작용을 하는 이소쿼르시트린*isoquercitrin*이 함유
되어 있으며 부종이나 고혈압, 신장병에 효과가 있다.

유채와 당근의 호두 무침

재   료   유채, 당근, 호두, 염교, 된장, 흑사탕, 술, 참기름

만드는 법   1. 당근은 채 썰고, 염교 5개를 4등분으로 자른다. 유채는 먹기 쉬
운 크기로 잘라 둔다. 당근과 유채를 삶는다.
2. 호두를 잘게 썰어 절구에 넣고 찧는다. 냄비에 호두와 술 1큰
술, 된장 1작은술, 흑사탕(간 것) 2작은술, 참기름 2분의 1작은술을
넣고 약한 불에 조린다. 불을 끄고 당근, 유채를 넣는다.
3. 1에 2를 섞어 먹는다.

재료 효능   **유채**—혈액의 흐름을 좋게 하는 성분과 혈압을 내리는 작용을 하
는 칼륨이 풍부하다.
당근—활성산소를 제거하고 면역력을 증강하는 베타카로틴, 혈압
을 내리는 호박산칼륨염이 함유되어 있다.
호두—혈액 속의 콜레스테롤을 낮추고 심장병이나 동맥경화를 예
방한다.

재 료	양파, 양파의 노란색 외피, 콩소메수프의 내용물, 천연소금, 후추, 다시마
만드는 법	1. 양파의 바깥쪽 갈색 껍질은 퀘르틴산을 많이 함유해 고혈압의 특효약이다. 평소에 모아 두었다가 차 거르는 필터에 넣어 우려내면 좋다. 차 거르는 필터는 마지막까지 꺼내지 않는다. 2. 양파를 썰고, 냄비에 콩소메수프의 내용물과 다시마를 함께 넣어 녹을 때까지 익힌다. 3. 소금, 후추를 기호에 따라 넣는다.
재료 효능	**다시마** – 칼륨이나 칼슘을 풍부하게 함유하고 있어 나트륨의 배설을 촉진하며 고혈압에 좋다.

식초콩

재 료	콩, 식초
만드는 법	1. 냄비에 물을 넣고 콩을 삶는다. 2. 콩을 건져내고 물기를 제거한 다음 입구가 넓은 병에 넣고 콩이 약간 잠길 정도로 식초를 붓는다. 3. 2~3일 후부터 하루 20~30알 먹으면 좋다.

저혈압, 현기증, 이명

위(수축기)의 혈압이 100mmHg 이하일 때 저혈압이라고 한다. 저혈압은 대사가 나쁘고 체온이 낮은 사람이 걸리기 쉽다. '현기증' '이명'은 내이 속의 평형감각을 관장하는 림프액(수분)이 많아져 생

기는 현상이다. 한의학에서 말하는 '수독' 의 한 증상이며, 저혈압이
거나 몸이 차가운 사람처럼 대사가 나쁜 경우에 일어나기 쉽다.

효과 빠른 자연요법 & 레시피

다음 중 가능한 것을 한두 가지 실행하면 좋다.

1. 수분을 과잉 섭취하지 말고, 소금·일본 된장·간장·명란젓·매실
   장아찌 등 소금기가 있는 양성 식품을 꾸준히 섭취한다.
2. 생강홍차(49페이지), 생강탕(49페이지), 우메쇼반차(41페이지)를 비
   롯하여 생강을 사용한 요리를 식생활에 충분히 활용한다.
3. 아침 식사 대신 다음의 주스를 마신다. 공복일 때는 하루 2~3회로
   나누어 마셔도 좋다.

재　　료　　당근 2개(약 400g)→240mL, 사과 1개(약 250g)→200mL
　　　　　　오이 100g→80mL, 합계 약 520mL(컵으로 약 3잔)

만드는 법　각 재료를 잘 씻고 껍질째 주서기에 넣어 만든다. 사과는 심과 씨
　　　　　　도 넣어 만들자마자 바로 마신다. 만들어 둘 때는 유리잔에 따라
　　　　　　레몬즙을 넣고 랩을 씌워 둔다.

4. 근육을 단련하고 체온을 높인다.
5. 목욕할 때에도 생강 욕조(간 생강 1개분을 자루에 담아 욕조에 넣는다)
   또는 소금 욕조(굵은소금 한줌을 욕조에 넣는다)에 들어가 보온·발
   한을 촉진한다.
6. 부식물은 다음과 같은 음식을 먹도록 노력한다.

감자와 명란젓 샐러드

재　　료　　감자, 오크라[24], 옥수수(통조림), 명란젓, 홍화오일, 천연소금, 후추

만드는법　　1. 감자 2개를 삶아 껍질을 벗기고 으깬다.
　　　　　　2. 2마리분 명란젓의 껍질을 벗기고 옥수수, 감자, 홍화오일 1큰술
　　　　　　을 섞어 소금과 후추로 간을 맞춘다.
　　　　　　3. 오크라를 뜨거운 물에 살짝 데치고 5mm 크기로 둥글게 잘라
　　　　　　곁들인다.

응　　용　　다음날 차가워진 샐러드에 녹인 치즈와 파르마산 치즈를 얹어 오
　　　　　　븐에서 구워 샐러드그라탱을 만든다.

재료 효능　　**치즈**−아미노산과 효소, 칼슘이 풍부한 양성 식품. 몸을 따뜻하게
　　　　　　하여 음성 체질을 개선한다.
　　　　　　감자−해독 작용, 세포조직의 재생 촉진 작용이 있으며 배뇨를 촉
　　　　　　진한다.
　　　　　　명란젓−혈액순환을 촉진하고 몸을 따뜻하게 한다. 비타민 C를 많
　　　　　　이 함유한 식품과 조합시키면 좋다.
　　　　　　오크라−단백질 흡수를 좋게 하는 티민(DNA를 구성하는 피리미딘염
　　　　　　기)을 함유하며 자양강장 효과도 있다.

시나몬 티

재　　료　　시나몬, 홍차, 흑사탕, 간 생강즙, 드라이프룬

만드는법　　생강홍차(49페이지)에 시나몬과 흑사탕을 넣는다. 드라이프룬을 함
　　　　　　께 넣었다가 집어내고 마신다.

재료 효능　　**시나몬**−몸을 따뜻하게 하고 내이를 포함해 뇌 속의 혈액순환을
　　　　　　좋게 하여 여분의 수분을 배설시킨다.

24 오크라 : 쌍떡잎 식물로 아욱과의 한해살이 풀이다. 열매를 식용하고 종자는 커피 대용으로 쓴다. 자양
분이 많아 자양 · 강장에 효과적이다.

당뇨병

당뇨병은 췌장으로부터 분비되는 인슐린이 부족해서 일어난다. 그러나 근육 운동을 하면 근육 세포 안의 GLUT-4(글루코오스 트랜스포터4 *Glucose transporters-4*)가 핏속의 당을 근육 안으로 끌어들여 혈당을 내려 준다는 사실도 알려져 있다.

만약 체온이 내려가 신체가 차가워지면 에너지원인 당의 연소가 나빠지고 당이 혈액 속에 잔존하면서 고혈당, 즉 당뇨병이 된다. 따라서 당뇨병을 예방하거나 개선하기 위해서는 몸을 따뜻하게 해야 한다.

효과 빠른 자연요법 & 레시피

다음 중에서 가능한 것을 한두 가지 실행하면 좋다.

1. 걷기를 비롯하여 운동을 열심히 해서 근육을 단련한다.
2. 미역·양파 샐러드를 간장으로 드레싱하여 매일 먹는다.
3. 아침 식사 대신 다음과 같은 주스를 만들어 마신다. 공복일 때는

재　　료　편두(扁豆)(약 150g)→100mL, 당근 2개(약 400g)→240mL
사과 1개(약 250g)→200mL, 양파 50g→35mL,
합계 약 575mL(컵으로 3잔 가득)

만드는법　각 재료를 잘 씻어 껍질째 주서기에 간다. 사과는 심과 씨도 넣고 만들자마자 마신다. 만들어 둘 때는 유리잔에 담아 레몬즙을 넣고 랩을 씌워 둔다.

하루 2~3회로 나누어 마셔도 좋다.

4. 부식물은 아래와 같은 것을 만들어 먹으면 좋다.

삼백초 쇠뜨기 튀김

재 료 삼백초[25]의 잎, 쇠뜨기[26], 튀김가루, 찬물, 천연소금

만드는 법 계절에 따라 구할 수 있는 삼백초의 날 잎이나 쇠뜨기를 튀김으로
만들고 소금을 약간 넣어 먹는다.
재료의 효능
삼백초－독을 내보내고 간장·신장의 활동을 도와 당뇨병에 좋다.
쇠뜨기－속에 함유된 규산이 독을 내보내 당뇨병에 효과가 있다.

새우 칠리

재 료
만드는 법 참마, 새우, 편두, 토마토케첩, 미림, 중국식 수프의 내용물(과립),
양파, 생강, 마늘, 파, 두반장(豆板醬 : 중국 요리에 쓰이는 고추장의 한
가지－옮긴이), 피넛, 녹말, 홍화오일, 천연소금, 후추

1. 참마 100g을 껍질을 벗겨 세로로 자른다. 양파 반개를 큼직하
게 썬다.
2. 칠리소스를 만든다. 토마토케첩 2분의 1컵, 미림 2큰술, 물 4분
의 1컵, 중국식 수프 2작은술, 소금, 후추와 양파 반개, 생강 한 조
각, 마늘 한 알, 파 한 줄을 세로로 썰어 섞는다. 프라이팬에 홍화
오일을 두르고 뜨거워지면 두반장 3작은술과 함께 볶는다.
3. 새우 16마리의 껍질을 벗기고 등을 갈라 녹말을 채운다. 프라
이팬에 홍화오일을 넉넉하게 두르고 색이 좋게 살짝 튀긴다.

---

25 **삼백초** : 삼백초과의 여러해살이 풀. 잎이 흰색의 심장 모양을 하고 있으며 약재로 쓴다.

26 **쇠뜨기** : 속샛과의 여러해살이 풀. 줄기는 민간에서 이뇨제로 사용하기도 한다.

재료 효능　**참마** – 혈당을 크게 낮추는 작용이 있다.

새우 – 함유 성분인 타우린이 혈당치를 내려 당뇨병 · 고지혈증 예방에 효과가 있다.

양파 – 발한 · 이뇨 작용이 있으며 심근경색, 고혈압, 혈당 강하에 효과가 있다.

마늘 – 발한 · 이뇨, 혈액 순환 및 촉진 작용이 있고 당뇨병에 효과가 있다.

편두 – 꼬투리에 광물질인 아연이 많이 함유되어 인슐린의 원료가 되기 때문에 당뇨병에 효과가 있다.

변 비

변비가 있을 때면 '수분을 많이 섭취한다' '야채 · 과일을 꾸준히 먹는다' 등의 지시를 꾸준히 받지만, 역효과가 생기는 경우도 많다. 특히 여성의 변비는 냉기에 의한 장의 활동 저하가 원인이므로 수분, 야채, 과일처럼 장을 차갑게 하는 음식물이 변비를 악화시킬 수도 있기 때문이다.

효과 빠른 자연요법 & 레시피

다음 중에서 가능한 것을 한두 가지 실행하면 좋다.

1. 팥이나 검정깨는 식물섬유를 많이 함유하여 장을 따뜻하게 하므로 팥밥이나 흰밥에 검정깨소금(135페이지)을 뿌린 것을 매일 먹는다.
2. 갈아 으깬 사과를 매일 한두 개 먹는다.

3. 프룬(말린 자두)은 윤하 작용이 뛰어나 장을 따뜻하게 하여 변을
   나오게 하므로 건조 프룬을 매일 5~10개 먹는다.

4. 배변에는 복근의 운동이 크게 작용하므로 걷기나 복근 운동으로
   복근을 단련한다.

5. 아침 식사 대신 다음의 주스를 마신다. 공복일 때는 하루 2~3회로
   나누어 마셔도 좋다.

재　　료　당근 2개(약 400g) → 240mL, 사과 1개(약 250g) → 200mL
　　　　　시금치 200g → 130mL, 합계 약 570mL (3컵 가득)

만드는 법　각 재료를 잘 씻고 껍질째 주서기에 갈아 만든다. 사과는 심과 씨
　　　　　도 넣어 만든 후 바로 마신다. 만들어 둘 때는 레몬즙을 넣어 유리
　　　　　잔에 랩을 씌워 둔다.

6. 부식물은 아래와 같은 것을 만들어 먹는다.

옥수수 수프

재　　료　양파, 마늘, 옥수수, 고구마, 두유, 소금, 후추, 홍화오일, 허브 혹은
　　　　　미나리 등

만드는 법　1. 양파 반개와 마늘 1조각을 세로로 썰고 홍화오일 1작은술을 넣
　　　　　어 프라이팬에서 볶는다.
　　　　　2. 고구마 반개를 씻어 껍질을 벗기고 랩으로 싸서 전자레인지로
　　　　　가열한다. 대나무 꼬치가 들어갈 정도로 물러지면 1cm 크기의 주
　　　　　사위처럼 자른다.
　　　　　3. 옥수수는 껍질을 벗기고 그대로 랩에 싸서 전자레인지로 가열
　　　　　한 뒤 열매를 따 낸다.
　　　　　4. 옥수수와 고구마, 볶은 양파와 마늘, 두유 500mg을 믹서에 넣

어 매끄럽게 만든다. 냄비에 옮겨 끈적이는 상태가 될 때까지 약한 불에 익힌다.

5. 소금, 후추로 간을 하고 세로로 썬 허브나 미나리를 장식한다.

재료 효능 **옥수수** – 식물섬유가 많고 배아 부분에 영양이 있으므로 식칼을 사용하지 말고 손으로 뜯는다.

고구마 – 식물섬유가 장내 환경을 정비하여 정장, 윤하 작용이 있다.

요구르트 샐러드

재　　료 익힌 팥, 키위, 사과, 무화과(날것 혹은 건조시킨 것), 드라이프룬, 요구르트, 구기자 열매, 벌꿀

만드는 법 1. 키위, 사과, 무화과는 껍질을 벗기고 먹기 쉬운 크기로 자른다. 드라이프룬은 썰어 놓는다.

2. 그릇에 과일과 삶은 팥을 넣고 요구르트를 끼얹어 구기자 열매를 장식한다. 벌꿀을 넣어 먹는다.

재료 효능 **팥** – 몸속의 수분량을 조절하는 사포닌이 함유되어 이뇨 작용, 변통을 촉진한다.

키위 – 비타민 C, 펙틴(식물섬유)이 변비에 효과가 있다.

사과 – 펙틴이 좋은 균을 증식시켜 변비에 효과가 있다.

무화과 – 변비, 사마귀, 치질에 효과가 있다.

요구르트 – 장내의 비피더스균을 증식하여 정장 작용이 있다.

구기자 열매 – 강장(强臟), 강정(强精) 외에 차가운 성질을 개선해 위를 튼튼하게 하고, 변비를 좋게 한다.

끓인 바나나 요구르트

재　　료 바나나, 드링크요구르트, 드라이프룬

만드는 법 냄비에 한입 크기로 자른 바나나와 드링크요구르트, 그리고 드라이프룬을 넣어 끓인다.

낫토 김치

재   료   간 낫토(청국장으로 대체 가능), 김치

만드는법   김치를 잘게 다진 후 간 낫토와 섞고 냉장고에 하룻밤 넣어 두었다
          가 다음 날부터 먹는다. 김치균과 낫토균의 상승효과로 균의 발효
          가 활발해져 장 속을 대청소한다.

Chapter 3

갱년기 장애, 빈혈, 어깨 결림, 눈의 피로

갱년기 장애, 생리통, 생리불순

'갱년기 장애, 생리통, 생리불순' 은 자궁·난소의 기능 저하(호르몬의 분비 부족이나 불균형)에 의해 일어난다. 기능 저하의 원인은 자궁·난소로의 혈액순환이 잘 이루어지지 않기 때문인 것으로 짐작된다. 진찰 시 여성의 배를 손으로 만져보면 배꼽의 윗부분은 따뜻한데 배꼽 아래는 차가운 경우가 대부분이다. 그것은 배꼽의 아래쪽에 존재하는 자궁·난소로의 혈액순환이 원활하지 못해 호르몬 분비가 부족해지기 때문이다.

다음 중에서 가능한 것을 한두 가지 실행하면 좋다.

1. 복부(특히 하복부)에 복대를 하루 종일, 한 해 내내 착용한다.

2. 깨는 피를 만들어내는 작용과 피에 생기를 돌게 하는 작용이 뛰어나므로 검정깨소금을 밥에 뿌려서 먹는다. 또는 흑초(黑酢)에 그 절반 분량의 검정깨를 넣고 한 달 동안 방치해 두었다가 매일 2~3순갈씩 먹는다.

3. 무 잎은 혈액순환을 좋게 하여 부인병에 효과가 있으므로 일본 된장국에 넣어 먹는다.

4. 셀러리, 파슬리, 당근, 미나리 등 미나리과의 식물은 혈액순환을 좋게 하고 어혈을 없앤다. 우엉에 함유된 아르기닌은 자궁·난소의 기능을 좋게 하므로 요리에 많이 이용한다.

5. 부식물은 아래와 같은 음식을 만들어 먹으면 좋다.

셀러리 사프란 수프

재   료　셀러리, 우엉, 당근, 순무, 사프란, 콩소메수프의 내용물, 파슬리, 녹인 치즈, 천연소금, 후추

만드는법　1. 파슬리를 세로로 썬다. 우엉을 씻어 칼등으로 껍질을 부드럽게 한 다음 2~3mm의 크기로 둥글게 썬다. 물에 담가 더껑이를 제거한다. 당근, 순무는 은행잎 썰기를 하고, 셀러리는 얇게 썰어 둔다.
　2. 냄비에 물 3컵과 우엉, 당근을 넣고 가열한다. 끓어오르면 더껑이를 없애고 불을 약하게 한 다음 순무와 셀러리, 사프란을 3분의 1작은술, 콩소메수프의 내용물 1개를 넣는다.

3. 야채가 부드러워지면 녹인 치즈 1장을 넣고 소금과 후추로 간
을 맞춘다. 파슬리를 듬뿍 뿌린다.

재료 효능   **셀러리** – 철분을 많이 함유, 빈혈에 효능이 있으며 그 외에도 어혈
을 제거하고 생리불순이나 갱년기 장애에 효과를 발휘한다.
우엉 – 비뇨생식기의 힘을 강화하여 신장의 기능을 높이며, 다리와
허리의 힘을 강하게 하고, 성호르몬 분비를 촉진한다.
순무 – 위장을 따뜻하게 하고 장기가 차가워져서 생기는 복통을 완
화시킨다.
사프란 – 혈액순환을 촉진하고 초조함, 불면, 생리불순, 생리통에
효과가 있다. 자궁 수축 작용이 있으므로 임신부는 사용하지 않는
것이 좋다.
파슬리 – 빈혈을 개선하고 난소 등 호르몬 장기의 정상화를 돕는다.

검정깨소금

재   료   검정깨, 굵은소금

만드는 법   1. 굵은소금 10g을 프라이팬에서 볶은 후 절구에서 천천히 으깬다.
2. 검정깨 40g 을 마찬가지로 볶아 소금과 함께 섞는다.

빈혈

빈혈은 적혈구가 적거나 적혈구의 붉은색 성분인 혈색소(헤모글로
빈=철을 함유한 단백질)의 양이 적은 것이 원인이 되어 일어난다.

백혈병, 재생 불량성 빈혈, 악성빈혈 등 난치병에 의한 빈혈은 서양
의학적인 치료가 필요하지만, 대게 빈혈의 70~80%는 철결핍성 빈

혈이다. 따라서 철을 함유한 식품을 꾸준히 먹을 필요가 있다. 김, 프룬, 검정깨, 팥, 검정팥, 쇠간 등 색깔이 짙은 식품에는 철분이 많이 함유되어 있다.

효과 빠른 자연요법 & 레시피

다음 중에서 가능한 것을 한두 가지 실행하면 좋다.

1. 팥밥이나 흰쌀밥에 검정깨소금(141페이지)을 넣어 먹는다.

2. 파슬리, 미나리는 철을 함유하고 있으며 철의 흡수를 촉진하는 비타민 C도 많이 함유하고 있으므로 듬뿍 먹는다.

3. 생선은 흰 살 생선보다 가다랑어의 검붉은 부분같은 붉은살 부분을 주로 먹는다. 육류로는 철을 많이 함유하고 있는 양고기를 먹는다. 가다랑어포도 효과가 크다.

4. 술은 철이 많이 함유된 적포도주를 마신다.

5. 새우, 게, 낙지, 조개류에도 철이 많이 함유되어 있으므로 충분히 먹는다.

6. 부식은 다음과 같은 음식을 만들어 먹으면 좋다.

검정팥 찰밥

재　　료　쌀, 찹쌀, 잡곡, 검정팥(물에 익힌 것), 톳, 천연소금, 검정깨

만드는 법　1. 쌀 1홉, 찹쌀 1홉을 씻어 소쿠리에 30분 정도 밭쳐 두었다가 밥솥으로 옮기고, 시판되는 잡곡(오곡미 등)을 한 자루 넣는다. 보통 밥을 지을 때처럼 물을 넣고 검정팥 80g, 소금 2분의 1작은술을 넣어

밥을 짓는다.

2. 끓어오르면 전체를 살짝 뒤섞은 뒤 검정깨소금(135페이지)을
뿌려 먹는다.

재료 효능　**검정팥** - 한의학에서 말하는 신허(腎虛 : 생명력 저하, 노화), 빈혈에
효과가 있다.

톳 - 철분이 많이 함유되어 있어 피를 만들어 내는 효과가 크다.

바지락 장국

재　　료　　바지락 1팩, 간장, 다시마, 술, 미림, 생강즙, 파드득나물[27]

만드는 법　1. 바지락 1팩을 모래가 다 나올 때까지 깨끗하게 씻는다. 사방
10cm 크기의 다시마를 물기를 짜낸 행주로 깨끗하게 닦는다.
2. 냄비에 다시마와 바지락, 물 800mL를 넣고 가열하여 끓어오르
기 직전에 다시마를 건져내고 더껑이를 없앤다.
3. 술 2큰술, 미림(소주 · 찹쌀지에 밥 · 누룩을 섞어 빚은 다음 그 재강
을 짜낸 맛이 단 일본 술) 1작은술, 간장 1작은술을 더해 불을 줄이고,
바지락 입이 벌어지면 생강즙 2작은술을 넣고 불을 끈다.
4. 그릇에 담고 파드득나물을 더한다.

재료 효능　**바지락** - 칼슘, 철분이 많이 함유되어 있어 간 기능, 빈혈 개선에 효
과가 있다.

프룬 적포도주 끓임

재　　료　　씨 없는 드라이프룬, 적포도주, 흑사탕

만드는 법　냄비에 드라이프룬 1자루를 넣고 드라이프룬이 잠길 정도로 적포
도주를 부어 끓인다. 흑사탕을 기호에 맞게 넣는다. 오후에는 간식

---

27 파드득나물 : 쌍떡잎식물로 미나리과의 여러해살이풀. 반디나물이라고도 한다.

으로, 잠자기 전에는 그 즙을 더운물에 섞어서 마신다.

재료 효능　프룬-기적의 과일이라 할 정도로 영양이 풍부하며, 함유된 철분이
나 칼륨이 특히 빈혈 예방·개선에 효과가 있다.

어깨 결림, 신경통, 류머티즘 등의 통증

결리는 증상이나 통증은 목욕을 해서 몸을 따뜻하게 하고 땀을 내
면 좋아지는 경우가 많다. 이를 통해서도 알 수 있듯이 결림이나 통
증의 원인은 '냉기' 와 '수독' 이다. 몸속에 있는 여분의 수분이 낮게
흐르기 때문에 이러한 증상이 생기는 것이다.

효과 빠른 자연요법 & 레시피

다음 중에서 가능한 것을 한두 가지 실행하면 좋다.

1. 파를 넣은 생강탕(49페이지)을 하루 2~4회 마신다.

2. 고추 3개를 썰어 45도의 백색 리큐어에 넣고 뚜껑을 덮은 후 열과
   빛을 동시에 차단할 수 있는 장소에 보관한다. 1개월 지나 천으로
   거른 것을 고추팅크라고 한다. 통증이 있는 부분에 바르면 효과가
   즉시 나타난다.

3. 생강을 넣은 욕조나 마늘을 넣은 욕조에 들어간다.

4. 부식으로는 다음과 같은 음식을 만들어 먹으면 좋다.

찌개냄비

재   료   백김치, 쑥, 부추, 파, 두부, 쑥갓, 낙지나 대구 등 기호에 맞는 어패류, 고춧가루, 중화부용, 홍화오일, 간장, 후추

만드는 법   1. 기호에 맞는 어패류를 준비하여 다음과 같이 준비해 둔다. 부추, 파, 쑥갓을 큼직하게 썬다. 두부는 한입 크기로 자른다. 쑥은 다듬어 둔다(건조한 경우에는 물에 불렸다가 건진다).
2. 냄비에 홍화오일 1큰술을 넣어 뜨겁게 달군 다음 김치 200g을 볶고, 중화부용과 물 3컵을 부어 끓인다. 간장 1큰술, 후추 약간으로 간을 하고 어패류, 두부, 파를 넣어 더껑이를 걷어내면서 어패류가 익을 때까지 끓인다.
3. 쑥, 부추, 쑥갓을 넣고 물렁물렁해지면 기호에 따라 고춧가루를 넣는다.

재료 효능   **쑥** - 혈행을 좋게 하여 몸을 따뜻하게 만든다.
부추, 파 - 혈행을 좋게 하여 몸을 따뜻하게 해 주는 황화알릴이 함유되어 있으며 뻐근한 증세나 통증에 효능을 발휘한다.
고춧가루 - 혈행을 좋게 하고 몸을 따뜻하게 해주며 차가운 성질과 통증을 개선한다.

미나리와 미역귀다리의 와사비 무침

재   료   미나리, 미역귀다리, 와사비, 간장, 미림, 가다랑어포

만드는 법   1. 미나리의 뿌리를 잘라내고 먹기 좋은 크기로 자른다. 그릇에 담은 후 뜨거운 물을 부어 잠시 담가 둔다.
2. 와사비 2분의 1작은술, 간장, 미림을 각 2분의 1큰술씩 섞고 미나리와 미역귀다리를 무친다.
3. 가다랑어포를 얹어 먹는다.

재료 효능   **미나리** - 어혈(혈행 불순)을 개선한다.

와사비 – 이소티오시안산알릴(allyl isothiocyanate), 이소티오시안산
부틸(butyl isothiocyanate)을 포함하여 항균·건위 작용을 발휘하며
혈액순환을 촉진한다.

파를 넣은 생강탕

재　　료　파, 생강

만드는 법　1. 파 10g을 썰어 끓는 물에 넣는다.
　　　　　2. 생강을 으깨어 거즈로 짠 뒤 1에 5mL(약 10방울) 더한다.
　　　　　3. 그릇에 절반 정도 따라 마신다.

눈의 피로

눈은 항상 두리번두리번 움직이면서 몸에 들어오는 대부분의 정보
를 받아들이는 기관이다. 혈액이 풍부하게 공급되는 곳이며 영양소
가 많이 필요하다. 그 중에서도 카로틴은 특히 중요하다.

효과 빠른 자연요법 & 레시피

다음 중에서 가능한 것을 한두 가지 실행하면 좋다.

1. 눈이 피로하거나 건조할 때는 혈행을 좋게 해 줄 필요가 있다. 더
   운물에 적신 타월을 가볍게 짜서 감은 두 눈 위에 올려놓고 5분 정
   도 온습포를 한다.

2. 당근은 시력을 향상시키므로 다음의 주스를 매일 마시면 좋다.

재　　료　당근 2개(약 400g) → 240mL, 사과 1개(약 250g) → 200mL
　　　　　합계 440mL(약 2.5컵)

만드는 법　각 재료를 잘 씻고 껍질째 주서기에 넣어 만든다. 사과는 심과 씨
　　　　　도 넣어 만든 후 바로 마신다. 만들어 둘 때는 레몬즙을 넣고 유리
　　　　　잔에 랩을 씌워 둔다.

3. 부식은 아래와 같은 것을 만들어 먹으면 좋다.

허브와 치즈 샐러드

재　　료　기호에 맞는 치즈, 민들레 잎, 당근, 야채 어린잎(mesclun), 샐러드
　　　　　시금치(생식할 수 있는 시금치 - 옮긴이), 블루베리, 셀러리, 사과, 호
　　　　　두, 감귤류의 즙, 홍화오일, 간장, 간 깨, 고춧가루, 들깨

만드는 법　1. 치즈를 먹기 좋은 크기로 자른다. 당근, 셀러리는 채를 썰고, 호
　　　　　두는 부숴 둔다. 사과는 은행잎 썰기를 한다.
　　　　　2. 민들레 잎의 어린잎을 다듬어 야채 어린잎, 채 썰어 둔 샐러드
　　　　　시금치에 합한다.
　　　　　3. 드레싱을 만든다. 감귤류 즙 1큰술, 간장 2분의 1큰술, 홍화오
　　　　　일 1작은술, 들깨 다진 것, 간 깨, 고춧가루 약간을 섞는다.
　　　　　4. 모두 잘 섞어 그릇에 담고 드레싱을 끼얹어 먹는다.

재료 효능　**당근** - 베타카로틴(카로티노이드 탄화수소 색소의 하나. 천연적으로 당
　　　　　근 뿌리, 고추 열매 따위에 널리 존재하며 보통 엽록소와 공존한다.) 이
　　　　　함유되어 눈의 기능을 좋게 한다.
　　　　　시금치 - 필수 아미노산을 모두 지닌 우수한 단백질, 비타민류, 광
　　　　　물질류를 많이 함유한 초건강 식물. 베타카로틴도 많이 함유하고
　　　　　있어 눈에 좋다.

블루베리-망막의 혈류를 좋게 하여 눈의 피로, 노안, 백내장, 시력 저하 등 눈의 문제를 예방·개선한다.

블루베리 주스

재　　료　블루베리(냉동 블루베리나 잼으로 대용해도 된다), 벌꿀, 한천가루

만드는 법　1. 냄비에 블루베리 30알, 꿀벌 2큰술, 물을 바특하게 넣고 조린다.
2. 1번의 내용물이 부드러워지면 물 200mL와 한천가루 2g을 넣는다. 한천이 녹을 때까지 끓여 기호에 맞게 조리한다.
3. 식힌 뒤 컵에 따라 차게 하여 먹는다.

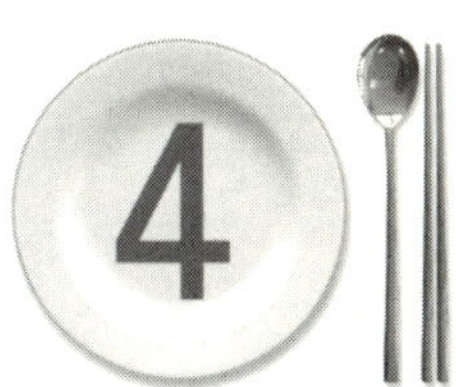

병에 걸리지 않는
음식 효능 사전

- 야채
- 감자류
- 과일
- 곡류·콩·씨앗
- 생선
- 기타 해산물
- 해조·버섯
- 기타

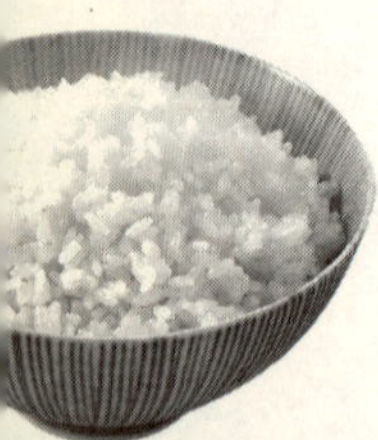

세상에는 수많은 음식이 있지만 음식마다 성분과 효능은 모두 다르다.
오늘 무엇을 먹어서 건강해질까 하는 행복한 고민에 빠져 보라.

※ **편집자 주** : 음식 효능사전의 내용 중 우리나라의 정보는 독자의 이해를 돕기 위해 편집자가 아래 참
고문헌에서 자료를 찾아 첨가 하였습니다.

참고문헌 : 《식품재료학》, 현영회 외, 형설출판사, 2000 ㅣ 《식품재료학》, 홍진숙 외, 교문사, 2005

Chapter 1

야 채

❋ 아스파라거스(Garden Asparagus)

• **효능** : 식욕 증진, 이뇨

남유럽이 원산지인 백합과 여러해살이풀. 이름의 유래는 제비 (Sparrow)가 좋아하는 풀(Grass)이라 하여 Sparrow Grass가 Aspa-ragus로 되었다는 속설도 있다. 그러나 아미노산의 하나인 아스파라 긴산의 아미노 화합물(아스파라긴)이 많이 함유되어 있기 때문이라는 설이 더 타당한 것 같다.

일본에서는 '野天門(야천문)'이라 쓰고 아스파라거스로 읽지만,

'서양땅두릅', '네덜란드비짜루', '소나뭇잎땅두릅' 등의 뜻으로도 불리운다.

로마 시대부터 재배되었으며, 기원전 200년경부터 그리스에서 약용으로 이용되었다. 일본에는 에도 시대에 관상용으로 들어왔으며, 메이지(明治) 시대 이후에 홋카이도(北海道)에 전해진 후 식용 재배되기 시작했다. 쇼와(昭和) 시대에 들어서는 전국에 보급되었다. 한국에서는 1970년대부터 재배되기 시작하였으며 보령, 김해 등에서 주로 재배된다.

아스파라거스에는 구연산, 사과산 등이 함유되어 있으며, 그 신맛이 식욕을 증진시켜 준다. 또한 이뇨 효과도 뛰어나므로 심장병이나 신장병의 부종에 효과가 있다. 그린아스파라거스에는 비타민 A·B$_1$·B$_2$·C가 풍부하다. 유럽에서는 아스파라거스가 시장에 나오기 시작하면 긴 겨울이 끝나고 봄이 찾아왔다고 여긴다.

❋ 순 무(Turnip)

• **효능** : 위산과다증에 효과, 뼈와 치아를 튼튼하게 한다

지중해가 원산지인 십자화과 식물. 일본에서의 별명은 '무청' 이며, 봄의 일곱 가지 풀(미나리·광대나물·떡쑥·냉이·별꽃·순무·무) 가운데 하나이다. 뿌리 부분은 담색야채, 잎 부분은 녹황색야채로 분류된다.

한국에는 고려《향약구급방(鄕藥救急方)》에 순무의 종자가 약제로 쓰였다는 기록이 있으며, 고려시대 채소 절임 식품의 주재료로 추측된다. 주산지는 개성과 강화도이다.

순무의 뿌리에는 탄수화물의 소화를 촉진하는 효소인 디아스타아제와 아밀라아제가 함유되어 있다. 충분히 먹으면 과음으로 위장의 상태가 고르지 못한 것을 없애 준다. 일본에는 예로부터 1월 7일에 나나쿠사가유(七草粥 : 일곱 가지 풀로 쑨 죽-옮긴이)를 먹는 습관이 있다. 정초에 피로해진 위장을 깨끗이 낫게 하려는 옛 사람들의 지혜였을 것이다. 위장의 부조나 통증이 있을 때 순무의 뿌리 즙을 2~3잔 마시면 좋다. 또한 뿌리 즙을 거즈에 싸서 동상, 또는 갈라지거나 살이 튼 환부에 대면 좋다.

순무의 잎에는 비타민 A(카로틴)B_1·B_2·C 등이 풍부하게 함유되어 있다. 특히 비타민 C는 순무 100g당 75mg이나 함유되어 있는데, 이는 오렌지나 토마토의 3배 정도다. 그리고 칼슘, 철, 칼륨 등의 미네랄도 풍부하게 함유되어 있다. 특히 칼슘이 100g당 230mg이나 들어 있어 모든 야채를 통틀어 칼슘 함유량이 가장 높다. 순무의 잎은 무침 등으로 조리하여 매일 먹으면 이와 뼈를 튼튼하게 하고 초조나 불면, 자율신경실조증[28] 예방 및 개선에도 도움이 된다. 위산과다 증상에는 당근과 사과에 순무잎을 더하여 주스를 만들어 마시면 좋을 것이다.

✳ 수세미호박(Cushaw)

- **효능** : 감기 예방, 미용, 시력 회복, 구충에 효과

중앙아메리카가 원산지인 박과 식물. 일본에는 16세기 중엽 캄보

---

28 자율신경실조증 : 교감신경과 부교감 신경 사이에서 긴장의 평형을 잃은 상태를 말한다. 자율 신경이 기능을 잃어 현기증, 설사, 구토, 발한 등의 증상이 나타난다.

디아로부터 오이타(大分)로 들어왔으므로 '카보차'라는 이름이 붙었다고 한다. '난킨토나스', '보부라' 라고도 불린다.

겨울철의 수세미호박은 보관하기가 좋으며, 예로부터 겨울철 비타민 A(카로틴)의 소중한 보급원이 되어 왔다. "동지의 수세미호박을 먹으면 중풍(뇌졸중)에 걸리지 않는다"는 말에는 일리가 있다.

수세미 호박의 누런색 속 부분에 풍부하게 함유된 비타민 A는 혈관의 벽이나 피부, 점막을 강화하고 피부 미용, 동맥경화나 야맹증, 눈의 피로, 감기와 폐렴 등의 감염증 예방과 개선에 효과적이다. 또한 야채 중에서 비타민E의 함유량이 최고이다. 비타민 E와 베타카로틴, 암을 비롯한 만병의 원인인 활성산소를 제거하는 작용이 뛰어나다. 수세미호박의 속 부분은 과육의 다섯 배나 되는 카로틴을 함유하고 있으므로 끓이거나 수프에 넣으면 좋다. 또한 수세미 호박의 씨는 한의학에서 '남과인(南瓜仁)'이라 하여 회충이나 요충 구충제로 사용돼 왔다. 리놀산이 많이 함유돼 동맥경화의 예방과 개선에 좋다. 씨는 프라이팬에 구우면 먹기 쉬우며 가래나 담이 있을 때 먹으면 좋다.

✺ 양배추(Cabbage)

- **효능** : 위·십이지장궤양에 효과, 거담(祛痰, 가래를 없앰)·진정·진통 작용

지중해 연안 지방이 원산지인 십자화과 두해살이풀 식물. 고대 그리스·로마 시대부터 재배되었으며, 일본에는 에도 시대에 네덜란드에서 들어왔다. 그 당시에는 관상용으로 '잎모란'이라고 부르기도

했다. 양배추는 현재 전 세계적으로 재배 지역이 확대되었다. 단위 면적당 수확량이 많고 비옥한 곳이면 어느 곳에서나 잘 자라기 때문에 한국에도 전역에서 재배되고 있다.

유럽에서는 '가난한 자의 의사'라고 불렸으며, 고대 로마의 정치가 대카토(Marcus Porcius Cato, 기원전 234~149)는 "로마인이 몇 세기 동안 의사 없이 지내 온 것은 양배추 덕분이다"라고 말했다.

양배추는 담색 야채 중에서 비타민이나 미네랄 함유량이 가장 많다. 비타민으로는 비타민 A·B군·C·K를 함유한다. 미네랄로는 염소, 칼슘, 나트륨, 황, 요오드 등이 있다. 특히 황과 염소는 강력한 위장 정화 작용을 발휘한다. 진통·진정 작용이 있으며 류머티즘이나 관절통, 통풍 등에도 효과가 좋다. 또한 양배추의 즙에는 대장이나 유방 등에 암세포가 분열·증식하는 것을 억제하는 인돌 화합물이 존재한다는 보고가 여러 차례 발표되었다. 특이하게도 양배추에는 궤양의 특효약인 비타민 U가 함유되어 있다. 비타민 U는 위·십이지장궤양으로 손상된 점막을 복구하는 기능 외에도 간 기능 강화에 효력을 발휘한다.

❊ 오 이 (Cucumber)

• **효능** : 이뇨, 고혈압·심장병·피부병에 좋음, 발모 촉진

인도, 히말라야의 산록이 원산지인 박과 한해살이 덩굴식물. 인도에서는 3000여 년 전부터 재배되었고, 일본에는 10세기경 전해졌다. 전 세계에 널리 보급된 야채 중 하나이다. 한국에는 약 1,500년 전에 전해진 것으로 알려져 있다.

수박이나 오이 등의 박과 식물에는 이뇨작용[29]을 촉진시키는 이소 쿼르시트린*isoquer-sitrin* 성분과 칼륨이 함유되어 있다. 그래서 이뇨 가 필요한 질병인 고혈압, 심장병, 신장병, 비만증이나 더위를 심하게 타는 양성 체질에 효과가 있다.

그러나 오이는 남방산이며 몸을 차게 하는 음성 식품이므로 몸이 찬 사람에게는 역효과가 나는 경우도 있다. 몸이 찬 사람은 오이를 살짝 절이거나 쌀겨나 된장 절임 등으로 소금을 더하여 양성으로 바 꾸어 먹으면 좋다. 그리고 몸을 차게 하는 성질을 활용하여 얼굴이 화끈거리거나 더위를 먹었을 때, 또 햇볕에 탔을 때 거즈나 천에 얹 어 습포를 하면 좋다.

오이는 비타민 C나 칼륨 이외의 영양소는 별로 가지고 있지 않다. 반면 잘 알려지지 않은 성분이지만 피부나 모발의 건강에 필수적인 규소가 많이 함유되어 있다. 탈모나 손발톱 발육 불량에는 오이를 첨 가한 당근 · 사과 주스를 매일 아침 마시면 좋다.

✸ 물냉이 (Water Cress)

• **효능** : 식욕 증진, 위장병에 효과

유럽이 원산지인 십자화과 여러해살이풀. 물속이나 습지에 생육 한다. 유럽에서는 예부터 야생 물냉이를 식용으로 사용하였으며, 14 세기에는 프랑스에서 재배하는 데 성공하였다. 일본에는 물에 자라 는 겨자라는 뜻의 '미즈가라시(水芥)'로서 메이지 시대에 전해졌으며,

29 **이뇨작용** : 오줌을 잘 나오게 하는 작용

현재는 각지의 작은 강이나 못에 귀화하여 야성화되었다.

날것으로 먹으면 아린 맛과 매운 맛이 난다. 묘하게도 그 맛이 식욕을 증진시켜 준다. 독특한 향기 덕분에 프랑스인이 좋아하는 야채 중 하나이다. 위장병에도 효과가 있다.

14세기 프랑스의 유명한 요리사인 타유방*Taillevent*(1310~1395)은 궁정 요리의 메뉴에 처음으로 물냉이를 사용한 사람이다. 당시에는 고기나 생선 요리를 먹는 사이에 입가심 정도로 이용된 것 같다.

물냉이의 줄기와 잎은 비프스테이크에 자주 곁들여진다. 물냉이는 고기에 부족하기 쉬운 비타민 A·C나 칼슘을 많이 함유하고 있으므로 육식으로 인해 혈액이 오염되는 것을 막아 준다. 스테이크 외에도 샐러드, 나물 무침, 된장국의 재료, 튀김 등 각종 요리로 먹을 수 있다. 씨에는 시니그린*sinigrin*이 함유되어 매운 맛이 있으므로 겨자처럼 사용되고 있다.

✸ 양상추(Head Lettuce, Butter Head Tipe)

• **효능** : 간의 병, 심장병, 빈혈에 효과

서아시아가 원산지인 국화과 식물. 잎이 아주 부드러워 먹으면 입안에서 녹는 듯한 식감이 든다. 이름처럼 샐러드로 생식하는 데 적합한 야채이다. 한국에서는 김해, 평창, 대관령, 광주 등 서울 근교에서 주로 재배된다.

양상추와 상추의 구분을 결구(結球)[30]가 됐는지 아닌지에 따라서 판

30 **결구** : 배추 따위의 채소 잎이 여러 겹으로 겹쳐서 둥글게 속이 든 것

단하는 경우가 많으나 영양 면에서도 뚜렷한 차이를 보인다. 양상추에는 비타민 A가 많이 함유되어 있다. 100g 당 780IU (international unit(s)비타민량 효과 측정용 국제단위)로 함유량이 상추의 약 11배이다. 비타민 C도 100g 중 13mg으로 상추의 2배를 함유하는 등 비타민이 풍부하게 들어 있다. 그러므로 샐러드를 만들 때는 반드시 양상추를 사용할 것을 권한다. 철분이 많이 들어 있어 빈혈에 효과가 있으며, 이뇨 작용이나 해독 작용도 뛰어나 심장병이나 간의 병에도 유효하다.

✳ 우 엉(Great Burdock)

•**효능** : 성인병 예방 및 개선, 강정·발한·해독 작용

유럽부터 아시아에 이르는 열대 지역이 원산지. 국화과 두해살이풀이다. 중국에서는 원래 약초로 이용되었으며 일본에도 천 수백 년 전에 약초로서 전해졌다. 헤이안(平安) 시대부터 식용이 되었다. 중국과 일본에 비해 한국에 전래된 지는 오래되지 않았다.

우엉은 주로 탄수화물로 구성되어 있는데, 그 중 셀룰로오스나 리그닌 등의 탄수화물(식물섬유)은 장의 연동을 활발하게 하고 장내의 좋은 균 발육을 도와 배변을 좋게 한다. 그 결과 콜레스테롤, 중성지방 등의 잉여물이나 유해물을 배출한다. 이로 인해 고지혈증, 당뇨병, 대장암 등 영양 과잉으로 생기는 성인병 예방과 개선에 도움이 된다. 특히 리그닌에는 강력한 대장암 예방 효과가 있다.

《혼초슛칸(本朝食鑑)》(1697)에 "우엉은 남성의 강정제[31]"라고 했다.

31 **강정제** : 남성의 정력을 돋우는 약

이것은 아르기닌에 의한 자양 강장 효과를 뜻하는 것이다. 한의학의 '상사(相似) 이론'에 의하면 인간의 하반신은 식물의 뿌리에 해당한다. 따라서 우엉은 인간의 하지, 즉 허리와 비뇨생식기의 힘을 강화하며 그 결과 신장의 기능을 높여 이뇨 작용도 발휘한다.

프랑스의 식물요법가인 M. 메세그 *Maurice Messegue*(1921~) 씨는 우엉을 '두피의 병에 좋은 풀'이라고 했다. 타닌이 소염·수렴 작용을 발휘하는 것이다. 또한 해독·발한 작용도 뛰어나므로 여드름이나 발진 등 몸속에 노폐물이 쌓여 생기는 질병에도 효과가 있다.

❀ 소엽 (차조기, Beefsteak Plant)

• **효능** : 생선·게의 중독을 해소, 감기·기관지염에 효과

중국 남부, 히말라야, 미얀마가 원산지인 꿀풀과 한해살이풀. 일본에는 8~9세기에 중국으로부터 전해졌다. 나라 시대에는 이미 약용, 식품 향미료로서 귀하게 취급되었다.

소엽은 베타카로틴, 비타민 B_1·B_2·C 등의 비타민류, 철, 칼슘, 인 등의 미네랄, 클로로필 등을 많이 함유한 녹황색 야채이다. 특히 베타카로틴과 칼슘의 함유량이 야채 중에서 최고이다.

소엽은 독특한 향을 내는 성분인 페릴알데히드*perillaldehyde*를 함유하고 있다. 방부 작용을 하는 이 성분은 생선이나 게의 중독에 대한 해독에 이용된다. 소엽이 회에 곁들여지는 이유이다.

발한·이뇨·진해·거담 작용이 있어 감기에도 효과적이다. 또한 신경을 가라앉히는 작용을 하여 노이로제와 우울증, 자율신경실조

중에 처방하는 한방약 '반하후박탕(半夏厚朴湯)'의 주성분으로 쓰인다. 그 외에도 기관지 천식이나 감기, 위약(胃弱)의 한방약으로도 이용되고 있다.

소엽에는 리놀산이나 알파리놀렌산 등의 불포화지방산이 함유되어 있어 뇌졸중이나 동맥경화 예방, 면역력 증강에 효과가 있다고 밝혀져 있다. 그리고 붉은색 소엽의 보라색 색소인 시소닌*Shisonin*은 산화를 강력하게 억제하므로 만병의 예방에 도움이 된다.

✿ 쑥 갓(Garland Chrysanthemum)

• **효능** : 위장병에 좋음, 거담 작용

남유럽이 원산지인 국화과 두해살이풀. 일본에는 무로마치(室町) 시대에 한반도를 거쳐 전해졌다. 그래서 에도 시대에 교토나 오사카에서는 고려의 국화라는 뜻으로 '고라이기쿠(高麗菊)'라고 하였다. 국화는 가을의 꽃이지만, 봄에 피는 쑥갓의 꽃이 국화와 비슷하기 때문에 일본어로 슌기쿠(봄의 국화)라는 이름이 붙었던 것 같다. 한국에서는 비닐하우스를 이용하여 재배하며 수도권에서 90% 이상이 재배된다.

약 500년 전 중국의《본초강목(本草綱目)》에서는 쑥갓에 대해 "독이 없고 기분을 가라앉히며, 위장을 튼튼하게 하고 가래를 없애는 효과가 있다"고 했다. 쑥갓에는 쑥과 비슷한 독특한 향기가 있으나, 이것은 정유[32] 성분에 의한 것이다.

이 외에 다량의 엽록소와 비타민 A·C, 미네랄이 풍부하게 함유되어

32 **정유** : 정제된 지방

있다. 봄의 불안정한 컨디션을 조절하는 데 안성맞춤인 야채이다. 일본의 냄비 요리에 쑥갓이 빠지지 않는 이유는 쑥갓에 함유된 엽록소와 식물섬유 때문이다. 해독작용과 배설작용을 하여 고기와 생선으로 인해 영양이 과잉되는 것을 막아 준다. 따라서 기름기가 많은 식사를 할 때 쑥갓을 함께 먹으면 좋다.

쑥갓은 안에서부터 몸을 따뜻하게 한다. 감기에 걸렸을 때 된장국 등에 쑥갓 또는 쑥갓의 생즙을 넣어 뜨거울 때 마시면 몸이 따뜻해지는 효과가 있다. 편도선염에는 쑥갓을 삶아 약을 만들어 자주 양치질을 하면 좋다. 또한 줄기와 잎을 그늘에서 말려 욕조에 넣으면 보온 효과가 있다.

✳ 생 강(Ginger)

- **효능** : 강장(強臟, 장의 활동을 강화), 건위, 살균, 발한, 해열, 보온 효과

열대 아시아가 원산지인 생강과 여러해살이풀. 일본에는 야요이(彌生) 시대에 벼농사와 함께 전해졌다. 학명은 Zingiber officinale로, officinale이란 '약으로 쓰인다'는 뜻이다. 70% 이상의 의료용 한방약에 생강이 사용되고 있다. 영어의 ginger에 '의기, 정력, 원기'라는 의미가 있는 것을 보면 영국에서도 생강의 효과가 알려져 있었던 것 같다. 한국에는 고려 이전에 도입된 것으로 추측된다. 한국의 주산지는 충남의 서산, 당진, 전북의 완주, 익산, 경남의 산청 등이다.

16세기 영국에서는 페스트가 크게 유행하였다. 이때 생강을 먹었던 사람들은 목숨을 건졌다는 사실을 깨달은 당시의 왕은 "시민들에게

생강을 먹도록 하라"는 명령을 내렸다고 한다. 생강의 약효는 매운 맛 성분의 진저론, 진저롤, 쇼가올 *Shogaol* 이나 방향 성분의 진지베롤 *Zingiberol* 등이 종합적으로 작용함으로써 나타난다. 진저론이나 쇼가올에는 강력한 살균 작용이 있어 어패류에 의한 식중독을 막아 준다. 이 때문에 초밥에 생강이 곁들여지는 것이다. 초밥을 과식해도 위장의 손상이 생각보다 크지 않은 이유는 생강이 위를 튼튼하게 만드는 작용을 하기 때문일 것이다.

그 외의 효능으로는 발한·해열 작용, 보온 작용, 진통 작용, 소화 촉진 작용, 항궤양 작용, 장관내 수송 촉진 작용, 강심 작용 등이 있다. 또 전신 세포의 신진대사를 활발하게 하는 작용을 하는 등 온몸의 기능을 높여 기력과 체력, 면역력을 높이는 만병의 특효약이다.

❀ 영 귤(Sudachi Citrusfruit)

• **효능** : 식욕 증진

일본이 원산지인 귤과 상록 저목 내지 중고목. 한자로는 '소립(巢立)', '초귤(酢橘)'로 쓴다. 유자와 가까운 종류지만 기원은 분명하지 않다. 도쿠시마(德島) 현에서는 에도 후기부터 재배되었고, 지금도 도쿠시마 현의 특산물이 되었다.

'산'이 많은 귤이라는 뜻의 이름처럼 신맛이 강해서 생식할 수는 없다. 그러나 식욕 증진 작용이 있고, 즙이 많으며 향기가 좋으므로 초로서 요리용이나 향미 재료로 사용되고 있다.

❊ 셀러리(Celery)

- **효능** : 빈혈·피부미용·정신병·생리불순·강장·강정(强精, 정력을 강화)

지중해 연안이 원산지인 산형과 한해살이 혹은 여러해살이풀. 일본에는 임진왜란 때 가토 기요마사(加藤淸正)가 조선으로부터 가지고 왔으므로 '기요마사당근'이라는 별명이 있다. 메이지 시대 초기부터 재배되었으며, '네덜란드참나물'이라고도 불렸다. 유럽에서는 예부터 약초로서 이용되었으며, 고대 그리스에서는 만능약으로 불렸다. 호메로스의 《일리아드》에는 "영웅 아킬레우스가 셀러리로 말의 병을 치료하였다"는 표현이 있다. 뛰어난 명의였던 히포크라테스도 "신경이 피로해지면 셀러리를 약으로 하라"고 했다. 한국에는 19세기 후반 서양 문물의 도입과 함께 전해졌으며 점차 생산량이 늘고 있다.

셀러리는 비타민 A·B$_1$·B$_2$·C 외에 적혈구의 성분이 되는 마그네슘과 철을 많이 함유하므로 빈혈 개선, 피부 미용, 생리불순이나 갱년기 장애 등에도 효과적이다. 셀러리의 독특한 향을 내는 성분인 아핀*apiin*에는 신경을 진정시키는 효과가 있다.

프랑스에는 "셀러리가 남자에게 작용하는 효능을 알았다면 여자들은 셀러리를 찾아 파리에서 로마까지 갔을 거다"라는 속담도 있다. 셀러리의 강장·강정 작용을 뜻하는 것이다. 또한 셀러리에 함유된 메티오닌은 간장의 기능을 강화한다. 셀러리·파슬리·당근 등의 미나리과 식물에는 혈전을 녹여 혈액의 흐름을 순조롭게 하는 피라진*pyrazine*이 함유되어 있다. 따라서 심근경색이나 뇌경색 등의 혈전증에는 셀러리 같은 미나리과 식물이 효과적이다.

✳ 미나리 (Water Dropwort)

- **효능** : 윤하[33], 이뇨, 이담, 보온, 치통·신경통에 좋음

아시아가 원산지인 산형과 여러해살이풀. '봄의 일곱 가지 풀' 가운데 하나이며 습지나 도랑에서 자생한다. 새싹이 많이 나오는 모양이 서로 다투고 있는 것처럼 보이기 때문에 일본어로는 경쟁한다는 뜻의 '세리' 라는 이름이 붙었다. 한국에서는 전국적으로 재배가 가능하나 경기, 경북, 경남, 전남 지방이 주산지이며 대구, 광주, 김해 등에서도 많이 재배되고 있다.

비타민 B_1, 비타민C 외에 황, 염소, 인이 많이 함유되어 있다. 이들이 강력한 장내 청소 효과를 발휘한다. 작용이 강하기 때문에 생주스로 만들어 먹는 경우, 당근이나 셀러리 등과 섞어 사용하는 것이 좋다. 또 치통이 있을 때 미나리즙을 입에 머금으면 효과가 있다.《혼초숏칸》에 "대장, 소장을 이롭게 하여 황증을 제거하고, 술 마신 뒤의 열을 없앤다"고 하였다. 이렇듯 이담 작용[34] 이 뛰어나므로 황달과 간의 병에도 유효하다. 또한 정유분을 많이 함유하고 있다는 사실이 알려져 있다. 구체적인 내용에 대해서는 아직 증명되지 않았으나 신경통이나 류머티즘에 대해 약효를 나타내는 것은 틀림없이 이 정유분이라고 생각된다.

미나리를 삶아 무침으로 항상 먹으면 보온 효과가 있으며, 신경통이나 류머티즘 등 냉기가 원인인 질병에 효과적이다. 발열성 질병에

---

33 **윤하** : 장을 윤활하게 하는 약을 사용하여 배변을 쉽게 하는 일

34 **이담 작용** : 쓸개에서 생산되고 간에서 저장되는 담즙이 잘 배출되도록 하는 것

는 미나리의 생즙을 조금 마시면 효과가 즉시 나타난다. 동상에는 미나리 생즙을 환부에 바르고 마사지하면 혈액이 좋아져 빨리 낫는다. 한기를 잘 느끼며 감기에 걸리기 쉬운 사람은 미나리의 잎을 자루에 조금 넣고 욕조에 담가 목욕하면 좋다.

✳ 무(Japanese Radish)

• **효능** : 건위·식욕 증진, 진해[35], 거담, 강장·강정, 보온, 식중독에 효과

칸카스로부터 팔레스타인에 걸친 지역이 원산지인 십자화과 한해살이풀. 일본에는 1,200년도 더 전에 인도, 중국, 한반도를 거쳐 전해졌다. 《고사기(古事記)》나 《니혼쇼키(日本書紀)》에도 기록이 있다. 한국에서는 배추와 함께 식생활에서 중요한 위치를 차지하는 채소이다. 거의 1년 내내 공급되는데 김장무는 강원·경기·전남·전북지방에서, 봄무는 부산·김해·양산·나주 등 남부지역에서 주로 재배되며 여름무는 강원의 평창·홍천·삼척 등 고랭지 지역에서 재배된다.

일본에서 '봄의 일곱 가지 풀'의 스즈시로(淸白)란 무를 뜻한다. 《혼초숏칸》에는 "무는 능히 껍데기를 없애고(소화시킨다는 뜻), 담을 제거하며, 토혈·코피를 멈추고 면류의 독을 다스리며 어육의 독, 술독, 두부의 독을 풀어 준다"고 되어 있다.

무는 전분 분해 효소인 디아스타아제, 단백질 분해 효소인 프로테아제 *protease*를 비롯하여 옥시다아제 *Oxydase*, 카탈라아제 등의 효소류와 비타민 C를 다량으로 함유하고 있다. 이것이 위를 튼튼하게 하

35 진해 : 기침을 그치게 하는 일

여 식중독이나 숙취에 효과가 있다. 무가 매운 맛을 내는 것은 배당체[36]인 시니그린*sinigrin*이 분해되어 이소황화시안아릴이 생기기 때문이다. 이는 위액의 분비를 높여 소화를 촉진하고 변통(便通, 변비로 잘 나오지 않던 대변이 잘 나오게 되는 일)을 좋게 한다. 또한 철과 마그네슘의 함유량이 많아 점막의 질병을 낮게 하는 작용도 있으므로, 감기와 기관지염의 가래를 멎게 하는 거담 등에 도움이 된다. 또 식물섬유인 리그닌이 함유되어 암세포의 발생을 억제한다.

생무는 몸을 차게 하는 작용이 있으나 햇볕에 썰어 말린 무, 냄비 요리의 무, 말린 무를 초에 절인 무말랭이 초절임은 강력한 보온 효과를 낸다.

❀ 죽 순(Bamboo Shoots)

• **효능** : 변통 촉진, 이뇨·거담 작용

대나무는 열대 지역 식물이다. 일본에는 중국으로부터 전해졌으며 왕대와 솜대는 헤이안 시대에 이미 일본에 전해졌고, 죽순대는 전국 시대에 전해졌다.

대개 겨울 동안에는 추우므로 식생활이 육식에 치우치게 된다. 그 결과 영양소와 노폐물이 한꺼번에 몸속에 머물러 비만이 되는 경향이 있다. 반면 봄은 곧 여름이 찾아오므로 몸을 가볍게 하는 시기이다. 이 시기에 채집되는 죽순, 머위, 고사리, 고비, 등의 식물은 식물섬유를

---

36 배당체 : 글리코시드(glycoside), 단당류의 헤미아세탈성 히드록시기와 알코올, 비당질 화합물이 결합하여 아세탈 결합을 한 화합물을 통틀어 이르는 말

많이 함유하고 있다. 그래서 변통을 촉진하고, 대변과 더불어 장내에 있는 여분의 콜레스테롤·지방·당분 등의 잉여 물질을 배설하여 몸을 대청소한다. 죽순은 이들 식물 중에서 가장 친숙한 식물이며, 겨울 동안에 장에 머물렀던 노폐물을 청소하는 '대나무 빗자루' 라고도 할 수 있을 것이다.

그 외에 죽순에는 이뇨 작용과 거담 작용, 충혈[37]을 치료하는 작용도 있다. 홍역은 발진[38] 없이 발열이나 가래가 나오는 증상인데 홍역을 앓는 어린이에게 죽순 수프를 주면 발진 치료가 빨라진다.

✳ 양 파(Onion)

- **효능** : 구충, 살균, 방부, 발한, 이뇨, 해독, 혈전 방지

아프가니스탄으로부터 페르시아(이란)에 걸친 지역이 원산지이며 백합과의 두해살이풀이다. 유럽에서는 4,000년 이상 전부터 재배되고 있다. 한국에는 이조 말엽에 도입되어 전남, 경남, 경북, 제주지방에서 재배된다.

피라미드를 건설하는 노동자에게 양파와 마늘을 먹게 하여 일의 효율을 높였다는 기록이 있다. 부추, 마늘과 같은 Allium(파, 마늘류)속 야채로, 구충·살균·방부·발한·이뇨·해독 작용이 있다. 이런 작용들은 함유 성분인 황, 인 등의 미네랄에 의한 것이다. 황을 함유한 황화알릴이 그 중심적인 기능을 하고 있다. 특히 티오술피네이트

---

37 충혈 : 몸의 일정 부분에 동맥혈이 비정상적으로 많이 모이는 증상, 염증 또는 외부 자극이 일어난다.
38 발진 : 열(熱)에 의히 피부에 작은 좁쌀 같은 것이 돋아나는 증상

*thiosulfinate*는 혈전 방지와 항히스타민 작용이 알려져 있다. 비타민으로는 B₁·B₂·C를 많이 함유한다. 특히 비타민 C는 함유 성분인 쿼르세틴quercetin과 협동하여 혈관을 탄력 있고 튼튼하게 하므로 혈관 관련 질병의 예방·개선에 도움이 된다.

주목할 만한 성분은 글루코키닌*glucokinin*으로, 혈당 강하 작용이 있다. 또 진정 작용도 있어 양파 날것을 잘라 베개 밑에 두면 잠이 잘 온다. 영국에는 "하루 한 개의 양파는 의사를 멀리하게 한다"는 속담이 있으며, '역병을 막는 수호신'으로 사용되었다. 양파의 향기에는 살균 작용이 있으며. 서양에서는 운동선수가 양파를 항상 먹는다. 이것은 황화알릴이 비타민 B₁의 흡수와 이용 효율을 높여 체력과 기력을 높여 주기 때문이다.

✳ 고 추(Red Pepper, Hot Pepper)

• **효능** : 식욕 증진, 살균, 보온, 혈액 순환에 좋음

남아메리카, 아마존 강 유역이 원산지인 가지과 한해살이풀. 멕시코나 페루에서는 예전부터 식용되었다. 유럽으로는 콜럼버스가 전했다고 하며 일본에는 임진왜란 때 일본군이 조선으로부터 가져갔다고 한다. 한국에는 17세기 초에 전래되었으며 충북, 경북, 전북이 주산지다.

강렬한 매운 맛은 캡사이신이라는 알칼로이드 때문이며, 특히 과피[39]에 많이 함유되어 있다. 이 성분에는 식욕 증진, 혈액 순환 촉진 외에 살균 작용이 있다. 일본에서는 시치미토가라시(90페이지)로 널

39 **과피** : 열매껍질, 열매의 씨를 둘러싸고 있는 부분

리 알려져 있다. 시치미(七味)란 진피, 참깨, 양귀비 열매, 삼 열매, 산초, 유채씨와 고추이다. 메밀국수나 우동에 얹어 먹으면 식욕이 증가하고 소화 흡수가 촉진될 뿐 아니라 체온이 따뜻해져 심신이 모두 좋아진다.

고추의 보온 효과는 예로부터 활용되어 왔다. 옛날 여행자는 추위를 막기 위해 복대 안에 고추를 넣고 걸었다고 한다. 또한 고추에는 의외로 비타민이 많이 함유되어 있다. 카로틴, 비타민B_1·B_2를 비롯하여 비타민 C가 다량 함유되어 있다.

류머티즘이나 신경통이 있을 때 열매를 썰어 자루에 넣고 욕조에 담가 목욕하면 몸이 따뜻해지고 각종 통증에 효과가 있다. 화이트리큐어 *white liquor*에 고추를 썰어 넣고 1개월 정도 보존하였다가 거른 것을 아픈 부위에 습포하면 즉시 효과를 본다.

❄ 옥수수(Indian Corn)

• **효능** : 영약식, 정장·이뇨작용

남아메리카 북부가 원산지인 벼과 한해살이풀. 고대부터 남미에서 재배되었다. 인디언이 식용하던 것을 콜럼버스가 가져가 유럽 전역에 퍼졌으며, 이후 아시아에 전해졌다고 한다. 일본 에도 시대의 《부쓰루이쇼코》에는 "간사이(關西)에서는 난반키비(남만의 수수), 가시키비(과자 수수)라 하고, 간토(關東)에서는 도모로코시(옥수수)라고 하였다"라는 글이 있다. 한국에서는 강원도가 전국 총생산량의 대부분을 차지하고 있으며 특히 영월, 횡성, 평창 지방에서 많이 재배된다.

남아메리카나 일본에서 옥수수를 상식하는 지역은 장수하기로 유명하다. 옥수수에는 전분, 포도당, 수크로오스*sucrose* 등의 탄수화물과 글루텔린, 글로불린 등의 단백질, 양질의 식물성 지방, 비타민 B_1 · B_2 등의 비타민류, 인 등의 미네랄이 균형 있게 함유되어 있기 때문이다. 준주식이 되는 영양 만점의 곡물이다.

특히 배젖[39]의 전분은 콘스타치*cornstarch*라 하며, 소화 흡수가 좋아 병후의 회복기에 먹으면 뛰어난 영양식이 된다. 장정작용[40]이 있으며 소화액 분비를 촉진하는 효소가 많이 함유되어 있다. 또한 리놀산을 많이 함유하여 상식하면 동맥경화가 예방된다. 캅카스 지방의 장수촌 사람들은 옥수수를 죽처럼 만든 음식을 주식으로 한다.

옥수수에는 이뇨 작용이 있어 신장병이나 각기로 인한 부종, 임질이나 방광염, 신장결석 등에 민간요법으로 자주 이용된다.

❋ 토마토(Tomato)

• **효능** : 소화 촉진, 정장, 혈관 강화, 암 예방 효과

남미 페루, 에콰도르가 원산지인 가지과 한해살이풀. 16세기에 유럽에 전해졌으나 식용되지는 않고 관상용이었다. 18세기에 이탈리아인이 식용으로 먹기 시작하였다. 일본에는 1580년경 포르투갈인에 의해 감자, 수박, 호박, 옥수수와 함께 전해졌다. 당시에는 관상용이었으며, 식용으로 일반화된 것은 1960년 전후부터이다. 한국에는

---

39 배젖 : 씨앗 속에 있어서 발아하기 위한 양분을 저장하고 있는 조직

40 장정작용 : 장을 깨끗하게 하는 작용

1614년 《지봉유설(芝峰類說)》에 '남만시'라는 이름으로 소개되어 있으며 그 이전에 전래된 것으로 추측된다.

한의학에서 토마토는 '청열해독' 작용이 있다고 한다. 몸속에 있는 여분의 열을 차게 하여 혈액을 정화한다고 여기는 것이다.

또한 시트르산(citric acid), 사과산, 주석산, 숙신산(succinic acid) 등의 유기산이 위액의 분비를 촉진시켜 소화를 촉진한다. 또 토마토에 함유된 나트륨, 칼슘, 마그네슘, 칼륨 등의 알칼리성 미네랄은 아시도시스(산혈증)[41]를 중화해 주므로 고기 요리에 곁들이기에 최적이다.

비타민 C나 루틴에는 혈관 강화 작용과 확장 작용이 있으므로 고혈압, 안저 출혈[42]에 도움이 된다. 토마토의 붉은 색소인 리코펜*lycopene*은 면역력을 강화하고 암 예방 효과를 발휘한다. 펙틴은 정장 작용이 있으며 변비를 개선하는 데 도움이 된다. 글루탐산이나 아미노부티르산*aminobutyric acid*에는 건뇌효과[43]가 있다. 이처럼 다양한 효과가 있으나 토마토는 몸을 차게 하는 음성 식품이다. 몸이 차가운 사람은 몸을 따뜻하게 하는 소금을 넣고 열을 가하거나 해서 먹으면 좋다.

❀ 가 지(Eggplant)

- **효능** : 혈전 방지, 고혈압·동맥경화에 좋음

인도가 원산지인 가지과 한해살이 혹은 여러해살이풀. 일본에서는

---

41 아시도시스 : 혈액에서 산과 염기의 평형이 깨져 산성이 된 상태. 폐의 가스 교환 기능이 저하되며 당뇨병, 설사, 쇼크 등의 경우에 일어난다

42 안저 출혈 : 눈의 망막 혈관이 터져서 일어나는 출혈

43 건뇌효과 : 뇌를 튼튼하게 하는 효과

나라 시대부터 재배되었으며 에도 후기에는 수요가 가장 많은 야채 중 하나였다. '나스'라는 일본어 이름은 '잘되다'는 뜻의 '나스(爲す)'에서 유래하는 것 같다. 한국에는 중국을 거쳐 전파되었다. 오래전부터 널리 재배되고 있으며 경기, 경북, 경남 지방이 주산지이다.

《본초강목》에 "가지는 성질이 차가워 많이 먹으면 반드시 복통, 설사하며 여성의 자궁을 상하게 한다"고 되어 있다. "가을 가지는 며느리에게 먹이지 않는다"는 속담도 있는데, 이는 가지가 몸을 차게 하는 작용을 가졌기 때문이라고 추측된다. 몸이 차거나 저혈압인 사람은 가지를 먹을 때 몸을 따뜻하게 하는 작용이 있는 소금이나 된장, 생강과 함께 먹으면 좋다. 이와 같이 몸을 차게 하는 가지는 타박상, 염좌, 화상에 습포약으로 이용하면 효과를 발휘한다. 《혼초숏칸》에도 "가지는 피를 풀어 주고 통증을 멎게 하며 부종을 없애고 장을 편안하게 한다"고 했다.

가지에는 비타민 C와 P가 많이 함유되어 있다. 이로 인해 혈관을 탄력 있게 하여 고혈압이나 혈전증 예방 및 개선에 도움이 된다. 또한 과피의 색소인 나수닌*nasunine*은 콜레스테롤 수치를 내려 동맥경화를 막는다고 밝혀져 있다. 나수닌은 가수분해[44]하여 델피니딘*delphinidin*을 만들고, 이것이 니켈과 안정한 소금을 만든다. 가지 절임에 쇠못을 넣어 두면 절임이 보라색이 되는 것은 이 때문이다.

✿ 부 추(Chinese Leek)

• **효능** : 보온, 강장, 소화 촉진, 살균, 소염 효과

44 가수분해 : 무기 염류가 물과 작용하여 산과 알칼리로 분해되는 반응

동남아시아, 중국, 일본이 원산지인 백합과 여러해살이풀. 일본에서 '요키소(陽起草)'라는 별명이 있을 정도로 성장력과 생명력이 강하며, 재배하는 데 손이 별로 가지 않아 '라이진소(懶人草, 게으름뱅이풀)'라고도 한다. 한국에는 삼국시대에 들어온 것으로 추정된다. 추위·더위에 강해 전국에서 재배되며 주산지는 대구이다.

《본초강목》에는 "뿌리, 잎을 끓여 먹으면 중(위장)을 따뜻하게 하고 기를 내려 허를 보하며, 장을 도와 오장을 조화롭게 하여 식을 좋게 하며 뱃속이 차갑고 아픈 것을 멈추게 한다"라고 기록되어 있다. 《농업전서(農業全書)》에서도 "요키소로서 사람을 도와 몸을 따뜻하게 하는 성질이 좋아지는 것"이라고 하였다. 부추에는 몸을 따뜻하게 하고 위장의 기능을 좋게 하는 강장 작용이 있음을 알 수 있다. 또한 마늘과 마찬가지로 황화알릴을 함유하여 소화 촉진, 살균, 소담 작용을 한다.

부추 특유의 기능은 '활혈화어(活血化瘀)=구어혈(驅瘀血)' 작용이다. 즉, 오염되어 끈적끈적한 혈액을 정화하고 혈액 순환을 좋게 하여 혈액의 흐름을 맑게 하는 것이다. 따라서 피의 오염으로부터 생기는 어깨 결림, 두통, 현기증, 이명, 동계(심장의 고동이 심해 가슴이 울렁거리는 일), 생리통, 토혈, 객혈 등을 개선하는 작용이 있다. 이런 증상이 있는 사람은 부추 생즙을 하루에 작은 술잔으로 한두 잔 마시면 좋다. 부추에 계란을 푼 요리나 부추간볶음은 양성 식품인 부추와 계란, 그리고 간이 조화를 이루어 피로를 회복하고 허약체질을 개선한다. 빈혈·저혈압 등의 음성 질병에 아주 좋은 음식이다.

✳ 당 근(Carrot)

• **효능** : 만병의 특효약으로 암·눈병·피로병에 좋음

　지중해 연안으로부터 중앙아시아 지역이 원산지인 미나리과 두해살
이풀. 일본에는 에도 시대 전기에 전해졌다. 한국에서는 재배 역사가
비교적 짧은 채소로 강원, 제주, 경남, 전남지방이 대표적인 산지이며
부산, 정선, 해남 등지에서도 많이 재배된다.

　당근에는 카로틴이 풍부하게 함유되어 있다. 특히 베타카로틴은 활
성산소를 제거하여 면역력을 증강하고, 각종 감염증이나 암을 예방한
다는 사실이 알려져 있다. 평소에 당근을 상식하는 사람은 당근을 많이
먹지 않는 사람에 비해 폐암 발생률이 절반이라는 연구 보고도 있다.
미국 과학아카데미는 암을 예방하는 대표적인 것으로서 당근의 효능
을 발표했다. 미국의 W. 워커 *Norman W. Walker* (1886~1985) 박사가
예전부터 "당근주스는 궤양과 암을 치유하는 세기의 기적이다" 라고
단언했던 것이 과학적으로도 증명된 것이다. 당근에 함유된 카로틴
은 시력 회복, 눈병, 피부병이나 거친 피부에도 효과가 있다.

　미네랄로는 강력한 정화력을 가진 황, 인, 칼슘이 많이 함유되어
있다. 이들은 위장·간장을 정화하고 뼈와 이를 강화하는 데 도움이
된다. 또한 당근에 함유된 숙신산칼륨염에는 혈압을 내리는 작용과
몸속의 유해한 수은을 배설하는 작용이 있다고 알려져 있다. 유럽에
서는 "당근은 사람을 애교스럽게 만든다" 라는 속담이 있다. 건강해
짐으로써 애교가 생겨난다는 뜻일 것이다. 당근 2개와 사과 1개로 만
든 생주스를 매일 마시면 만병을 예방하고 개선하는 데 도움이 된다.

❈ 마 늘(Garlic)

- **효능** : 피로회복, 강장, 구충, 정장, 이뇨, 살균 작용

중앙아시아가 원산지인 백합과 여러해살이풀.《구약성서》에도 기재되어 있을 정도로 역사가 오래되었으며, 고대 이집트와 그리스 시대부터 재배되었다. 한국에서도 단군 신화에 나올 정도로 오래된 역사를 가진 채소이다. 주산지는 충남, 경남, 경북, 전남지방이다.

일본에는 10세기경 중국으로부터 전해졌다.《고사기(古事記)》와 《니혼쇼키》에는 "역질의 퇴치를 위해 이용되었다"라고 기록되어 있다. 일본 이름은 '닌니쿠(忍辱)'이며, 승려가 심한 냄새를 견디면서 먹었을 정도로 약효가 좋다는 뜻에서 생긴 말이다. 고대 그리스와 로마 시대부터 '농민을 위한 만능약'이라고 불렀다. 로마의 병사는 싸움터에 나가기 전에 먹었으며, 피라미드나 만리장성을 지은 노동자의 활력원이 되기도 하였다.

마늘의 이 같은 작용의 주된 요인은 강력한 냄새의 근원인 황화알릴이다. 이 황화알릴이 마늘에 함유된 비타민 B_1과 결합하여 알리티아민으로 바뀌면 피로 회복이나 자양 강장 효과를 발휘한다. 또한 식중독이나 감염증에 대해서도 살균 효과가 있으며 무취 성분의 스코르디닌도 신진대사 촉진이나 자양 강장에 효과가 있다.

이 외의 마늘의 효과로는 구충 작용, 정장 작용, 이뇨 작용, 혈액 순환 및 촉진 작용, 니코틴·공해 오염물질의 해독화, 강장 작용, 콜레스테롤 저하 작용, 보간(輔肝, 간을 보호함) 작용, 노안 예방 등이 밝혀져 있다. 그러나 눈병, 궤양, 위장이 허약한 사람은 너무 많이

먹으면 악화될 우려가 있으므로 주의해야 한다.

✳ 파(Welsh Onion)

• **효능** : 강장, 흥분, 거담, 발한, 이뇨, 구충, 해독, 소염 작용

아시아가 원산지인 백합과 여러해살이풀. 일본에는 예로부터 전해져서 《고사기》와 《니혼쇼키》에도 기재된 기록이 있다. 고서에 "파는 기운을 북돋운다. 네(뿌리) 부분을 먹기 때문에 네기(파)라고 하는 것"이라고 하였다. 이처럼 기를 높이는 파의 작용은 예로부터 알려져 왔다.

한국에는 중국을 거쳐서 고려시대 이전에 전래된 것으로 알려져 있다. 대구, 부산, 남양주 등이 대표적인 주산지이다.

파, 양파, 부추, 마늘 등의 Allium속 야채에는 알리인alliin이 함유되어 있다. 알리인에는 강장, 흥분, 거담, 발한, 이뇨, 구충 등의 작용이 있으며, 열이 나는 증상에 이용하면 몸속의 노폐물을 배제하고 해독·소담 작용을 발휘한다. 이들 식물을 조리하여 세포를 파괴하게 되면, 알리인은 효소인 알리나아제에 의해 분해되어 알리신으로 변화한다. 그러면서 강렬하고 자극적인 냄새를 풍긴다. 보통 비타민 B_1은 아네우리나아제aneurinase라는 몸속의 효소에 의해 파괴되지만, 알리신과 결합하여 알릴티아민allithiamin으로 변화하면 파괴되지 않는다. 그래서 비타민 B_1의 기능을 높이고 자양 강장, 진정 효과를 촉진한다. 파가 마늘, 부추와 함께 '매운 채소'라고 불리며 술을 포함하여 절에 가지고 들어가는 것이 금지되는 것은 강장·강정 작용 때문

이라고 생각된다.

파의 푸른색 부분에는 베타카로틴, 비타민 B_2·C, 니코틴산 등의 비타민이나 칼슘, 인, 망간 등의 미네랄이 충분하게 함유되어 있으므로 겨울의 비타민 보급에 최적이다.

✳ 배 추(Chinese Cabbage)

• **효능** : 강장, 거담, 발한, 이뇨, 구충, 해독, 소염 작용

중국의 허베이에서 동북부(만주)에 걸친 지역이 원산지인 십자화과 두해살이풀. 순무와 절임용 채소를 교배하여 만들어진 것으로 600년 경부터 재배되었다. 중국에서는 '채소류 가운데 가장 많이 먹는 식품'이라고 한다. 일본에는 19세기에 전해졌다. 별명은 '슈' 라고 하는데, 소나무처럼 추위에 견디는 야채라는 의미로 풀초를 넣어서 이름 지어졌다. 서늘한 기후를 좋아하여 주로 간토(關東)자나 도호쿠(東北)에서 재배되고 있다. 한국에는 고려시대 때부터 널리 재배되기 시작하였으며 현재 가장 중요한 채소류 중 하나이다.

배추에는 몸을 차갑게 하는 작용이 없어 몸이 차가운 사람도 안심하고 먹을 수 있다.[45] 비타민 C가 100g당 22mg으로 많이 함유되어 있으므로 겨울철의 비타민 C 보급에 중요한 야채이다. 외상 치유 촉진이나 강정 작용이 있는 아연, 발암물질을 배설하는 몰리브덴 등의 미네랄도 포함, 항암 성분인 디티올티온*dithiol-thione*도 함유되어 있다.

---

45 배추에는~있다 : 한의학에서는 배추가 찬 성질을 지니고 있다고 본다. 다만 배추를 김치로 조리하였을 때 양념으로 들어가는 고추, 마늘, 생강 등이 따뜻한 성질을 지니므로 음양의 조화를 이루는 건강식품이 되는 것이다. ㅡ 감수자 주

철이나 칼슘도 비교적 많이 함유되어 있다.

중국의 《명의별록(名醫別錄)》에는 배추는 "위장을 부드럽게 하고 가슴속 답답함을 없애며 주갈(음주 후의 목마름)을 해소한다"고 되어 있다. 배추에는 식물섬유가 많이 함유되어 있어 정장·윤하 작용이 뛰어난 것을 생각하면 충분히 이해할 수 있다. 전골냄비 요리에 배추가 이용되는 이유도 여기 있을 것이다. 누카미소(쌀겨에 소금을 넣고 반죽하여 띄운 일본 된장 – 옮긴이) 절임으로 한 경우 비타민 C는 유지된 채 비타민 B₁·B₂가 증가되므로 정장 작용도 강화된다.

✸ 파슬리(Parsley)

• **효능** : 식욕 증진, 건위, 정장, 이뇨, 빈혈 방지, 눈병·감염증에 좋음

유럽 중남부에서 아프리카 북안에 걸친 지역이 원산지인 산형과 두해살이풀. 유럽에서는 기원전 4세기경부터 재배되었다. 고대 그리스·로마 시대에는 식중독이나 숙취 예방에 이용되었고, 연회의 상징이었다. 또한 경기 대회의 우승자에게는 파슬리 관이 수여되었다고 한다. 일본에는 에도 시대에 네덜란드인에 의해 전해졌다.

독특한 향기는 피넨 *pinene*, 아피올 *apiol*이라는 정유에 의한 것으로, 벌레가 슬기 어려워 살균 효과가 있다. 따라서 식중독을 예방하는 데 도움이 된다. 양식에 파슬리가 곁들여지는 것도 장내에서 고기의 지방이 부패하여 소화불량이 되는 것을 막는 데 의미가 있다.

파슬리는 단순히 요리의 장식으로 이용되는 경우가 많다. 그러나 파슬리는 당근과 같은 양의 베타카로틴, 비타민 B군·C·E 등의 비타

민류와 철, 칼슘, 인, 황, 칼륨 등의 미네랄을 충분히 함유하고 있다.

이러한 성분의 종합 효과로서 식욕 증진, 건위, 정장, 이뇨 작용, 눈·시신경의 질병, 신장·방광 등의 감염증에 도움이 된다. 또한 혈관을 튼튼하게 유지하고 초조함 방지, 빈혈 방지, 뇌의 기능 활성화, 몸속의 노폐물 해독, 호르몬 장기의 기능 정상화, 간 기능 강화 등의 작용을 발휘한다. 파슬리가 유럽에서 야채라기보다 약초로서 이용되어 온 이유는 이러한 효능들 때문이다.

✳ 피 망(Green Pepper, Sweet Pepper)

• **효능** : 해독, 배설, 손발톱이나 털의 발육, 출혈성 질환의 예방·치료

남아메리카의 아마존 강 유역이 원산지인 가지과 한해살이풀. 영어로 Green Peppe(녹색 고추)나 Sweet Pepper(단맛의 고추)라고 하듯이, 고추의 일종이다. 15세기에 콜럼버스에 의해 전해지고 일본에는 메이지 초기에 미국에서 전해졌다. 당시에는 '고추는 매워야 한다'는 선입관 때문인지 피망의 맛에 익숙지 않아 거의 보급되지 않았다. 한국의 주산지는 전남, 경남, 강원도 등이며 강원도 고랭지산이 우수하다고 한다.

고추에는 다카노쓰메(Evodiopanax innovans), 고추(Capsicum annuum) 등의 매운 맛이 강한 종류와 파프리카, 피망 등 매운 맛이 적고 감미로운 종류가 있다. 여름이 제철이며 베타카로틴, 비타민 B_1·B_2·C가 많이 함유되어 있어 여름 질병을 예방하는 데 뛰어난 야채이다. 통상 비타민C는 열에 약하지만, 피망의 비타민C는 열에 강한 특징이 있다. 또한 모세혈관을 강화하여 출혈을 막아 주는 비타민P

도 함유되어 있다. 그래서 뇌출혈 등의 출혈성 질환과 궤양, 상처 예방과 치료에 유효하다.

피망의 녹색을 만드는 엽록소에 혈액 속의 콜레스테롤 저하 작용이나 항암 작용이 있다는 사실도 알려져 있다. 또한 식물섬유도 비교적 많이 함유되어 변통을 좋게 하며, 장내의 노폐물을 해독하고 배설을 촉진해 준다. 주목할 만한 것은 미네랄인 규소가 많이 함유되어 있기 때문에 손발톱이나 털의 발육에 효과가 있다는 점이다.

✳ 머 위(Japanese Butterbur)

• **효능** : 식욕 증진, 건위, 정장, 이뇨, 빈혈 방지, 눈병·감염증에 좋음

일본이 원산지인 국화과 여러해살이풀. 초봄에 뿌리와 줄기에서 다수의 포엽으로 싸인 꽃줄기를 내며, 꽃눈인 '유채'는 봄을 알리는 야채의 하나이다. 한자로 '款冬'으로 쓴다. '관(款)'은 엄하다는 의미를 가지며, '관동(款冬)'이란 '엄한 겨울에도 눈을 견뎌내고 싹을 틔운다'는 뜻이다. 학명 Patesites는 그리스어로 '넓고 큰 모자'라는 뜻이다. 영어 이름은 Butterbur로, 머위의 잎으로 버터를 감싸 보존하였던 데 유래한다. 독일에서는 약으로 사용하였다고 하며, 일본에서도 예전에 두피병을 치료하기 위해 머위 잎을 머리에 쓰기도 했다. 중국에서는 뿌리와 줄기가 식용이 아닌 해독이나 거담 등의 목적으로 이용되었다.

머위에는 비타민 A·B_1·B_2·B_3(나이아신)·C 등의 비타민과 칼슘, 나트륨, 인, 철 등의 미네랄이 풍부하다. 정유와 쓴맛 성분도 함유되

어 있으며 식욕 증진 작용이나 건위 작용도 있다. 또 머위 10g을 물한 잔에 넣고 절반이 될 때까지 끓여 식후에 3회로 나누어 마시면 가래와 담에 좋다. 머위에는 사포닌, 콜린, 타닌, 주석산이 함유되어 있다. 이들이 종합적으로 작용하여 기관지 점막으로부터 점액 분비를 촉진시켜 가래를 멈추게 하기 때문이다. 벌레에 물리거나 화상을 입는 경우, 또 베인 상처에 머위 잎이나 줄기의 생즙을 바르면 좋다.

✳ 시금치 (Spinach)

• **효능** : 위장의 정화·재생, 내분비 조정, 통풍에 좋음

아르메니아로부터 이란에 걸친 지역이 원산지이며 명아주과의 두해살이풀. 일본에는 에도 초기에 중국으로부터 전해진 것과 메이지 이후에 서양으로부터 전해진 것이 있다. 한국에는 1500년대에 전래된 것으로 알려져 있다. 전국적으로 재배되나 경기, 전남, 경남 등지에서 생산되는 양이 전체의 70% 이상을 생산하고 있다. 경기도의 남양주와 성남, 전남 무안 등이 주산지이다.

인기 있는 애니메이션 〈뽀빠이〉로 친숙하며, 실제로도 초건강 식품이다. 베타카로틴, 비타민 B군·C·E·K, 엽산 등의 비타민류, 철, 망간, 아연, 인, 마그네슘, 요오드, 칼슘, 나트륨, 칼륨 등의 미네랄을 충분히 함유하고 있다. 또한 리신, 트립토판, 시스틴 등의 동물성 단백질과 비슷한 아미노산을 많이 함유하여 뛰어난 단백질원이 된다.

시금치의 효능으로 주목할 만한 것은 위장을 정화·청소하고 그것을 재건·재생하는 강력한 약리 작용을 가진 점이다. 그리고 뇌하수

체 호르몬의 분비를 정상화하고 내분비 전체의 균형을 정상으로 유지하는 기능이 있다. 몸속의 요산을 배설시키는 작용도 있으므로 통풍에 도움이 된다고 한다. 더욱이 풍부하게 함유된 엽록소는 혈액 속의 유독물을 정화하고, 특히 다이옥신의 배설을 촉진한다는 사실이 알려져 있다.

시금치에 함유된 수산(Oxalic Acid)은 결석을 만든다고 하지만 하루 100~200g의 양을 섭취하는 정도라면 아무런 지장이 없다.

방울다다기양배추(Brussels Sprouts)

- **효능** : 감기·암 예방 효과

벨기에 지방이 원산지인 십자화과 두해살이풀로 양배추의 변종. '고모치칸란(子持甘藍)', '고모치타마나(子持玉菜)' 라고도 한다. 일본에는 메이지 시대에 전해졌다.

양배추보다 부드럽고 단맛이 있다. 일본식, 양식 어디에나 어울리며 생식할 수도 있다.

방울다다기양배추는 아미노산, 특히 리신을 많이 함유한다. 비타민 A·B_1·B_2·C 함유량도 150mg으로 많다. 미네랄, 칼슘, 철, 인 등도 적지 않게 함유하고 있으므로 영양적으로 균형 잡힌 야채이다. 감기 예방과 암 예방을 위해 섭취하면 좋다.

상추(Lettuce)

- **효능** : 신진대사의 활성화, 정신 안정, 수면 촉진 효과

유럽 중남부, 북아프리카 지역이 원산지인 국화과 두해살이풀. 고대 그리스·로마 시대부터 재배되었다. 일본에는 중국 원산의 '와거'가 헤이안 시대에 전해졌는데, 상추와 동종이라고 생각해도 좋다. 상추는 전 세계적으로 널리 재배되고 있으며 한국에서는 경기도, 전남, 전북 및 경남 지방이 주산지이다. 시설(하우스)상추는 운송상의 문제로 도시 근교에서 많이 재배한다.

《본초강목》에는 "뼈마디를 보호하고, 오장의 기능을 좋게 하며, 기의 막힘을 열어 주고, 경맥을 통하며 이를 희게 하고, 귀와 눈을 밝게 한다"고 되어 있다.

상추에는 비타민 A·B₁·B₂·C의 비타민류, 칼륨, 나트륨, 칼슘, 인, 마그네슘, 철 등의 미네랄이 많이 함유되어 있다. 특히 마그네슘이 충분히 함유되어 근육 조직과 뇌·신경 조직의 신진대사를 활성화시키고, 그 건전성을 유지하는 중요한 기능을 한다. 또한 줄기에 함유된 유즙 속의 락투코피크린 *lactucopicrin*에는 정신 안정 작용과 수면 촉진 작용이 있다. 그래서 '머리의 피로함을 치유하는 야채', '진정 작용을 가진 야채'라고 불리기도 한다. 유럽에서는 제음(制淫) 작용이 있다고 하는데 이것은 진정 작용에 의한 효과를 뜻하는 것이리라 추정된다. 또한 신경 흥분을 억제하므로 불안신경증, 히스테리, 심계항진, 경련에도 효과가 있다.

그러나 상추는 몸을 차게 하는 작용이 있으므로 몸이 차가운 사람이 생식하는 것은 금물이다.

❈ 연 근(Lotus root)

- **효능** : 수렴, 지혈, 지사[46], 소염 작용, 식체·가슴앓이·소화불량에 좋음

연꽃은 동아시아의 온대, 열대 지역 원산의 수련과 여러해살이풀이다. 일본에는 오래 전 중국으로부터 전해졌다. 일본 만요(万葉) 시대에 꽃이 지고 열매가 생길 무렵 열매가 들어 있는 꽃턱(花托)의 모양이 '벌집'과 비슷하다고 하여 '호스(蜂須)'라 하다가 '하스(연꽃)'가 되었다고 한다. 한국에 전래된 시기는 1,500년도 더 전이라고 하며 본격적으로 재배되기 시작한 것은 19세기 말 이후이다.

연꽃은 7~8월경 아침해와 함께 개화하고 오후 3시경에 진다. 이것을 되풀이하다가 4일째에 지는 재미있는 꽃이다. 연꽃의 씨는 3,000년 동안이나 발아력을 유지할 수 있는 것이 증명되어 있다.

연꽃의 땅속줄기인 연근의 주성분은 탄수화물이고, 전분과 마찬가지로 식물섬유가 충분히 함유되어 있다. 비타민과 미네랄도 많이 함유하고 있으며, 비타민 C는 레몬과 함유량이 같을 정도로 풍부하게 들어있다.

또 철의 함유량도 많다. 연근의 거무스레한 찌꺼기 성분은 타닌이며, 수렴·지혈·소염 작용이 있기 때문에 위궤양, 십이지장궤양의 출혈이나 코피에 효과가 있다. 또한 연근을 자를 때 생기는 실 같은 독특한 점액질은 무틴으로, 식체·가슴앓이·소화불량에 효과가 있다.

에도 시대의 《니치요쇼쿠카가미(日養食鑑)》에는 연근에 대해 "위를 뚫어주고, 밥을 소화시키며, 주독을 해소하고, 산후의 출혈 관련

---

46 **지사** : 설사를 멈추게 함

질병 혹은 토혈, 하혈, 객혈을 치료한다"고 되어 있는데, 과학적으로
보아도 타당하다.

✳ 고추냉이(Wasabi)

• **효능** : 식욕 증진, 이뇨, 발한 작용

동양이 원산지인 십자화과 여러해살이풀. 일본 특산의 대표적인
향신료이다. 홋카이도에서 규슈(九州)에 이르기까지의 심산계곡에
군서[47]하고 있다. 봄에는 다른 풀보다 앞서서 어린잎을 피운다. 한국
에서는 주로 울릉도에서 자생한다.

고추냉이는 약간 매운 맛을 지니고 있으며 각종 효과를 지니고 있다.
고추냉이의 시니그린*sinigrin*이라는 배당체는 잘게 다지면 미로시나
아제*myrosinase*라는 효소로 더 분해된다. 그러면 기름이 생기면서
독특한 매운 맛이 나온다. 뿌리와 줄기를 으깨거나 갈거나 하여 바로
먹으면 별로 맵지 않으나, 갈고 나서 잠시 지나면 미로시나아제가 작
용하여 매운 맛이 난다. 이 매운 맛 성분에는 식욕 증진 작용, 이뇨 작
용, 어독을 없애는 작용이 있다고 밝혀져 있다. 고서에도 "바람을 제
거하고, 습기를 없애며, 위의 작용을 돕는다"라고 되어 있다.

편도선염, 폐렴, 류머티즘, 타박상이 있을 때 고추냉이의 생즙을
뜨거운 물로 희석한 것을 환부에 습포하면 효과가 있다. 또한 고추냉
이에는 발한 작용이 있으므로 감기에 걸렸을 때 발한제로서 먹으면
좋다. 고추냉이 절임 등으로 만들어 먹으면 좋을 것이다. 교시(虛子)

47 **군서** : 같은 종류의 생물이 한 곳에 무리를 지어서 사는 일

하이쿠에 "눈물을 흘리며 먹는 진흙이나 고추냉이 절임"과 같은 구절이 있듯이 고추냉이는 매운 맛이 강하다. 그러나 감기 치료에는 효과적이다.

고추냉이 절임은 잎이나 뿌리, 줄기와 함께 썰어 소금에 담가 두었다가 다음 날 지게미[48]와 섞어 만든다. 만든 날 저녁 무렵에 먹는 것이 최고의 풍미를 낸다.

48 지게미 : 술을 거르고 남은 찌꺼기

감자류

❋ **고구마**(Sweet Potato)

- **효능** : 영양식품으로 변비에 좋음

중앙아메리카가 원산지인 메꽃과 여러해살이 덩굴성 초본. 일본에는 1698년 류큐(琉球)의 국왕이 다네가시마(種子島) 번주(藩主)의 요구에 따라 보냄으로써 전해졌다고 한다. 그 후 고구마 선생이라 불린 아오키 곤요(青木昆陽)에 의해 구황작물[49]로 재배가 장려된 것은 유명한 이야기이다. 한국에는 조선 영조 6년(1736년) 일본 통신사로 갔던 조엄(1719~1777)이 구황작물용으로 대마도에서 들여와 확산되었다.

한의학에서는 '보중익기(補中益氣)' '관장통변(寬腸通便)'이라 하는데, 이는 위장의 기능을 좋게 하여 대변 배설을 원활히 하고, 기력과 체력을 높이는 작용이 있다는 뜻이다. 전분, 단당, 포도당, 과당 등의 당질을 다량으로 함유, 비타민 B_1이나 C의 함유량도 많다. 특히 비타민 C는 100g당 30mg을 함유하며, 조리에 의한 손실이 적다는 특징이 있다.

미국 국립암연구소는 "고구마, 호박, 당근을 매일 먹는 사람은 전혀 먹지 않는 사람에 비해 폐암 발생률이 반으로 줄어든다"고 발표했다. 이것은 고구마에 함유된 베타카로틴이나 당지질의 강글리오시드 *ganglioside*의 항암 효과에 근거한 얘기일 것이다. 고구마를 잘랐을 때 나오는 끈적끈적한 흰색 유액은 얄라핀 *jalapin*이라는 수지를 함유한 물질로, 변통을 좋게 하는 작용이 있다. 또한 셀룰로오스가 많이 함유되어 있고, 아미드라는 물질이 장내의 비피더스균이나 유산균의 번식을 촉진하는 등의 작용이 종합적으로 일어나 변통이 좋아진다.

고구마를 먹으면 가슴앓이를 하는 사람은 껍질째 소금을 뿌려 먹으면 좋다.

✷ 토 란(Taro)

• **효능** : 영양 보급, 자양강장, 궤양 예방, 해독 작용

---

49 구황작물 : 흉년 등으로 기근이 심할 때 빈민들이 굶주림에서 벗어나도록 하는 작물

열대 아시아 지역이 원산지인 천남성과 여러해살이풀. 일본에는 조몬(繩文) 시대에 이미 중국으로부터 전해졌다. 《만요쇼(万葉集)》에 나오는 '우모(宇毛)'가 토란이라고 한다. 산속의 마을(山里)에서 재배되고 있으므로 일본에서는 참마를 뜻하는 '야마노이모(山芋)'와 비교하여 토란을 '사토이모(里芋)'라고 한 것 같다.

에도 시대의 《야마토혼조(大和本草)》에는 "습지를 좋아한다. 산속의 농지에 많이 심어 배고픔을 면하기 위한 양식용으로 이용한다"라고 되어 있다. 이것은 토란이 중요한 구황식품이었음을 보여 준다. 《본초강목》에는 "날것으로 먹으면 유독하므로 맛이 아린 것은 먹으면 안 된다. 생선과 함께 먹으면 기를 심하게 내려 속을 정비하고 허를 보한다"고 되어 있다. 전분의 에너지화를 돕는 비타민 B_1, 지방의 연소를 돕는 비타민 B_2 외에 단백질도 충분히 함유되어 있다. 소화 흡수도 좋아 노인과 어린이, 환자의 영양 보급에 큰 도움을 준다.

토란 특유의 성분으로서 점액질의 무틴[50]이나 갈락탄[51]이 있다. 무틴에는 단백질의 소화 촉진, 자양강장, 궤양 예방, 해독 등의 작용이 있다. 갈락탄은 갈락토오스를 성분으로 하는 다당류로, 뇌세포를 활발하게 하는 기능이 있다.

감자류나 감자류 줄기의 껍질을 벗기면 손이 가려워지는 것은 옥살산칼슘 때문이며, 토란을 먹을 때의 쓴맛도 이 물질 때문이다.

---

50 무틴 : 생감자, 연근, 토란 등에 들어 있는 끈적이는 점액성분으로 당과 단백질의 복합체. 간장과 신장을 튼튼히 하며 세포를 활성화시킨다.

51 갈락탄 : 갈락토오스를 주성분으로 하는 다당류의 총칭

❋ 감 자(Potato)

- **효능** : 영양 식품으로 미용식, 항궤양식

남미 안데스 지역이 원산지인 가지과 여러해살이풀. 일본에는 16세기에 네덜란드인이 자카르타에서 가지고 들어와 '자가타라이모'에서 '자가이모'가 되었다. 에도 시대에 서양으로부터 신품종이 전해진 뒤 식용하게 되었다. 한국에는 순조 24년(1824)에 만주 간도지방에서 전래되었다.

한의학에서는 감자에 '건비익기(健脾益氣 : 위장을 강하게 하고 기력·체력을 더해 줌)', '이뇨소종(利尿消腫 : 배뇨를 촉진하고 부종을 없앰)' 등의 효능이 있다고 한다. 아일랜드에서는 류머티즘이나 좌골신경통 예방을 위한 주술로서 감자를 주머니에 넣는 관습이 있었다고 한다.

감자에는 비타민 B군과 C, 판토텐산[52], 칼륨, 황, 인, 염소 등의 비타민, 미네랄이 균형 있게 포함되어 있다. 또 감자의 비타민 C는 가열 조리하여도 잘 파괴되지 않는 특징이 있다. 비타민 C에는 해독 작용이나 세포 조직의 재생 기능을 촉진하는 작용이 있으며 황, 인, 염소는 살균·정화 작용과 피부 및 점막의 정화·재생에 유효하다. 그래서 감자는 미용식이나 항궤양식으로도 뛰어나다. 또한 항바이러스 작용을 하는 프로테아제 저해 물질과 발암 억제 작용이 있는 클로로겐산도 함유되어 있다. 그 외에 판토텐산의 소화 촉진 작용, 고기 중독의 해독 작용, 칼륨의 혈압 강하 작용이 있어 고기에 곁들이기에 최적의 식품이다.

---

52 **판토텐산** : 수용성 비타민의 일종으로 생체 내에서 각종 대사에 관여한다.

✸ 참 마(Yam, Tuber)

• 효능 : 소화 촉진, 강장, 노화 방지 작용

일본, 타이완에 자생하는 마과의 여러해살이 덩굴성 초본. '자연마'라고도 하며, 일본에서는 옛날부터 식용되고 있다.

참마에는 디아스타아제, 아밀라아제, 카탈라아제, 글루코시다아제 *glucosidase* 등의 소화효소가 풍부하게 함유되어 있다. 예부터 참마, 토란, 장어 등 미끈미끈한 것은 정력제가 된다고 하였다. 이 주성분은 무틴으로, 단백질 흡수를 좋게 하고 자양강장 효과를 발휘한다. 에도 시대의 《와카쇼쿠모쓰소혼(和歌食物草本)》에는 "마즙을 가끔 조금씩 먹으면 지라(위)에 약이 되며 허한 기를 돕는다"고 되어 있다. 《신농본초경(神農本草經)》에도 "허약 체질을 보하여 일찍 죽는 것을 막는다. 위장의 컨디션을 좋게 하고 더위·추위도 견디며 귀와 눈도 좋아지고, 장수를 할 수 있다"고 하였다.

한의학에서도 위장이나 폐, 신장의 기능을 강화하고, 소화를 촉진하며 식은땀, 설사, 빈뇨, 요통, 기침, 당뇨병 등에 효과가 있다고 알려져 있다. 점액질의 다른 성분인 디오스코란 *Dioscoran*은 혈당 저하 작용이 증명되어 있다. 한방약 '팔미지황환'(八味地黃丸)의 주성분인 산약(山藥)이란 참마이며, 다리와 허리의 냉증·부종·빈뇨·임포텐츠·골다공증 등 노화에 의한 증상과 질병에 대한 특효약이다. 또한 핏속의 콜레스테롤 저하 작용이 있다고도 보고되어 있다.

3

과 일

❀ 아세롤라(West Indian Cherry)

- **효능** : 비타민 C 보급, 암 예방, 피부 미용에 효과

카리브 제도가 원산지인 금수휘나무과 저목. 일년에 5~6회 버찌와 비슷한 붉은 열매를 맺으며 레몬의 약 28배나 되는 비타민C를 함유하고 있다. 카리브 제도에서는 오래 전부터 약 대신 애용되어 왔다. 서양에서는 비타민C 정제의 주원료로서 사용되고 있다. 일본에는 아주 최근 들어 소개되었다.

아세롤라에 함유된 경이적인 비타민 C는 부산피질의 기능을 강화

한다. 부신피질은 스트레스에 대항하는 호르몬을 분비하는 역할을 담당하고 있다. 일 때문에 바쁜 사람이나 술과 담배를 좋아하는 사람에게는 특히 권할 만한 과일이다. 피부미용에도 효과가 있으며 아세롤라 한 알에는 성인이 하루에 필요로 하는 양을 웃도는 비타민 C가 함유되어 있다. 가공품도 많이 판매되고 있는데, 아세롤라를 원료로 하고 있으므로 함유된 비타민 C는 천연의 것이다.

지금으로부터 20여 년 전, 미국의 과학아카데미는 "암 예방에는 비타민 A·C·E가 중요한 역할을 한다"고 발표하였다. 또한 노벨 화학상 수상자인 폴링 *Linus Pauling*(1901∼1994) 박사는 "비타민 C의 대량 투여는 감기 예방뿐만 아니라 암 예방과 치료에 크게 유효하다"는 것을 증명하였다. 일본인의 가장 많은 사망 원인 가운데 하나인 암을 예방하려면 비타민 C가 풍부한 아세롤라를 많이 애용하기 바란다.

❋ 아보카도(Avocado)

- **효능** : 영양 보급, 변비·동맥경화에 좋음

중남미가 원산지인 녹나무과 열대성 상록교목. 16세기에 유럽인이 미국 대륙으로 갔을 때 발견하였으며, 그 후 17세기에 유럽에 전해졌다. 지중해 연안에서 재배되기 시작하였으며 현재는 주로 미국의 캘리포니아 주, 하와이, 아르헨티나, 이스라엘, 필리핀 등에서 재배되고 있다.

아보카도는 지방이 20%나 함유되어 있는 특이한 과일로, '숲의 버터'라고도 한다. 그러나 그 지방의 80% 이상이 불포화지방산이므로 혈액 속 콜레스테롤 등의 지방을 증가시키는 것이 아니라 오히려 동맥경화를 예방해 준다. 비타민, 미네랄도 적당히 함유되어 있으며 소화·흡수율이 좋아 영양 보급에 매우 좋은 과일이다. 피부의 습윤 작용이 있어 푸석거리는 피부에도 효과가 있다. 또한 식물섬유가 풍부하게 함유되어 있으므로 변비 해소에도 좋다.

단백질 함유량도 과일 중에서는 최고를 자랑하므로 성장기 어린이의 간식이나 고령자와 환자의 건강 유지를 위한 식품으로 최적이다. 과일이지만 밥이나 간장 등과의 상성이 좋아 초밥 재료로도 이용되고 있다.

❀ 살 구(Apricot)

•**효능** : 소화 촉진, 피로 회복, 변비에 효과

네팔이 원산지인 장미과 낙엽고목. 일본에서의 옛 이름은 '가라모모(唐桃)'이며, 중국에서 오래 전부터 재배되었다. 이어 남유럽에서 품종 개량이 많이 이루어졌으며, 18세기에 미국에 전해졌다. 일본에서는 헤이안 시대 이전부터 재배되었다. 옛날 중국에서는 의사가 가난한 사람으로부터 치료비를 받는 대신 살구나무를 심도록 했다는 얘기도 있다. 그래서 의사를 살구나무숲이라고 불렀다.

살구의 단맛은 포도당이나 과당에, 신맛은 사과산에 의한 것이다. 사과산은 위액 분비를 촉진시켜 소화를 돕는 기능이 있다. 또 피로 회복이나 변통을 좋게 하는 작용이 있다. 씨는 행인(杏仁)이라고 하며 약으로 이용된다. 기침을 멈추는 작용이 있기 때문에 감기약인

'마황탕(麻黃湯)'이나 천식과 기침약인 '마행감석탕(麻杏甘石湯)' 등에 사용된다. 중국 요리의 마지막에 나오는 행인탕(杏仁湯)이나 행인두부(杏仁豆腐)도 살구씨로 만들어진다. 살구를 그래뉴당[53]과 화이트 리큐어[54]에 절인 살구주는 피로 회복의 특효약이다. 매일 반 컵 정도 마시면 좋을 것이다.

✳ 딸 기(Strawberry)

- **효능**:해열, 이뇨, 거담 작용, 식욕부진·빈혈·감기·피부미용에 좋다.

남아메리카와 칠레가 원산지인 장미과 초본. 네덜란드딸기, 나무딸기 등의 종류가 있으며, 일반적으로 네덜란드딸기를 가리킨다. 일본에는 1840년경 네덜란드로부터 나가사키(長崎)로 전해졌으므로 '네덜란드딸기'라는 이름이 있다. 우리나라에는 19세기 중엽 이후 도입되었다.

딸기는 미네랄인 철과 비타민 C를 많이 함유하고 있는 것이 특징이다. 이들 성분은 빈혈에 효과가 있어 혈색과 안색을 좋게 한다. 또한 피부 미용에도 효과가 있다. 그 외에도 해열, 이뇨, 거담의 기능이 있으므로 감기와 기관지염 등의 호흡기 질환에 좋다. 그리고 간세포의 기능에 활력을 주는 효과도 뛰어나다.

딸기의 단맛은 주로 포도당과 과당에, 신맛은 사과산과 시트르산에 의한 것이다. 이들 유기산은 위액 분비를 촉진시키는 기능을 하므로

---

53 **그래뉴당** : 싸라기 설탕 중 결정이 가장 작은 설탕

54 **화이트리큐어** : 증류하여 만든 주정에 과실, 과즙, 약초 등을 넣고 설탕, 포도당, 꿀 등의 감미료를 가미한 혼성주

식욕 부진에 효과가 있다. 딸기의 안토시안계 색소인 붉은색은 잼을
만들거나 할 때 레몬을 더하면 한층 붉고 아름다워진다. 먹는 용도 외
에는 딸기로 이를 닦는 방법이 있다. 더러운 이나 누런 이, 치조농루[55]
예방 및 개선에 효과가 있어 유럽에서는 옛날부터 행해졌다.

✳ 무화과(Fig)

  • **효능** : 소화 촉진, 정장작용, 변비·치질에 효과

아라비아 남부 지역이 원산지인 뽕나무과 낙엽소고목. 기원전부터
재배되고 있는 가장 오래된 열매이다. 성서의 첫 부분에 등장하는 나
무도 무화과이다. 중국에 9세기에 전해졌으며, 당대(唐代)의 《서양잡
조(西陽雜组)》에 "꽃이 없어도 열매가 있다" 는 기술이 있는데 이것이
무화과 이름의 유래라고 한다. 그 외에 "열매가 하루에 한 개 자란다"
라는 기술도 있으며, 여기에서 이치지쿠(一熟)라는 무화과의 일본어
이름이 나왔다. 한국에서는 전남과 경남지방에서 주로 재배하며 북쪽
에서는 온실에서 기른다.

무화과에는 당분이 대량으로 함유되어 있다. 비타민으로는 비타민
B_1·B_2·C가, 미네랄은 칼슘을 풍부하게 함유하고 있다. 그 외에 특징
적인 성분으로는 쿠마린류인 베르갑텐*bergaptene*, 프소랄렌*psoralen*
등을 꼽을 수 있다. 프소랄렌에는 혈압을 낮추는 작용이 있는 것이
확인되었다. 또한 고대 로마 시대에 무화과를 먹으면 변통을 좋게 한
다고 하였다. 《본초강목》에는 "위를 열어 주고 설사를 멈추며, 치질

---

55 치조농루 : 이가 흔들리거나 잇몸에서 고름 또는 피가 나오는 질환을 총칭하는 말

이나 목의 통증을 낫게 한다”고 되어 있다. 중국에서는 치질을 치료하는 약으로 유명하다.

또한 무화과에는 산소류가 많이 함유되어 소화 촉진 작용이 크며, 식물섬유인 펙틴이 뛰어난 정장 작용을 발휘한다. 위장이 약한 사람은 매일 먹으면 좋을 것이다. 무화과의 잎과 줄기를 자르면 나오는 유액은 사마귀, 티눈, 무좀 등에 바르면 효과가 있다고 한다.

❋ 오렌지 (Orange)

• **효능** : 혈액 정화, 발열성 질환·구강염·신장병에 좋음

중국이 원산지인 귤과 식물. 오렌지라고 영어로 말하는 경우, 귤의 무리가 모두 포함된다. 현재 오렌지의 산지로는 미국의 캘리포니아가 세계적으로 유명하다. 원산지인 말레이시아 일대에서 동남아시아 그리고 중국, 인도, 아프리카, 지중해로 퍼져 가는 동안에 각지에서 독특한 오렌지가 개발되었다. 미국 오렌지와 네이블*navel*(브라질) 오렌지, 발렌시아 오렌지(에스파냐령 아조레스 군도) 등이 유명하다. 우리나라에는 제주도에서 주로 재배되는 한라봉이 있다. 한라봉은 귤과 오렌지를 접목시킨 개량종으로 오렌지와 비슷하나 신맛이 덜하고 단맛이 난다. 향이 순하며 껍질이 두꺼워 오렌지보다 잘 벗겨진다.

예전에는 오렌지 속을 파내고 스펀지를 채운 후, 거기에 식초나 향료를 집어넣어 액이나 병막이로 사용하였다. 이는 오렌지에 비타민C를 비롯하여 감염증을 예방하는 성분이 함유되어 있기 때문일 것이다. 비타민 C는 유행성감기나 그 밖의 열이 나는 질병, 구강염, 신장

병, 방광의 질병 등에 효과가 있다. 미네랄로서 칼슘이나 인이 비교적 많이 함유되어 있기 때문에 이와 뼈를 튼튼하게 하고 혈액 정화제로서도 효과가 있다.

✲ 감(Kaki, Japanese Persimmon)

• **효능** : 고혈압·뇌졸중·숙취·부종·복수(腹水)·발열성 질환에 좋음

중국 양쯔강(揚子江) 연안이 원산지인 감나무과 낙엽고목. 옛날 감의 원종이 중국에서 한국을 통해 일본으로 들어가 개량되었다. 한국에는 《한약구급방》에 감에 대한 기록이 있는 것으로 보아 오래 전부터 재배되어 왔음을 알 수 있다. 오늘날에는 유럽이나 남아메리카에서도 감을 뜻하는 일본어 가키를 로마자로 표기한 'KAKI'라는 이름으로 판매되고 있다. 감의 떫은맛은 고혈압이나 뇌졸중에 사용되어 왔다. 떫은맛 속에는 다량의 타닌이 함유되어 있고, 그것이 비타민 P처럼 혈관을 강화하는 작용을 한다. 감의 떫은맛과 무를 간 즙 100ml씩을 섞어 하루 두 번으로 나누어 마시면 좋다. 또한 감의 잎(특히 어린잎)에는 비타민 B·C·K군이 많이 함유되어 지혈 작용과 혈관 강화 작용의 효과가 있다. 강압 작용이 있는 캠페롤-3-글루코사이드(kaempferol-3-glycoside)와 퀘르세틴-3-글루코사이드(quercetin-3-glycoside)라는 화합물을 함유하므로 고혈압증이 있는 사람은 당근·사과에 감의 어린잎을 여러 장 더해 주스로 만들어 마시면 좋다.

감은 숙취에도 효과가 있다고 하는데 풍부한 칼륨에 의한 이뇨 작용 때문이라고 생각된다. 그래서 부종이나 복수 등에도 효과가 있다.

과육에는 당분, 타닌, 펙틴, 비타민 A·C와 여러 가지 효소가 함유되어 영양도 만점이다.

그러나 감을 먹으면 몸이 차가워진다. 열이 나거나 숙취가 있을 때는 좋지만 류머티즘이나 신경통 등 냉기로 인한 질병이나 변비에는 금기되는 과일이다.

❄ 키 위(Kiwi Fruit)

•효능 : 노폐물 배설, 암·뇌졸중 예방 효과

중국이 원산지인 다래과 덩굴성 낙엽과수. 20세기 들어 중국으로부터 뉴질랜드에 전해져 개량을 거듭하여 주산지가 되었다. 열매 형태가 뉴질랜드에 서식하는 '키위'라는 새와 닮았기 때문에 이 이름이 붙은 것 같다. 한국에서는 양다래, 참다래라 부르기도 한다. 한국내에서도 재배가 가능하여 현재 자국 소비량의 반 이상을 국내에서 생산한다.

키위는 즙이 많고 단맛과 신맛이 적당해 상쾌한 맛이 있다. 비타민 C가 풍부하게 함유되었으며 펙틴도 많다. 키위를 입에 넣으면 혀가 저린 경우가 있는데 이것은 단백질 분해 효소인 악티니딘*actinidine*의 작용이다. 이 성분들은 뇌졸중, 통풍, 심장병, 암 등 육식이나 영양 과잉에 의해 일어나는 여러 가지 질병에 좋다. 이같은 질병에 걸릴 우려가 있는 사람에게 키위는 반가운 과일이다. 펙틴은 변통을 좋게 하여 노폐물 배설을 촉진하는 작용을 하며 악티니딘은 단백질 소화를 도와주고, 비타민 C에는 항암 작용이 있기 때문이다.

게다가 키위는 딸기나 무화과와 마찬가지로 과육 안에 씨를 가지고 있다. 이것은 건강에 매우 유익한 과일임을 증명한다. 왜냐하면 씨 안에는 여러 가지 영양소가 함유되어 있으며 '생명 에너지' 가 응축되어 들어 있기 때문이다.

✵ 밤(Japanese Chestnut)

• **효능** : 각기, 전신 권태에 좋음

일본, 중국이 원산지인 참나무과 낙엽고목. 일본 과수 가운데 재배 역사가 가장 오래되었다. 식용의 역사도 오래되어 《고사기》나 《니혼 쇼키》에도 기재되어 있다. 밤을 뜻하는 일본어 '구리' 의 어원은 '검 다' 는 의미의 산스크리트어 '칼리(kali)' 에서 왔다고도 하고, 한국어 '꿀' 이 그 유래라고도 한다. 야생 밤은 소형이며 일본어로는 시바구 리(Castanea crenata : 우리나라에서 일반적으로 밤이라고 부르는 것–옮긴 이)라고 하고, 대륙산인 시나구리(약밤 Castanea mollissima)는 아마구 리(단밤)라고 한다.

밤의 주성분은 당분이며, 그 가운데 전분이 가장 많다. 그 밖에는 단 맛 성분의 단당이나 환원당 등이 함유되어 있다. 수분 함유량은 60% 로 과일로서는 적다. 비타민류가 풍부하고, 특히 비타민 B_1이 많이 함 유되어 있다. 따라서 각기[56]나 전신 권태감을 호소하는 사람에게 효과 가 뛰어난 과일이다. 단백질이 백미와 같은 정도로 함유되어 있으므 로 옛날부터 비축 식량이나 비상식으로도 귀하게 여겨져 왔다. 삶은

---

56 **각기** : 비타민 B_1이 부족하여 일어나는 영양실조 증상. 팔과 다리의 신경이 약해지고 몸이 부으며 심 하면 심장병이나 경련이 일어나기도 한다

밤, 군밤, 긴톤(고구마 등을 삶아 으깬 다음 설탕을 섞어 소로 만들고, 거기에 달게 조린 밤을 섞은 것-옮긴이), 밤밥, 마롱글라세*marrons glaces*[57], 밤양갱 등 다양한 요리와 과자로 만들어 먹을 수 있다.

❋ 그레이프프루트(Grapefruit)

• **효능** : 식욕 증진 작용, 뇌졸중·심장병에 좋음

서인도 제도가 원산지인 귤과 상록소고목. Pomelo라는 것이 본명이지만, 열매가 가지 끝에 달라붙어 '포도처럼 방이 되어 열매 맺는 과일'이라는 데서 이 이름이 붙었다. 원래는 동양산 문단(文旦; Pummelo)이 서인도 제도에서 돌연변이를 일으켜 생긴 것으로, 19세기에 미국의 플로리다에 전해져 현재의 상태가 되었다. 현재 플로리다와 캘리포니아에서 세계 생산량의 80%를 생산하고 있다. 일본에는 다이쇼(大正) 시대에 전해졌으나, 재배하기가 어려워 와카야마(和歌山) 현 이외에서는 거의 산출되지 않는다.

그레이프프루트는 즙이 많고 향기가 좋으며 쓴맛과 신맛을 띤 산뜻한 풍미가 특징이다. 함유 성분은 다른 감귤류와 거의 같지만, 비타민 C 함유량이 레몬, 오렌지 다음으로 많은 과일이다. 그래서 상식하면 뇌졸중 등의 뇌혈관 장해나 심장병을 예방할 수 있다. 신맛의 근원인 시트르산은 타액이나 위액의 분비를 촉진하여 식욕 증진이나 위장 기능 증강에 도움이 된다. 애피타이저로서 식전에 먹는 것도 좋을 것이다.

그레이프프루트에는 화이트와 루비가 있는데, 루비가 베타카로틴

57 **마롱글라세** : 프랑스식 과자의 하나로 밤을 설탕에 절인 음식

함유량이 많고 활성산소 제거 작용이 강하다. 또 암 예방에 더욱 유익하다. 숙취나 과다 흡연, 초조함, 불안, 불면 등에는 생주스로 만들어 마시면 좋다.

❀ 버 찌(Cherry)

• **효능** : 이뇨, 소염, 피로회복 효과

카스피 해 연안이 원산지인 장미과 식물. 일본에는 메이지 시대 초기에 전해졌다. 일본 이름은 '사쿠란보' 또는 '오토(櫻桃)', 별명은 '세이요미자쿠라'라고 한다. 사쿠란보는 벚꽃 동네라는 의미이다. 꽃이 벚꽃과 닮았으므로 '사쿠라'가 들어가며, 붉은 보석 같은 열매라는 애칭이 붙어 그런 이름이 된 것이라 추측된다. 한국의 재래종은 즙이 적으며 검은빛이어서 흑앵(黑櫻)이라고도 한다. 버찌소주를 만들거나 꿀과 녹말을 넣고 조려 버찌편을 만들기도 하였다.

이 열매는 성숙기에 비를 맞으면 쪼개져 버리므로 비가 적은 일본의 야마가타(山形) 현이나 홋카이도 등이 재배의 중심지가 되어 있다. 열매 모양이 귀여우므로 과일 샐러드나 젤리, 칵테일 등의 장식으로 곁들인다. 품종 가운데 '사토니시키(佐藤錦)'가 맛과 질, 양에서 가장 인기 있다.

버찌는 사과산, 시트르산, 주석산, 호박산 등의 유기산을 많이 함유하고 있으나 신맛이 적어 맛이 좋은 과일이다. 또한 몸에 동화되기 쉬운 과당, 포도당이 단맛을 자아낸다. 그 외에는 카로틴이 많이 함유되어 있다. 약효로는 이뇨 작용과 기관지염의 소염 작용이 있다는 것이 알려져 있다. 이 효과는 열매보다 자루 부분이 더욱 강하다고 한다. 버찌와 그래뉴당 *Granulated Sugar*, 화이트리큐어로 만든 버찌술은 피로 회복에 효과가 있다.

✳ 수 박(Water Melon)

• **효능** : 이뇨, 해열 작용, 고혈압·심장병에 좋음

아프리카 칼라하리 사막이 원산지인 박과 덩굴성 한해살이풀. 기원전 2,000년에는 이집트에서 재배되어 씨를 식용으로 하였으며 일본에는 17세기경에 전해졌다고 한다. 서쪽으로부터 건너온 오이라는 의미로 중국에서 '시과(西瓜)'라고 명명되었다. 에도 시대의 본초학자 가이바라 에키켄(具原益軒, 1630~1714)은 《야마토혼조》에서 "늦더위가 아직 물러가지 않았을 때 이것이 풍성하게 나온다. 세상 사람들이 이것을 먹고 더위를 없앤다"고 언급하고 있다. 《구게슈(쏜華集)》에는 "사람을 이롭게 하고 강하게 하는 것이 맥문동(麥門冬, 자양강장약)과 비슷하다"고 하였다.

한국에서는 500년 전부터 많이 이용되었다. 경북의 성주·고령, 경남의 밀양, 전남의 나주·영암, 전북의 고창·부안, 경기의 화성·파주 등에서 주로 재배된다.

수박은 예전부터 여름의 피서와 더위 먹는 것을 막기 위해 먹었다고 한다. 그 외에 많은 본초서(음식물의 약효를 기록한 책)에 "갈증을 멈추고 더위를 물리치며 술을 풀고 소변을 능히 이롭게 한다"고 소개되어 있다. 이것으로 미루어 보아도 수박은 배뇨를 촉진함으로써

각종 증상에 효과가 있음을 알 수 있다. 수박에 함유된 소변을 만드는 성분인 황수정(黃水晶, citrin)과 칼륨이 강력한 이뇨 효과를 발휘하여 부종과 고혈압, 심장병, 신장병에 좋다. 수박은 한의학에서 말하는 몸을 차게 하는 '음성 식품'이다. 그래서 해열 작용이 있으며 발열성 질병, 특히 이뇨와 해열이 필요한 방광염에 효과가 좋다. 그 외에도 리코펜산과 아르기닌이 함유되어 있다. 90% 이상은 수분이며, 여름철 수분 보급에 안성맞춤인 과일이다.

❀ 자 두(Japanese Plum)

• 효능 : 피로회복 효과, 빈혈·변비·출혈성 병에 좋음

장미과의 낙엽고목. 캅카스 남부 지역이 원산지인 서양자두와 중국 원산의 자두가 있다. 일본에는 오래 전에 전해져서 《고사기》나 《니혼쇼키》, 《만요쇼》에도 등장한다. 대형인 서양종은 날것을 '플럼', 건조시킨 것을 '프룬'이라고 습관적으로 부른다. 한국에는 대한제국의 마지막 시기 이후에 개량종인 유럽종이 전해졌다. 경북의 상주, 충북의 영동과 옥천, 충남의 대덕과 연기 등에서 재배된다. 한국의 자두는 주로 생과로 이용하는데 신선도가 쉽게 떨어지므로 주의해서 다뤄야 한다.

중국에서는 옛날부터 건강을 유지하기 위한 중요한 열매로 귀하게 여겨졌다. 한의학의 가장 오래된 고전인 《황제내경(黃帝內經)》에는 "간을 기른다"고 하였으며, 《의림찬요(醫林纂要)》에서도 "간을 기르고 간열을 낮게 하며 어혈을 없앤다."고 하였다. 이것은 간의 기능과 혈액

순환을 좋게 하여 혈행 불량의 여러 증상에 효과가 있다는 의미이다.

신맛 성분은 시트르산, 사과산, 호박산 등의 유기산으로, 당분과 마찬가지로 피로 회복에 효과가 있다. 또한 철의 함유량은 열매 속이 뛰어나게 우수하여 빈혈 예방과 개선에 최적이다. 프룬은 비타민 A·철·칼슘·칼륨 등의 비타민과 미네랄류가 다량으로 함유된 뛰어난 건강식품이다. 식물섬유인 펙틴도 많이 함유되어 변비 해소에도 효과가 있다. 그리고 활성산소를 제거하는 클로로겐산 등의 존재도 확인되어 있다. 그 외에 모세혈관을 긴장시키는 비타민 P도 함유되어 있어 외상이나 출혈성 질병에도 효과적이다.

✳ 배(Sand Pear)

• **효능** : 이뇨, 거담, 식욕 증진 효과, 감기·발열성 질환에 좋음

일본, 중국, 유럽이 원산지인 장미과 낙엽고목. 이탈리아의 의대 교과서에는 "배를 먹으면 소변, 사과를 먹으면 대변"이라고 되어 있다. 중국 고서에도 "배는 대소변을 원활하게 하고 열을 없애며 갈증을 멈추고 가래를 트이게 하며 주독을 없앤다"고 하였으며, '백과의 근본'이라고 일컬었다. 인두염과 기관지염의 목쉼에 대한 한방의 특효약 '설리고(雪梨膏)'[58]에는 배가 이용된다. 목의 통증이나 감기가 있을 때도 효과가 있다.

《본초강목》에 "배는 이로우며, 그 성질은 차고 서늘하다"고 되어 있다. 이처럼 배는 몸을 차게 하는 작용이 있어 각종 발열성 질환에

58 설리고 : 호두, 붕사 가루, 배 따위를 넣어 끓인 물에 꿀을 탄 약

대해 해독을 촉진해 준다. 《신농본초경(神農本草經)》에는 배가 약으로 기재되어 있다.

　배에는 과당, 사과산, 시트르산 등의 유기산, 비타민·미네랄류, 정유 등이 적은 양이지만 골고루 함유되어 있다. 그래서 더위를 먹었을 때 식욕 증진과 피로회복약으로서 효능을 기대할 수 있다. 또한 고기의 소화를 촉진하는 소화효소가 함유되어 있으므로, 고기 요리를 먹은 후의 디저트로도 훌륭하다. 열매가 까칠까칠한 느낌이 드는 것은 돌세포라 불리는 섬유 덩어리 때문이며, 이것은 변비에 효과가 있다.

❋ 여름귤(Watson Pomelo)

• **효능** : 피로회복 효과, 각기·동맥경화에 좋음

　일본에서 처음으로 생산된 귤과 상록소고목. 일본에서는 '나쓰미칸' 이외에 '나쓰다이다이' 라는 별명으로도 불린다. 나중에는 오이타(大分) 현에서 맛이 단 여름귤이 발견되어 널리 보급되었다. 5월경에 개화하며, 가을에 열매 맺은 것을 골라내지 않고 그대로 해를 넘겨 다음해 4~6월에 수확한다.

　여름귤에는 시트르산과 주석산 등의 유기산이 많이 함유되어 신맛이 강하다. 이들은 피로 회복을 촉진하는 작용을 한다. 비타민 C를 비롯하여 비타민 A·B₁·B₂ 등의 비타민류도 충분히 함유되어 있다. 그래서 더위 먹는 것을 방지하는 데 효과가 있을 뿐 아니라 각기와 동맥경화 등의 예방에도 좋다. 또한 껍질을 욕조에 넣고 목욕을 하면 물이 잘 식지 않는 효과도 있다.

과피로 얼굴이나 손발의 피부를 마사지하면 피부가 매끄러워진다. 껍질을 건조시킨 후 끓여 마시면 건위 작용이 있으므로 식욕이 감퇴했을 때 이용하면 좋을 것이다. 주스나 마멀레이드의 원료에도 사용되며, 정유는 향료로 이용된다. 덜 익은 열매에는 시트르산이 많이 함유되어 시트르산 제조의 원료로도 사용된다.

✸ 파인애플(Pineapple)

• **효능** : 신진대사를 원활하게 함, 피로 회복, 거담, 식욕 증진 효과

브라질이 원산지인 파인애플과 상록 여러해살이풀. 영어 이름이 Pine(소나무)과 Apple(사과)의 합성어인데, 겉모습이 '솔방울'과 비슷하다고 해서 이런 이름이 붙었다. 1502년 포르투갈인이 세인트헬레나 섬으로 가지고 들어간 것이 처음이다. 이때부터 미국, 인도 등 전 세계의 아열대로 번졌다. 한국에는 1960년대 초에 품종이 들어와 비닐하우스에서 재배하기 시작하였다. 제주의 남제주군, 경남 하동, 진주, 충무 등지가 주산지이다.

파인애플은 당분 함유량이 10%로 많고, 비타민 $B_1 \cdot B_2 \cdot C$도 많이 함유되어 있다. 그래서 신진대사를 촉진하여 식욕을 증진시키는 작용을 한다. 단백질 분해 효소인 브로멜린은 고기를 부드럽게 하여 소화를 도우므로 고기 요리와 함께 먹으면 좋을 것이다. 또한 브로멜린은 폐와 기관지의 담을 분해하여 쉽게 배출하도록 하는 작용을 한다. 서양의학의 거담제[59] '키모태브*Kimotab*'는 파인애플만으로 만들어진 것이다.

59 **거담제** : 가래를 제거하는 약물

그러나 이들 효소의 작용은 60도 이상의 열이 가해지면 없어지므로 통조림으로 된 파인애플에는 약효가 없다.

✳ 바나나(Banana)

• **효능** : 영양 식품, 변비에 효과

말레이시아가 원산지인 파초과 대형 여러해살이풀. 인류의 가장 오래된 음식물 가운데 하나이다. 학명 Musa paradisiaca란 '낙원의 열매' 라는 뜻이며, 에덴의 낙원에서 뱀이 이브를 유혹할 때 바나나 그늘에 숨어 있었다는 전설에서 온 것이다. 바나나라는 이름은 아프리카 콩고 지방에서 불리는 이름이다.

우리나라에는 1980년대부터 제주도에서 재배되었으며 주산지 역시 제주도로 전체 생산량의 90 % 이상을 차지하고 있다.

바나나에 함유된 탄수화물은 전체의 30% 가까이 되며, 익으면서 과당, 포도당, 단당이 늘어나 단맛이 더해진다. 바나나 2개에는 밥 1공기에 해당하는 칼로리가 있으며 소화도 잘되므로 환자나 어린이의 영양식품으로 적합하다. 비타민 $B_1 \cdot B_2 \cdot C$ 등의 비타민류와 칼슘, 칼륨 등의 미네랄류도 균형 있게 함유되어 있다. 또한 칼륨이 대량으로 함유되어 염분과 수분을 배설하고 혈압을 내리는 효과가 있다. 그러나 그와 동시에 몸을 차게 하는 작용도 있으므로 몸이 차거나 빈혈이 있는 사람은 주의해야 한다.

바나나에는 식물섬유도 풍부하게 함유되어 있으므로 변비가 있는 사람은 항상 먹으면 좋을 것이다. 최근에는 바나나에 함유된 파이토

케미컬*phytochemical*이 혈액 속의 백혈구를 늘려 면역력을 높인다는 사실이 알려졌다.

❁ 파파야(Papaya)

- **효능** : 암 예방, 피부병에 좋음

열대 아메리카 지역이 원산지인 파파야과 상록초목 같은 소고목. 오키나와(沖繩)에서는 푸른 파파야 된장 절임이나 쌀겨 절임이 있으며, 오이처럼 사용되므로 '모코(木瓜)'라고도 한다.

파파야 열매에서는 독특한 향기가 난다. 영양상의 특징으로 카로틴과 비타민 C가 대량으로 함유되어 있고, 단백질 분해 효소인 파파인*papain*이나 항암 효과가 있는 칼파인*calpain*이 함유되어 있다. 1982년 미국 과학아카데미가 비타민 A(카로틴)·C·E는 암을 예방하는 비타민이라고 발표하였다. 여기에 칼파인도 포함되어 있으므로, 파파야는 암 예방 효과가 높은 과일이라고 할 수 있다. 그러나 익을수록 파파인의 함유량이 줄어들기 때문에 주의해야 한다.

파파야 과즙에 고기를 2~3시간 담가 두면 효소의 힘으로 고기가 연해진다. 따라서 육식을 많이 하는 사람은 디저트로 파파야를 먹으면 좋을 것이다. 필리핀에서는 사마귀나 티눈을 제거할 때 파파야의 유액을 사용하며, 여드름과 주근깨에도 효과가 있다고 하여 화장품에도 사용되고 있다.

✳ 비 파(Loquat, Japanese Medlar)

 •**효능** : 건위, 정장, 거담, 진해, 항암, 강장효과

중국에서 처음으로 생산된 장미과 상록고목. 열매에는 카로틴이 많이 함유되어 있으며 잎에는 사포닌, 타닌, 비타민 B_1이 많이 함유되어 있다. 그래서 비파를 끓인 즙은 건위, 정장, 거담 작용과 더위에 걸린 병을 없애는 데 이용되어 왔다.

씨는 '비파인' 이라고 하며, 아미그달린(비타민 B_{17})이 함유되어 진해[60]나 항암 작용이 있다. 잎에도 아미그달린이 있으므로 비파의 잎을 따뜻하게 하여 뜸을 뜨면 암에 유효하다고 한다.

이 외에도 열매는 갈증에 효과가 있으며 비파주는 강장 작용을 한다. 땀띠나 부스럼에는 건조한 비파 잎을 넣은 물로 목욕을 하면 효과가 있다.

✳ 포 도(Grape)

 •**효능** : 피로 회복, 이뇨, 암 예방 효과, 불면증, 심장병에 좋음

캅카스 지방이 원산지인 포도과 덩굴성 낙엽고목. 기원전 2000년부터 재배되었다. 일본에는 12세기에 전해져 헤이안 시대부터 재배되었던 것 같다.

포도의 주성분은 포도당과 과당이다. 포도당은 피로 회복에 효과가 있다. 의료용으로 사용되는데 주사로 맞으면 즉시 에너지로 바꿔

60 진해 : 기침을 그치게 하는 일

어 힘이 생긴다. 또한 철·칼륨·칼슘·마그네슘·요오드·붕소·브롬 등의 미네랄류, 비타민 B_1·B_2·B_3·C·E 등의 비타민류도 풍부하게 함유되어 있다. '영양제'로서의 기능이 확실히 드러나는 과일이다.

시트르산, 사과산, 주석산 등의 유기산은 위액 분비를 촉진하여 식욕 증진제로서의 역할도 한다. 또한 최근 껍질에 함유된 레스베라트롤 *resveratrol*이 발견되었는데 이는 활성산소를 제거해 심장병이나 암을 비롯한 각종 질병 예방에 효과가 있다는 것이 밝혀졌다. 영국에서는 익은 열매의 즙을 '마스트'라고 하며 피로 회복과 불면증, 이뇨의 특효약으로서 민간에서 널리 사용되어 왔다. 그리고 오스트리아, 북이탈리아, 독일 등의 보양지나 자연요법 병원에서는 포도 수확기에 4~6주일 정도 포도만을 먹고 지내는 '포도 요법'이 시행되고 있다. 이는 비만, 고혈압, 심장병 등에 효과가 있다고 한다.

✳ 망 고(Mango)

• **효능** : 비타민 C 보급, 감기 예방, 피부 미용에 좋음

북인도 지역이 원산지인 옻나뭇과 상록교목. 약 4,000년 전부터 재배되었으며, 현재는 세계 각지의 열대 및 아열대 지역에서 재배되고 있다. 높이가 40m나 되는 나무에 열매를 맺으며, 크기는 계란 정도의 크기부터 1m가 넘는 것까지 다양하다.

망고에는 비타민 C가 다량으로 함유된 것이 특징이며 덜 익은 열매일수록 많이 함유되어 있다. 익으면 비타민 C가 줄어들지만 반대로 비타민 A가 늘어난다.

망고는 익은 열매를 생식하는 방법 외에 덜 익은 것을 잘라 여러 가지 재료와 함께 절이는 망고 처트니 chutney나 망고를 가루로 만들어 요리하는 방법 등이 있다. 또한 잼, 통조림 등으로도 사용된다.

망고를 살 때는 냄새를 맡아 보는 것이 좋다. 아세틸렌[61] 냄새가 나는 것은 카바이드[62]를 사용하여 숙성시킨 것에 비하면 맛이 많이 떨어진다. 또한 망고는 옻나뭇과 식물이므로 옻을 타는 체질인 사람은 주의해야 한다.

❈ 블루베리(Blueberry)

• **효능** : 눈 관련 질병에 효과, 암 예방, 노화 방지

미국에서 처음으로 생산된 철쭉과 월귤나무속 저목. 아메리카 원주민이 식용으로 사용 하던 것을 개량하여 20세기 초 미국 북동부에서 재배되었다. 일본에는 1951년에 전해져서 약 20년 후부터 재배되었다.

블루베리에는 특유의 새콤달콤한 맛이 있다. 제2차 세계대전 중 블루베리 잼을 많이 먹었던 영국 파일럿의 시력이 향상되어 그때부터 효능 연구가 시작되었다. 오늘날에는 의약품으로도 사용되고 있다.

블루베리에 함유된 폴리페놀의 일종인 안토시아닌에는 강력한 항산화 작용이 있다. 이는 활성산소를 제거하고 암과 심근경색, 뇌졸중, 염증성 질환, 노화 등을 예방한다. 건조시킨 블루베리를 하루에 20~30알 꾸준히 먹으면 좋다.

---

61 **아세틸렌** : 탄화칼슘에 물을 부었을 때 생기는 무색의 가연성 기체. 독성이 있으며 불순물을 함유했을 때는 특유의 냄새가 난다

62 **카바이드** : 탄화칼슘의 상품명으로 물과 반응하여 아세틸렌 가스를 발생시킨다

✳ 밀 감(Satsuma Orange)

- **효능** : 위액 분비를 원활하게 함, 변비·출혈성 질환에 효과

아시아 남부 지방이 원산지인 귤과 식물. '귤'이라는 명칭에 속하는 과일에는 온주밀감, 여름귤, 하사쿠(八朔, Citrus hassaku), 광귤 *bitter orange*(Citrus aurantium), 유자(Citrus junos), 이요칸(Citrus iyo), 선프루츠*Sun Fruits*, 만다린, 세미놀*Seminole*, 레몬 등이 있다. 옛날에는 '귤'또는 '감'이라 하였으며 일본에는 6세기에 전해졌다. 밀감을 뜻하는 미칸이라는 일본어 이름은 무로마치(室町) 시대에 품종 개량에 의해 단 밀감이 생기고 나서 붙었다. 한국에서는 제주도에서 99%가 재배된다.

열매에는 비타민 A·C·E, 칼륨, 칼슘, 인 등이 많이 함유되어 있다. 또한 시트르산이나 방향성 정유도 함유돼 있으므로 위액 분비를 촉진하여 애피타이저 역할을 하기도 한다. 또한 비타민 P도 함유되어 있으므로 비타민 C와 협동하여 혈관 노화와 출혈을 예방하는 작용을 한다. 최근 밀감의 오렌지색을 만들어 내는 베타크립토크산틴*β-cryptoxanthin*에 강력한 발암 억제 효과가 있는 것이 판명되었다. 밀감의 속껍질에는 변비를 해소하며 혈중 콜레스테롤 저하 작용을 지닌 식물 섬유 펙틴이 많이 함유되어 있으므로 껍질째 먹는 것이 좋다.

그러나 밀감은 남방계로서 즙이 많고 칼륨이 많으므로 몸을 차게 하는 작용이 있다. 몸이 차가운 사람은 지나치게 먹지 않도록 주의해야 한다.

✲ 멜 론(Melon)

• **효능** : 이뇨·해열 효과, 구갈·부종·더위 먹었을 때 좋음

인도가 원산지인 박과 식물. 유사 이전부터 이집트, 그리스에서 재배되었다. 일본에는 야요이 시대에 이미 전해졌던 것으로 추측된다.

멜론은 열매를 딴 후 숙성시켜야 한다. 세포 안에 불용성 프로토펙틴 *protopectin* 이 함유되어 있어, 이것을 분해시켜 가용성 펙틴류나 펙틴산으로 만들어 과육을 부드럽게 해야 하기 때문이다. 멜론은 수박처럼 이뇨 작용이 있으며 부종, 고혈압, 신장병에 효과가 있다. 해열 작용도 있어 구갈에도 도움이 된다. 그러나 몸을 차게 하는 작용이 있으므로 몸이 차가운 사람은 많이 먹지 않도록 주의해야 한다.

멜론의 주성분은 수크로오스, 포도당, 과당 등의 당류이며, 거기에 비타민 B_1·B_2·C, 카로틴, 칼륨이 함유되어 있다. 더위로 인해 방성한 병을 물리치거나 더위 먹은 것을 회복하는 데 유익하다. 프린스멜론 *Prince Melon* 등 땅에서 난 멜론은 비타민 C와 카로틴을 많이 함유하며, 머스크멜론 등 온실의 것은 단백질과 비타민 B군이 많다.

✲ 복숭아(Peach)

• **효능** : 혈액순환을 원활하게 하며 식은땀이 날 때, 다한증·부종에 좋음

중국에서 처음으로 생산된 장미과 낙엽소고목. 복숭아는 생명력이 강하기 때문에 사기(邪氣)를 물리치는 힘이 있다고 하였으며, 중국에서는 예부터 '장수의 과일' 이라고 해 왔다. 한국에서는 복숭아나무

가 오래전부터 재배되어 왔으나 현재와 같은 재래종은 1906년 외국
에서 도입된 것이다.

복숭아는 영양 만점의 과일이다. 과육 속에는 단백질과 지질, 당질,
각종 미네랄이나 비타민류, 시트르산과 사과산 등의 유기산이 균형
있게 함유되어 있다. 변비에 효과가 있으며 혈액 속의 콜레스테롤 저
하에 도움이 되는 식물섬유 펙틴도 풍부하게 들어 있다. 경험상 식은
땀을 멈추게 하는 효과가 있다고 알려져 있다. 바제도병[63]을 비롯한
다한증에 걸린 사람에게 아주 좋은 과일이다.

복숭아의 씨는 한의학에서 '도인(桃仁)'이라 하며, 혈액 순환을 좋
게 하는 작용이 있다. 여성의 생리불순과 어깨 결림, 두통에 효과 있
는 한방약 '계지복령환(桂枝茯笭丸)'의 주성분이다. 부종에 효과가
있으므로 하루 3~5g을 끓여 먹으면 좋을 것이다. 땀띠나 습진에는
복숭아의 생잎을 넣은 물로 목욕을 하면 좋다.

❋ 사 과(Apple)

•**효능** : 만병의 예방·개선, 염증 질환·변비에 좋음

캅카스 지방이 원산지인 장미과 낙엽고목. 일본에는 오래 전에 중국
으로부터 전해졌으나 당시에는 보급되지 않았다. 그 후 메이지 시대에
미국으로부터 홍옥이나 스타킹 등이 전해져 일반에 보급되었다. 아담
과 이브의 '금단의 열매'가 사과라는 이야기는 유명하다. 이 외에도
사과는 여러 나라의 민요와 신화에 등장한다. 한국에는 1901년 미국

63 바제도병 : 갑상선 호르몬의 과잉분비로 일어나는 병. 안구의 돌출, 갑상선종을 수반한다.

인 선교사에 의해 개량종이 처음 도입되었으며 현재는 한국의 주요 과수의 하나로 널리 재배되고 있다.

영국에는 "하루 한 개의 사과는 의사를 멀리하게 한다"는 속담이 있다. 실제로 사과에는 비타민류, 동화되기 쉬운 당류, 효소, 유기산, 미네랄류가 균형 있게 함유되어 있다. 변통을 좋게 하고 혈액 속 콜레스테롤을 낮추는 펙틴과 장내의 좋은 균을 증가시키는 올리고당, 활성산소를 없애는 폴리페놀 등도 함유되어 있어 암과 염증, 알레르기 등 각종 질병의 예방 및 개선에 도움이 된다.

또한 사과산에는 몸속의 염증을 치유하는 작용이 있으므로 기관지염이나 간염, 방광염 등의 염증 질환 치유를 앞당겨 준다. 한의학에서도 사과는 원기를 길러 주며, 타액을 내보내어 갈증을 멈추게 하고, 위장의 기능을 좋게 하는 작용이 있다고 한다. 전 세계에서 몰려오는 난치병이나 기이한 질병 환자들을 식사 요법으로 치료하여 유명한 B. 베너 병원의 주된 요법은 당근 2개와 사과 1개로 만든 주스를 매일 마시게 하는 것이었다. 나 역시 이 주스를 매일 마실 것을 권한다.

❋ 레 몬(Lemon)

• **효능** : 감기 예방, 피부미용·구갈·부종에 효과

인도가 원산지인 귤과 상록저목. 레몬의 신맛은 비타민 C와 시트르산에 의한 것이다. 이 신맛은 피로 회복, 숙취, 감기 예방, 피부 미용에 도움이 된다. 레몬에는 비타민 P도 함유되어 있다. 이것은 고혈

압, 동맥경화, 출혈, 자반병[64], 동상 등의 혈관성 병변 예방과 개선에 효과가 있다. 또한 몸속 수분의 저류와 배설 균형을 담당하는 작용이 있어 목마름이나 부종 치료에도 도움이 된다.

감기와 숙취, 스트레스에는 레몬과 벌꿀을 넣은 핫 레몬이 효과가 있다. 몸이 차거나 피부가 거칠어졌을 때는 레몬을 얇게 썰어 넣은 물로 목욕을 하면 효과가 있을 것이다.

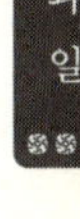

---

64 자반병 : 전신의 피하나 점막에 출혈이 일어나 작은 반점이 생기는 증상

Chapter 4

곡류 · 콩 · 씨앗

✳ 편 두(Kidney Bean)

• **효능** : 당뇨병에 좋음

남아메리카 지역이 원산지인 콩과 한해살이 작물. 일본에는 17세기에 중국을 거쳐 전해졌다. '인겐마메(隱元豆)'라는 일본 이름은 인겐 선사(1592~1673)가 중국에서 가지고 들어온 데서 유래한 것이다. 하지만 실제로 인겐 화상이 가지고 온 것은 히야신스콩 *Hyacinth Bean* (Lablab purpureus) 이었다고 추측된다.

전 세계에서 재배되고 있으며, 일본에서는 주로 홋카이도에서 산출돼 소(송편이나 만두 따위를 만들 때 속에 넣는 재료-옮긴이), 콩자반, 낫토 등에 사용되고 있다. 유럽에서는 덜 익은 살과 부드러운 꼬투리를 요리에 많이 사용한다.

편두에는 당질과 단백질, 미네랄 등이 균형을 이루며 풍부하게 함유되어 있다. 주목할 만한 것은 당뇨병에 효과가 있다는 점이다. 유럽의 자연요법 병원에서는 편두가 당뇨병 치료에 사용되고 있다. 꼬투리 안에 미네랄인 아연이 많이 함유되어 있어 인슐린의 합성 재료로 사용된다. 인슐린 비슷한 물질이 함유되어 있는 것이 그 이유인 듯하다. 당뇨병 환자는 당근, 사과에 편두의 꼬투리를 더한 주스를 만들어 매일 마시면 좋을 것이다.

✳ 완두콩(Peas, Garden Peas)

- **효능** : 자양강장 효과

콩과의 두해살이 덩굴성 풀. 원산지는 동유럽에서 아시아에 걸친 지역이라고 한다. 고대 그리스 시대부터 재배되었다. 일본에는 메이지 시대 초기에 서양에서 전해졌다. 이 무렵에 "그리스 신은 미쓰마메(蜜豆)[64]를 몰랐다"는 말이 생길 정도로 완두콩과 우무[65]가 들어간 미쓰마메가 널리 애용되었다. 한국에는 단단한 꼬투리를 가진 덩굴형 종류가 재배되어 왔다.

완두콩은 멘델 *Gregor Johann Mendel*(1822~1884)이 유전 실험에 이

---

64 미쓰마메 : 우무에 단 흑당 시럽, 삶은 콩과 같이 먹는 음식

65 우무 : 우뭇가사리를 끓인 후 식혀서 만든 끈끈한 물질로 음식이나 약, 공업용으로 쓴다.

용하여 '멘델 유전의 법칙'을 발견한 것으로 유명하다. 영국 왕실에서는 완두콩의 꽃을 총애하는 꽃이라 하여 조지 5세의 대관식 꽃으로 선택하기도 했다.

완두콩 열매는 익기 전에 푸른 완두콩으로 먹을 수 있다. 시스틴, 리신, 아르기닌 등 양질의 아미노산을 풍부하게 함유한 단백질과 비타민류를 조화롭게 갖춘 우수한 자양강장식이다. 꼬투리완두에는 비타민 $A \cdot B_2 \cdot D$와 비타민 C가 100g당 55mg으로 풍부하게 들어 있다. 식물섬유도 많이 함유되어 있으므로 꼬투리도 먹는 것이 좋다.

완숙시켜 건조한 것을 붉은 완두라고 하며, 볶음·자반·과자의 원료, 안미쓰(미쓰마메에 팥소를 얹은 단 음식), 일본 된장의 원료로 이용된다. 완두의 꽃말은 '행복한 결혼과 다산'이다.

✽ 쌀(Rice)

• **효능** : 콜레스테롤·혈당·혈압의 저하

동남아시아에서 인도에 걸친 지역이 원산지인 벼과 식물 벼의 열매. 일본에는 야요이 시대에 전파되었다. 일본어로 쌀을 '이네'라고 하는데, '이'는 숨 또는 생명, '네'는 뿌리이므로 그 의미는 '생명의 근원'이라는 의미이다. 일본인은 경사스러운 행사 때 떡이나 팥밥을 먹고 쌀로 빚은 술을 내놓는 등 쌀을 중요한 식품으로 취급해 왔다.

한국에는 정확하지는 않으나 삼한시대 이전부터 쌀이 재배되기 시작한 것으로 추정된다. 남인도차이나 또는 중국 대륙의 남부를 통하여 한국의 남부 지방으로 전래된 것 같다.

쌀은 벼에서 왕겨만 제거한 것이 현미이고, 현미에서 쌀겨를 제거하고 배아를 남긴 것이 배아미이다. 또한 배아를 제거하면 백미가 된다. 현미를 뿌리면 싹이 나오지만 백미는 뿌려도 싹이 나오지 않는다. 현미는 '생쌀', 백미는 '죽은 쌀'이라 하며, 함유하는 영양소는 단연 현미가 우수하다. 현미에는 쌀의 탄수화물이 몸속에서 소화, 흡수되어 에너지로 바뀔 때 필요한 비타민 $B_1 \cdot B_2$를 비롯하여 비타민류, 칼륨·철·아연 등의 미네랄류, 그리고 혈중 콜레스테롤을 낮추어 주는 리놀산, 장내의 잉여물과 유해물을 대변으로 배출해 주는 식물섬유 등이 백미보다 훨씬 많이 함유되어 있다.

백미로 지은 밥을 먹을 때 검은 참깨와 소금을 끓여 잘게 깨뜨린 것을 뿌려 먹으면 좋을 것이다. 최근에는 쌀의 전분에 함유된 소화성 전분 *resistant starch*에 콜레스테롤과 혈당, 혈압을 낮추는 작용이 있다는 것이 밝혀졌다.

✸ 밀과 빵(Wheat & Bread)

• **효능** : 주식

벼과의 밀은 벼와 나란히 인류의 2대 식용 식물이다. 1만 년 이상 전부터 재배되었던 가장 오래된 작물의 한 가지로 전 세계 절반 이상의 나라에서 주식으로 하고 있다.

고대 이집트 등의 지중해 연안에서는 소맥분에 물을 넣어 반죽한 음식을 주식으로 하였다. 어떤 주부가 포도를 짠 즙으로 소맥분을 반죽하여 놔 두었다. 밤이 되자 태양에 노출되었던 곡식가루에서 좋은 향기가 났다. 그래서 구워 보았더니 부풀어 오르며 좋은 맛과 향을 내는 음식이 만들어졌다. 이 우연한 사건으로 빵이 탄생한 것이다.

일본에서는 메이지 시대에 '팥빵'이 고안되어 인기를 얻게 되었다. 한국에서는 소비하는 밀의 거의 전량을 수입에 의존하고 있는 실정이며 경남 지방이 전체 생산량의 40% 정도를 차지하고 있다.

밀은 쌀에 비하면 단백질 정도가 낮다. 정백한 밀은 비타민과 미네랄 함유량이 적지만 정백하기 전의 소맥 배아에는 비타민과 미네랄, 식물섬유가 충분히 들어 있다. 서양에서는 최근 밀가루만으로 만든 빵을 먹는 사람이 늘어나고 있다. 밀은 한의학에서는 몸을 차게 하는 음성 식품이므로, 양성 식품인 고기와 어울린다. 몸을 차게 하는 우유나 생야채와 함께 빵을 먹는 현대의 식사는 육식의 양이 적은 일본인의 체온을 낮추는 요인이 된다. 한의학에서는 현대인에게 많이 생기는 아토피나 천식, 고지혈증, 암 등의 질병이 체온 저하에서 오는 음성병이라 판단하는데, 이 같은 식생활이 그 원인의 하나라고 생각된다.

✿ 메 밀(Buckwheat)

• 효능 : 혈관 강화·치매 방지·지방 증가 억제

바이칼 호에서 중국의 동북 지방에 걸친 지역이 원산지인 한해살이 작물. 《소쿠니혼기(續日本紀)》에 "722년은 여름의 볕이 매우 심해 벼가 죽어 대기근이 되었으므로 메밀을 심으라는 명령이 있었다"고 기록되어 있다. '75일 메밀'이라고 하듯이, 씨를 뿌린 뒤 50~70일 만에 수확할 수 있다. 큰 노력이 필요하지 않고 메마른 땅에서도 재배할 수 있기 때문에 당시부터 구황작물로서 귀하게 여겨졌다. 특산지는 신슈(信州), 이즈모(出雲) 등 한랭지이고 짙은 색을 띠므로 몸을 따뜻하게 하는 양성 식품이다[66]. 간사이(關西)보다 간토(關東)에서 더 애용되며 러시아 등 추운 나라에 메밀 요리가 존재하는 것도 이 같은 까닭 때문이다. 한국에서는 전국에서 생산되며 특히 산간지역의 생산량이 많다.

옅은 색의 메밀보다 짙은 색의 메밀에 영양분이 더 많으며 철과 칼슘 등의 미네랄, 비타민 $B_1 \cdot B_2$ 등의 비타민류가 많이 함유되어 있다. 또한 메밀에는 8종류의 필수아미노산을 함유한 양질의 단백질과 전분, 혈관을 강화하는 루틴, 뇌의 기억 세포 파괴와 치매를 예방하는 소바폴리페놀(buckwheat polyphenols)과 콜린이 들어 있다. 그리고 메밀에 함유된 아미노산에는 지방 증가를 억제하는 작용이 있다고 알려져 있다.

《혼초숏칸》에 메밀은 "기분을 평온하게 하고 장을 편안하게 하며, 위장이 막힌 것(노폐물)을 쉽게 삭인다. 또한 수종(水腫)과 설사, 복통, 상기(上氣)를 치료한다"고 효능이 나열되어 있다.

❋ 팥(Small Bean)

• **효능** : 이뇨·피로 회복 효과, 각기·심장병·신장병·변비에 좋음

중국 동북부 지역이 원산지인 콩과 한해살이풀. 3세기경에 일본에 전해졌다. 콩과 마찬가지로 영양가가 높으며 비타민과 미네랄, 식물섬유가 풍부하다. 다른 콩류에 비해 지방분이 적은 것이 특징

---

66 몸을~식품이다 : 관점에 따라 식품의 분류에 차이가 있을 수 있다. 한의학에서는 메밀을 서늘한 성질이 있는 찬 음식으로 분류한다. － 감수자 주

이다. 한국에서는 콩 다음으로 수요가 많은 두류이다. 강원도의 횡성·평창, 충북의 청원·보은, 충남의 공주, 전남의 보성·화순 등에서 많이 재배된다.

한의학에서는 팥의 생약 이름을 '적소두(赤小豆)'라고 하며 각기, 심장병, 신장병, 변비에 처방하고 있다. 팥에 함유된 사포닌은 폴리페놀의 일종으로 몸속의 수분량을 조절하여 부종이 있으면 강력한 이뇨작용을 발휘한다. 또한 혈중 콜레스테롤을 저하시키는 작용도 있다. 사포닌은 껍질 부분에 많이 들어 있으므로, 팥은 껍질도 먹는 것이 좋다. 비타민 B1도 많이 함유되어 피로나 각기에 효과가 있다.

부종과 숙취에는 팥 50g과 물 600mL를 절반으로 줄어들 때까지 끓인 것에 벌꿀이나 굵은소금을 넣고 마시면 효과가 있다. 그리고 종기나 부스럼에는 으깬 팥에 물을 넣고 저어 환부에 바르면 좋다.

✳ 콩(Soybean)

- **효능** : 이뇨, 노화 방지, 골다공증·유방암·자궁암 예방

중국 북부 지역이 원산지인 콩과 한해살이풀. 조선시대에 일본에 전해졌다.

1884년 빈의 만국박람회에서 일본은 콩을 출품하였다. 그때 독일의 과학자는 콩의 풍부한 영양에 대해 절찬하면서 '밭의 고기'라고 하였다. 한국에서는 약 1,500년 전부터 재배되었으며 쌀, 보리와 함께 중요한 단백질 식품이다. 한국의 흰콩 주산지는 경기도의 화성, 충북의 보은, 충남의 당진, 전북의 임식, 전남의 완도 등이다. 콩나물

콩은 전남의 고흥과 강원의 평창, 검은콩은 강원의 횡성, 평창 등에서 많이 난다.

사실 콩에는 쇠고기와 같은 필수아미노산이 함유되어 있다. 지질은 혈중 콜레스테롤을 저하시키는 리놀산이나 올레인산을 많이 함유하며 비타민 $B_1 \cdot B_2 \cdot B_6 \cdot E \cdot K$ 등의 비타민류, 노화 예방에 효과가 있는 사포닌, 뇌의 기능을 좋게 하는 레시틴 등의 건강 증진 성분이 충분히 들어 있다. 또한 폴리페놀의 일종인 이소플라본이 들어 있다. 이소플라본은 여성호르몬과 비슷한 작용을 하여 유방암과 자궁암 예방, 골다공증 개선을 돕는다.

콩 단백에 함유된 리신이나 트레오닌 등의 필수아미노산은 백미에는 거의 들어있지 않다. 그래서 밥, 된장국, 낫토(청국장으로 대체 가능), 두부, 간장 등이 어우러진 식사는 영양학적으로도 매우 훌륭하다.

✳ 은 행(Ginkgo Nut)

• **효능** : 진해·거담 작용, 야뇨증·빈뇨에 효과

은행나무과 낙엽고목의 씨. 중국이 원산지로 17세기 경에 유럽으로 전해졌다. 우리나라에는 천연기념물로 지정된 은행나무가 많이 있다.

은행에는 기침을 가라앉히는 효과가 있다. 일본에서는 끓여 먹으면 폐를 편안하게 하고 기침과 담에 효력이 있다고 알려져 있다. 그래서 예전에는 국민병이라 일컬어지던 결핵에 자주 이용되었다. 한의학에서도 은행이 기침을 멈추는 '정천탕(定喘湯)'의 성분으로 사용되는 것을 볼 때 은행에 진해·거담 작용이 있는 것은 분명하다.

기관지염, 기침, 빈뇨에는 구운 은행을 매일 5~10알 먹으면 좋다. 그러나 청산이 함유되어 있으므로 지나치게 먹지 않도록 해야 한다. 너무 많이 먹으면 소화불량을 일으켜 드물게는 사망하는 경우도 있으므로 주의를 요한다. 《본조초목(本朝草目)》에는 1,000개를 먹으면 사망한다고 기술되어 있다.

❁ 호 두(Walnut)

- **효능** : 강장·강정 작용, 불면증·치매·뇌동맥경화에 효과

페르시아가 원산지인 가래나무과. 유럽에서는 오래 전부터 재배되었으며, 일본에는 에도 시대에 전해졌다. 고대 그리스나 로마에서는 "호두의 열매에는 최음성이 있다"고 하였다. 실제로 호두에는 다량의 질 좋은 지방과 비타민 E가 풍부하게 함유되어 강장·강정 작용이 매우 강하다.

한국에는 고려 때 유청신이 원나라 사신으로 갔다가 도입했다. 천안에 처음으로 심었으며 18세기경 일본으로 전파되었다.

영국에서는 호두의 모양이 사람 머리를 닮았다고 하여 "머리의 질병에 효과가 있다"고 하고, 중국에서는 호두의 모양이 뇌와 비슷하므로 "호두를 먹으면 머리가 좋아진다"고 한다. 한의학의 '상사의 이론'과 같다! 호두는 분명히 건뇌식(健腦食)이며, 불면증과 치매, 뇌동맥경화를 예방, 개선해 준다. 북송의 의학서 《개보본초(開寶本草)》에서는 호두는 "원기를 더하고 피부를 윤택하게 하며, 머리를 검게 한다"고 하였다. 매일 2~3개씩 먹으면 좋을 것이다. 그러나 영양가가 높

아 한 개당 약 35Cal이므로 너무 많이 먹지 않도록 주의해야 한다.

❀ 참 깨(Sesame)

- **효능** : 강장, 암 예방, 간의 병·숙취에 좋음

이집트가 원산지인 참깨과 한해살이풀. 한국에는 중국을 통해 전해졌으며 각 지방에서 널리 재배되고 있다.

참깨는 성분의 약 절반이 리놀산과 올레인산 등 동맥경화를 예방하는 물질이다. 양질의 단백질, 비타민 B군, 비타민 E, 철과 구리, 아연, 칼슘 등 비타민과 미네랄도 거의 다 들어 있다. 따라서 노화 예방, 강장·강정 등에 효과 있는 장수식이다.

최근에 발견된 참깨리그난(sesame lignan)은 강력한 항산화 작용으로 암 예방, 간의 병과 숙취 예방 및 개선에 효과가 있다는 것이 밝혀졌다. 가벼운 화상이나 베인 상처에는 참기름을 바르면 좋다.

화상, 베인 상처, 치질, 습진 등 온갖 피부병에 효과가 있는 한방 유일의 외용약[67]인 자운고(紫雲膏)에는 자근(紫根 : 말린 지치의 뿌리-옮긴이)과 당귀 외에 참기름이 많이 함유되어 있다.

❀ 땅 콩(Peanut)

- **효능** : 암 예방, 고지혈증·당뇨병 예방

남미에서 처음 생산된 콩과 식물. 기원전부터 재배되었다. 일본에

67 외용약 : 피부에 직접 발라 치료하는 약

는 18세기에 중국으로부터 전파되었으므로 난징(南京)의 콩이라는 뜻의 '난킨마메(南京豆)'라고 한다. 꽃이 핀 후 흙 속에 씨방 자루가 뻗어 땅속으로 들어가 결실을 맺으므로 '낙화생'이라고도 한다. 한국에는 1800~1845년 사이에 중국에서 전래되었을 것이라 추정한다.

양질의 단백질, 동맥경화를 예방하는 불포화지방산, 비타민 B군, 비타민 E, 알츠하이머병을 예방한다고 하는 레시틴 등이 풍부하게 함유되어 있다. 피넛의 갈색 엷은 껍질에 강력한 항산화 작용을 가진 레스베라트롤resveratrol이라는 물질이 발견되어, 그 항암 작용이 주목받고 있다. 식물섬유도 100g당 3g으로 많이 함유되어 있어 지방이나 당의 흡수를 저지한다. 그로 인해 고지혈증, 당뇨병 예방 및 개선에 도움이 된다.

다만 영양가가 높기 때문에 하루 10~20개 정도의 섭취가 적당하다. 껍질째 먹으면 설사를 멈추거나 출혈을 예방하는 효과가 있다. 오래되면 간암의 한 요인인 곰팡이(아플라톡신aflatoxin)가 발생하므로 가능한 빨리 먹도록 한다.

❀ 콩나물(Bean sprout)

•**효능** : 비타민 C 보급

콩나물은 본래 식물의 이름은 아니다. 콩을 일광에 쬐지 않고 재배하면 하얗고 호리호리하게 성장하는데, 그것을 길고 부드럽게 재배한 것을 '콩나물'이라고 한다. 한국에서는 농촌에서 350~400년 전부터 이용되었으며 1990년대에 접어들어 대도시권에서도 이용되기 시작했다.

별다른 영양이 없는 것 같지만 실은 영양적으로도 뛰어난 식재료이다. 콩나물에는 단백질, 지방, 탄수화물, 미네랄, 비타민 등이 조화롭게 함유되어 있다. 또한 콩나물에는 콩에는 존재하지 않는 비타민 C가 100g당 25mg이나 들어 있다. 겨울의 비타민 C 보습에는 콩나물이 좋다. 씨에서 눈이 나올 때야말로 생명 활동이 가장 활발하게 이루어지는 시기이다. 이때 비타민 C 이외에도 분명히 수많은 미지의 영양 물질이 생산되고 있으리라 추측할 수 있다. 서양의 한 자연 요법 의사는 그런 의미에서 암 치료식으로 '싹이 나오는 야채'를 즐겨 사용하는 것 같다.

비타민 C가 부족하면 출혈이 일어나기 쉬워 감염증, 관절염 등의 발생 가능성이 커지고 면역력도 저하된다. 콩나물은 너무 끓이거나 익히면 영양가가 없어지므로 조리할 때 살짝만 익히는 것이 중요하다. 장시간 물에 담가 두어도 좋지 않다. 보관할 때는 밀봉하여 냉장고에 둔다.

Chapter 5

생 선

✳ 전갱이 (Horse Mackerel)

- **효능** : 동맥경화·시력 저하·간의 병에 효과

전갱이과로 늦봄에서 늦가을이 제철이다. 홋카이도를 제외한 일
본 각지의 연안에 분포하며, 해안으로부터 50~100m 정도 되는 곳
에 암초나 해조가 무성한 일대에 서식한다. 거의 한 해 내내 잡히며,
6월경부터 지방질이 많아지기 시작한다. 참전갱이, 줄무늬아지, 가
라지가 대표적이며, 일본 근해에는 약 20종의 전갱이가 어획된다.
한국에도 전 연안에 분포되어 있다.

전갱이를 뜻하는 일본어 '아지'의 어원에 관해서는 '전갱이의 맛, 오리 고기와 비슷하다', '전갱이는 맛있다', '전갱이는 맛으로 통한다' 등 '맛있는 생선'이라는 뜻에서 비롯되었다는 설이 있다. 또한 전갱이는 빛을 향해 모이는 성질이 강하므로 생선이 많이 모이는 곳을 의미하는 '아지로', 즉 망대(網代 : 물속에 대 따위를 발처럼 쳐 놓고 고기를 잡는 장치)에서 왔다는 설도 있다.

전갱이에는 알라닌, 글리신, 글루탐산, 이노신산 등의 아미노산이 풍부하게 들어 있다. 또한 EPA[68], DHA[69] 등의 불포화지방산도 풍부하며 이들이 적절히 어우러져 독특한 맛이 난다. 비타민으로는 B_1 · B_2가 많다. 전갱이는 회, 소금구이 외에도 폭넓은 요리의 용도로 쓰인다. 말린 것은 미네랄이 풍부하다.

전갱이에는 EPA 외에 타우린도 많이 함유되어 있다. 따라서 동맥경화나 그로부터 오는 고혈압, 뇌의 혈전, 심근경색, 시력 저하나 간의 질병 예방 및 치료에 효과가 있는 생선이다.

❈ 붕장어(Congereel)

• **효능** : 더위 예방, 시력 저하 · 거친 피부에 좋음

붕장어과로 제철은 봄에서 여름이다. 홋카이도에서 중국 남동부의 연안에 걸쳐 분포한다.

붕장어는 생김새가 뱀장어와 비슷하여 배지느러미가 없다. 등지느

---

68 EPA : DHA, DPA와 함께 음식물을 통해 섭취해야하는 불포화지방산. 콜레스테롤의 수치를 낮추고 뇌기능을 촉진하는 등 질병 예방에 효과가 있다.

69 DHA : docosahexaenoic−acid, 물고기 기름 속에 존재하는 w−3−지방산

러미, 꼬리지느러미, 뒷지느러미가 이어져 있기 때문에 '바다뱀장어' 라는 별칭이 있다. 붕장어의 종류로는 참붕장어, 은붕장어, 검정붕장어, 꾀붕장어, 갯붕장어 등이 있다. 몸의 표면은 뱀장어처럼 미끈거린다. 이것은 무틴이라는 단백질로, 먹으면 강장 효과가 있다. 붕장어에게는 외부의 적으로부터 몸을 보호하는 기능을 한다. 뱀장어와 붕장어를 감별하는 포인트는 턱이다. 뱀장어는 아래턱이 위턱보다 길고, 붕장어는 위턱이 길게 되어 있다.

붕장어는 비타민 A가 풍부하게 함유되어 있으며, 비타민 E도 들어있다. 그래서 더위의 예방, 안구 건조증이나 시력 저하 및 거친 피부의 개선에 효과가 있다. 붕장어는 갯장어나 뱀장어와 마찬가지로 혈액 속에 약한 단백 독소를 지니고 있으므로 생식할 수는 없지만 가열하면 독소가 분해된다. 특히 구우면 맛이 좋아지므로 초밥 외에 튀김이나 꼬치구이로도 자주 이용된다. 맛에 관해서는 "몸을 반으로 나눠 앞쪽 절반이 뒤쪽 절반보다 맛있다"고 한다.

�֍ 은어(Ayu Sweetfish)

• **효능** : 강장·강정 작용, 설사에 좋음

바다잉어과로 제철은 한여름이다. 은어는 1과 1속 1종의 진기한 물고기로 일본 이외에서는 한국, 타이완, 중국의 일부에 다소 분포하고 있다. 일본에서의 이름은 '넨교(年魚)', 즉 1년 만에 생명이 끝나는 물고기라는 의미의 별명이 있다. 《와묘소(和名抄)》에도 "봄에 태어나 여름에 자라고 가을에 쇠하며 겨울에 죽는다. 고로 넨교라고 이름 붙

인다”라고 되어 있다. 1년 만에 반짝하다 없어지는 ‘사라짐의 미학’
은 일본인이 은어를 좋아하는 한 가지 이유이기도 하다. 또한 은어를
‘고교(香魚)’라고도 부르는데 이것은 향기가 나는 고기라는 뜻이다.
은어는 돌에 붙은 규조(珪藻)나 남조(藍藻)를 주식으로 하기 때문에
조류의 향기가 몸에 스며들어 있기 때문이다. ‘향어’와는 다른 물고
기이다. 영어로도 Sweetfish라고 한다.

은어는 100g 당 단백질이 약 18g, 지질이 6g이 함유되어 있으며, 미
네랄로는 칼슘과 아연, 마그네슘이 많이 들어 있다. 그래서 강장·강정
작용을 기대할 수 있다. 소금구이로 하여 조림양념으로 먹으면 맛이
좋다. 그리고 은어의 내장에 소금을 듬뿍 섞어 만든 젓갈은 뜨거운 물
에 넣어 마시면 설사의 특효약이 되며 술안주로도 많이 이용된다.

최근에는 양식 은어가 많이 나오고 있는데, 천연 은어가 전체적으
로 몸이 단단하고 우수하며 향기가 더 좋다.

�֍ 아 귀 (Anglerfish)

• **효능** : 보온, 자양

아귀과로 제철은 겨울이다. 일본 이름의 한자어 ‘안강(鮟鱇)’은 그
어원이 “먹이를 잡을 때 다른 물고기와 싸우지 않고 편안하게 살아
가고 있다”는 의미에 있다. 실제로 아귀는 바다 밑에 지긋이 있으면
서 입을 열고 먹이를 기다린다. 그래서 게으른 자를 ‘아귀처럼 먹이
를 기다리는 사람’이라고 한다. 한국의 옛 문헌에는 조사어(釣絲魚)
라고 기록되어 있다. 암초와 해초가 많은 해저에 서식한다. 봄에 산

란을 위해 얕은 곳으로 이동하며 한국, 타이완, 일본, 중국, 필리핀, 아프리카 등의 연해에 분포한다.

일본에서는 '서쪽의 복어, 동쪽의 아귀' 라는 말이 있을 정도로 맛좋은 생선이며 간토의 겨울을 대표하는 미각의 하나이다. 프랑스 마르세유의 명물 요리인 부야베스에도 아귀는 빠지지 않는다. 아귀를 조리할 때는 몸을 일곱 토막으로 나눈다. 일본에서는 간[70], 껍질, 난소, 부드러운 살(뺨의 살), 꼬리지느러미, 아가미, 위의 일곱 부분으로 잘라서 판매된다.

비만한 씨름꾼을 '아귀형' 이라고 하며 술에 취한 얼굴을 가리켜 '안강이 술지게미에 취한 모습', 겁이 많으면서 강함을 자랑하는 무사를 '안코무샤(鮟鱇武者)' 라고 한다. 이 같은 언어의 쓰임에서는 아귀가 그다지 좋은 이미지로 사용되지 않지만, 실제로 아귀 요리는 몸을 따뜻하게 하고 영양을 보급해 주는 겨울의 활력원이다.

✳ 벤자리(Grunt)

• **효능** : 칼슘 보급, 골다공증에 효과

하스돔과로 제철은 초여름에서 여름이다. 비교적 맛이 좋은 중급 생선이다. 일본어로는 이사키라고 부르며, 이사기(磯魚)라고도 하는데 이것은 '물가의 물고기' 라는 뜻이다. 혼슈 중부 이남의 바닷가에 무리를 지어 서식하고 있다. 벤자리는 그 밖에도 잇사키, 샤쿠아지,

---

70 **아귀의 간** : 바다의 푸아그라라고도 불린다. 푸아그라(Fori Gras)는 거위의 간으로 프랑스의 고급 음식이다.

가지야고로시 등의 별명을 가지고 있다. 가지야고로시란 "단단한 철을 다루는 대장간에서도 벤자리의 뼈가 단단한 데는 놀란다"는 의미이다. 벤자리의 뼈가 매우 단단한 것을 시사한다. 또한 지느러미의 가시가 예리하여 닭의 벼슬과 닮았기 때문에 '게이교(鷄魚)'라는 별명도 있다.

벤자리는 6월이 제철인데 8월이 지나면 급격하게 맛이 떨어진다. 장마철에 맛이 가장 좋아 '장마벤자리'라고도 하여 요정 등에서 고급 생선으로 사용된다. 맛은 자갈 맛이 약간 나지만 도미나 농어만큼 맛있다. 소금구이 외에 회, 튀김, 뫼니에르[71]로 해도 맛이 좋다.

❋ 정어리(Sardines)

- **효능** : 항혈전, 노화 방지, 정신 안정, 골다공증 예방

정어리과로 제철은 초여름이다. 잡으면 바로 죽고 맛도 즉시 떨어지므로 '약(鰯)'이라는 한자어가 붙은 것으로 추측된다. 식용되는 것은 정어리·멸치·눈퉁멸·샛줄멸 등이며, 대꼬챙이로 꿰어 두름을 지어 말린 것이나 삶아서 말린 것 등의 가공품으로도 이용된다. 오래 전 부터 먹어 왔으며, 일본의 작가 무라사키 시키부(紫武部)도 즐겨 먹었다고 한다. 한국에서는 우해이어보(牛海異魚譜)에 증울(蒸鬱)이라 표기하여 정어리의 형태를 설명하였다. 신선하지 않은 정어리 때문에 생긴 병에 대한 기록도 있다. 또한 《자산어보(玆山魚譜)》에는 정어리를 대추(大諏)라 하여 그 형태와 회유에 대해 기록되어 있다.

---

71 뫼니에르 : 프랑스식 요리의 하나로 생선에 밀가루를 묻혀서 구운 음식

정어리에는 혈전을 막는 EPA와 뇌의 기능을 높이는 DHA 등의 불포화지방산이 들어 있다. 또한 칼슘이 풍부하여 골다공증 예방과 정신 안정 효과가 뛰어나다. 노화 예방 성분인 레티놀과 핵산, 뇌신경의 기능을 높이는 나이아신, 아드레날린의 원료가 되는 티로신 등도 함유되어 있으므로 건강 증진 및 질병과 노화 예방 효과가 매우 높은 물고기라 할 수 있다.

《혼초슛칸》에는 "노년의 건강을 돕고 허약 체질을 치료하며 사람을 건강하게 하여 장생하도록 한다"고 되어 있다. 매우 정확한 설명이다.

이 외에도 비타민 A·B2·B6·D·E 등과 철분, 아미노산이 균형 잡힌 단백질이 충분히 들어 있다. 영양소의 보고라고 할 만하다. '정어리 1000회, 도미의 맛'이라고 하지만, 정어리는 고급 생선인 도미보다 훨씬 좋은 건강식품이다.

✵ 뱀장어 (Eel)

•**효능** : 더위에 걸린 병·피부 미용에 효과, 항혈전

뱀장어과로 제철은 여름이다. 한국, 일본, 중국, 인도차이나, 전 유럽, 지중해 연안, 오스트레일리아 등에 분포한다. 뱀장어는 심해에서 산란하며 부화한 치어는 봄에 수천 킬로미터나 되는 바다를 건너 일본의 하천으로 돌아온다. 뱀장어를 가리키는 일본어 '우나기'란 '불규칙하게 어슬렁거리는 모습의 물고기'라는 의미이다. 뱀장어의 미끈미끈함은 뮤코단백질이므로 피부를 보호하는 역할을 한다. 먹으면

위장의 점막을 보호하여 소화·흡수를 도와준다.

일본에서는 7월 도요(土用 : 입추 전 18일간–옮긴이) 소의 날(丑日)에 뱀장어를 먹는 습관이 있다. 이는 뱀장어에 내장, 피부, 눈, 점막 등을 강화하고 면역력을 왕성하게 해 주는 비타민 A와 레티놀이 매우 많이 들어 있기 때문일 것이다. 또한 젊음을 되찾아 주는 비타민 E, 피로회복에 효과 있는 비타민B$_1$, 피부 미용에 효과적인 콜라겐, 혈전을 막아 주는 EPA, 뇌의 기능을 높이는 DHA 등도 풍부하게 들어 있다.

예전부터 뱀장어는 더위를 막는 데 효과가 있다고 알려져 있으며, 《만요쇼》에도 그 효능이 기록되어 있다. 북유럽과 독일, 이탈리아 등에서도 즐겨 먹고 있다. 뱀장어의 내장(간 등)에는 비타민 A가 살 부분의 3배나 들어 있어 영양 효과가 더욱 뛰어나다. '뱀장어와 매실장아찌는 함께 먹으면 좋지 않다'는 말이 있는데, 그것은 뱀장어의 지방이 매실장아찌의 산으로 굳어지기 때문이다.

✸ 청새치 (Marlin, Swordfish)

• **효능** : 칼슘 보급, 골다공증에 좋음

황새치과. 미국의 작가 헤밍웨이(1889~1961)의 단편소설 《노인과 바다》의 주인공이다. 청새치류는 여러 개로 분류되는데 용새치, 청새치의 제철은 겨울이며 돛새치*Pacific Sailfish* (Istiophorus platypterus), 흑새치, 백새치는 여름이 제철이다.

청새치의 특징은 창처럼 뾰족한 코이다. 고래의 배를 찌르기도 하며, 배에 끌어 올리다가 찔려 죽은 사람이 있을 정도로 딱딱하고 튼튼하다. 청새치다랑어라고도 하지만, 다랑어와는 전혀 별개의 종류이다.
육질의 감촉과 색이 비슷해 다랑어 대용품으로 이용되기도 한다.

청새치에는 비타민 D가 100g당 250IU나 함유되어 있으며, 이것은
하루 필요량인 100IU보다 훨씬 많은 양이다. 성장기 어린이나 골다
공증이 염려되는 고령자에게 권하고 싶은 생선이다.

✽ 가다랑어 (Skipjack, Frigate Mackerel)

• 효능 : 자양, 강정

고등어과 생선으로 제철은 봄과 가을이다. 일본에서는 가다랑어를
'가쓰오' 라고 하고 한자로는 松魚(송어)라고 쓰며, 말리면 딱딱해지
는 성질로 인해 '가타우오(堅魚)' 에서 '가쓰오' 가 되었다고 한다. 남쪽
바다에서 태어나 쿠로시오해류를 타고 봄부터 일본을 북상하고, 가을
이 되면 지방이 많아진 가다랑어가 도호쿠 앞바다에서 남하한다. 첫
가다랑어는 '계절의 선구' 로 귀하게 여겨지지만, 정말 맛있는 것은 가
을철의 '돌아가는 가다랑어' 이다.

가다랑어는 가다랑어포로 만들어 다시마와 함께 국물을 만드는 데
이용된다. 시원한 국물을 만드는 주성분인 이노신산과 다시마 글루탐
산의 상승효과로 맛이 좋아지기 때문이다. 가다랑어는 지방 함유량이
적고 단백질 함유량이 고기 이상으로 많다. 게다가 중성지방이나 콜
레스테롤을 저하시키는 EPA와 뇌를 활성화시키는 DHA가 함유되어
있다. 등뼈 부분에는 비타민 A · B$_1$ · B$_2$와 철이 풍부하게 들어 있으므
로 체력이 떨어졌을 때나 병을 앓고 난 후의 자양식으로 적당하다.

가다랑어에 관한 풍자적인 어구(川柳)가 많이 남아 있는데, 당시의
에도 토박이들의 기질이 그대로 담겨 있어 재미있다. "첫 가다랑어,
돈과 겨자 때문에 두 번 울다"라는 표현에서 첫 가다랑어가 비쌌던
사정을 알 수 있다.

✸ 가자미(Flatfish)

• **효능** : 피부 미용에 효과, 피로 회복, 간 강화

가자미과. 제철은 겨울이지만 일본의 오이타의 벳푸(別府) 만에서 잡
히는 문치가자미*Pleuronectes yokohamae*는 여름이 제철이다. 한국의 근
해에서 많이 잡히기 때문에 '가라에이' 라고 한다. 한국에서는 전 연해
에 분포하고 있으며 한자어로 '비목어(比目魚)' 또는 '첩' 이라 하였다.
허준의 동의보감에는 가자미가 기력을 더하게 한다고 기록되어 있다.

일본의 속설에 "왼쪽 넙치, 오른쪽 가자미"라는 말이 있다. 등뼈
부분(눈 있는 쪽)에서 보아 왼쪽에 눈이 있으면 넙치, 오른쪽이면 가자
미라는 뜻이다.

가자미는 100g당 19g의 많은 양의 단백질이 함유되어 있고 지질
은 2.2g으로 적다. 담백한 맛에 고단백, 저칼로리의 건강식이다. 넙
치처럼 가장자리 쪽은 특별히 맛이 좋으며, 피부 미용에 효과가 있
는 콜라겐이 풍부하게 함유되어 있다. 조린 후 굳힌 것을 먹으면 그
효과가 증가한다. 또 가자미에는 비타민 $B_1 \cdot B_2 \cdot D$ 등의 비타민과
황을 함유한 아미노산인 타우린이 많이 들어 있으므로 피로 회복과
간 기능 강화에도 도움이 된다. 몸이 부드러워 부서지기 쉬우므로

삶거나 튀겨 먹는 경우가 많다. 작은 가자미는 그대로 튀겨 통째로 먹으면 칼슘 보급에 좋다. 냉동 도막 생선으로 친숙한 '핼리벗'도 가자미 무리이다.

✳ 보리멸(Sand Borer)

• 효능 : 단백질 보급

보리멸과로 제철은 여름이다. 일본 각지에서부터 인도, 홍해에까지 분포하고 있다. 내만에 사는 물고기로 바닷가 가까운 모래땅에 서식하고 있다. 몸길이 약 25cm의 흰 생선이며 지질이 적고 맛이 고급이다. 백보리멸, 청보리멸, 점보리멸 등이 있다. 흔히 보이는 것은 백보리멸이며 맛이 가장 좋다. 한 해 내내 먹을 수 있지만 산란하는 여름철에 특히 지방이 많아진다.

히구치 기요유키의 《먹는 일본사》에 "옛날의 쇼군(將軍)은 매일 보리멸을 먹었다. 보리멸은 기쁜 생선이라는 뜻으로 쓰므로 경사스러운 생선이며…"라고 기록되어 있다. 그러나 보리멸을 뜻하는 일본어 기스의 '기'는 '새색시'의 '새'라는 의미이며, '순수하고 깨끗한, 불순물이 없는 생선'이라는 뜻이다. 따라서 보리멸의 이름은 겉모습에 유래한다는 설에 신빙성이 있는 것 같다. 아름다운 모습과 형태로 '모래섬의 귀부인'이라고도 일컬어진다.

요리로는 소금구이나 프라이, 튀김 외에 맑은 국에도 사용된다. 보리멸은 신선도를 중요시해야 하는 생선으로 보리멸의 참된 맛을 즐길 수 있는 것은 '사후 경직되기 전'이라고 할 정도이다.

✳ 잉 어(Carp)

- **효능** : 강장, 부종, 이뇨, 유즙 분비에 좋음

잉어과로 제철은 겨울에서 봄이다. '민물고기의 으뜸'이라 불릴 정도로 대표적인 민물고기다. 중앙아시아 원산이지만 지금은 전 세계의 하천과 호수에 서식하고 있다. 중국에서는 기원전 500년에 이미 양식되었던 것 같다. 한국을 비롯하여 중국, 일본 등에는 잉어에 얽힌 이야기가 많다. 또한 잉어 꿈은 수태를 알리는 길몽으로 여겨진다.

일본에서는 여름에 '잉어회', 겨울에 '잉어 토장국'으로 먹는다. 중국에서는 튀김, 동유럽에서는 뫼니에르로 먹는다.

잉어는 생명력이 강한 물고기로, 물에서 건져 올려도 몇 시간은 살아 있을 정도이다. 옛날부터 "잉어의 생피는 정(精)을 만든다"고 하여 결핵 등의 소모적인 병에 자주 이용되었다. 사실 잉어에는 단백질과 지방을 비롯하여 비타민 $B_1 \cdot B_2$ 등의 비타민, 칼슘, 철 등의 미네랄이 풍부하게 함유되어 있다. 또한 히스티딘, 글리신 등의 아미노산 함유량도 많다.

잉어는 신장염의 부종을 없애 소변 배출을 좋게 하거나, 산후의 모유 분비를 좋게 하는 효과 등이 일반적으로 알려져 있다. 특히 잉어를 토막 내어 내장과 뼈를 함께 된장으로 버무린 잉어 토장국은 이러한 작용을 비롯하여 강장 작용 또한 뛰어나다.

❊ 연 어(Salmon)

- **효능** : 항혈전, 동맥경화에 좋음

연어과로 제철은 가을이다. 연어와 송어는 학문적으로는 구별된다. 그러나 원래 같은 과이므로 유통에서는 폭넓게 연어·송어류라는 호칭이 보편화되어 있다. 연어는 강에서 산란하며 치어는 거의 1년 동안 강에서 살다가 바다로 내려간다. 4년 만에 성어가 되며 산란을 위해 자신이 태어난 강으로 돌아간다. 산란 때는 먹이를 먹지 않으므로 강으로 돌아가기 직전의 여름에 가장 맛있다고 한다. 한국에서는 연어의 수를 늘리기 위해 강을 거슬러 오르는 연어를 포획, 인공적으로 번식시켜 어린 치어들을 강에 방류한다.

연어의 일본어 사케의 어원은 '여름에 먹는 것'을 뜻하는 아이누어에서 왔다고 한다. 서양에서는 예전에 연어는 민물고기라는 관념이 있었으며 맛이 없고 값싼 물고기로 간주했던 것 같다. 연어 100g에는 단백질 21g, 지방 8.4g이 함유되어 있다. 단백질 흡수를 좋게 하는 비타민 B_2·B_6도 많이 함유되어 있으며, 지방에는 동맥경화나 혈전을 예방하는 EPA와 뇌의 활동을 좋게 하는 DHA가 함유되어 있다. 특히 연어알과, 알을 난소막에 싸인 상태로 소금에 절인 알젓에는 젊어지게 하는 효과가 있는 비타민 E가 풍부하다.

한방적으로 '상사의 이론'을 적용하면 연어의 살은 붉은 색이므로 몸을 따뜻하게 하고 죄어 주는 효과가 있다. 몸이 차갑거나 빈혈이 있고, 비만인 사람에게 아주 좋은 음식인 셈이다.

✿ 고등어 (Mackerel)

- **효능** : 뇌경색·심근경색·빈혈에 효과, 피부 미용에 좋음

고등어과로 제철은 봄과 가을이다. 한국, 일본, 중국 등지의 연해에 분포되어 비교적 많이 잡히는 생선이다. 갈고등어, 망치고등어, 줄무늬고등어 등이 있다. '사바' 라고 불리는 일본어의 어원은 이빨이 작아 '사바(狹齒)' 라 불린 데서 연유했다. 내장에는 효소류가 풍부하게 함유되어 있으나 물에서 건져 올리면 이들 효소가 고등어 자체의 부패에 박차를 가하여 '살아 있는 고등어의 부패' 라는 현상이 일어난다.

고등어에는 비타민이 많이 함유되어 있는데, 부패하기 시작할 때 다량으로 생성되므로, 먹으면 알레르기성 중독을 일으키는 경우가 있다. 그래도 맛은 좋아 "가을 고등어는 며느리에게 먹이지 않는다" 는 말이 있을 정도이다. 가을 고등어가 맛이 좋은 것은 가을이 되면 지질이 20%나 되기 때문이다. 그러나 일본의 간사이에서는 산란 후의 봄을 제철이라고 한다.

고등어의 지질에는 동맥경화 예방, 혈관 확장, 혈소판의 응집 억제, 혈압 강하, 혈중 지방 저하 등의 작용을 하는 EPA, 건뇌·치매 예방 작용이 있는 DHA 등의 고도 불포화지방산이 많이 함유되어 있다. 그래서 뇌경색이나 심근경색 등을 예방하는 데 효과가 있다. 그리고 비타민 B2와 철분이 많아 피부 미용과 빈혈을 개선하는 데도 도움이 된다.

일본에는 "고등어를 읽는다"라는 말이 있는데, 이 말은 고등어가 대량으로 잡히고 부패하기 쉬우므로 생선가게 아저씨가 수를 대강 얼버무려 헤아리는 경우에서 비롯된 것 같다.

✳ 학꽁치(Halfbeak)

- 효능 : 비타민 C 보급

학꽁치과로 제철은 봄이다. 한국의 동해 각지와 홋카이도에서 중국의 동해안을 거쳐 타이완까지 분포하고 있다. 학꽁치는 바다의 표층을 헤엄치고 있으므로 망으로 잡으면 쉽게 달아나는 경우가 많아 어부가 잡기 힘든 물고기이다.

"은어, 학꽁치, 언니에게 바친다" 라고 하는 기타하라 하쿠슈(北原白秋)의 시가 있다. 학꽁치는 은색으로 빛나는 상품으로 깨끗한 물고기이다. 학꽁치를 뜻하는 일본어 '사요리' 의 어원도 '똑바르고 적절한 물고기' 에 있는 것 같다. 몸길이는 40cm까지 성장한다. 옛날 교토(京都)에서는 꽁치를 학꽁치라고 불렀는데 모습과 형태는 비슷하지만 사실 학꽁치는 날치와 가깝다.

학꽁치는 지질이 적으며 물고기로는 진기하게도 비타민 C가 많이 함유되어 있다. 빨리 부패되므로 신선한 것을 선택하도록 주의해야 할 것이다. 머리와 등뼈 양쪽을 발라내고 회, 튀김, 프라이 등으로 하면 맛이 좋다.

✳ 삼 치(Spanish Mackerel)

- 효능 : 동맥경화·고혈압에 좋음, 치매 예방

고등어과 생선으로 제철은 봄이다. 몸길이가 1m나 된다. 한국의 서남연해와 황해도 북부, 일본, 중국, 호주 등의 북동해에 분포되어

있다. 일본어로는 '사와라'인데,《명산명물도회(名産名物圖會)》에
"물고기가 큰데도 불구하고 배는 작고 좁다. 그래서 사와라라고 한
다."고 기록되어 있다. 작은 삼치는 일본어로 '사고시'라고도 하는
데, 이것은 '좁은 허리'에서 온 말이다.

보쿠스이(牧水, 1885~1928)의 시에 "세토(瀨戶)의 바다에서 파도와
함께 시커멓게 무리를 지어 내려가는 봄의 삼치는…" 이라는 구절이
있다. 삼치는 일본 근해 곳곳에 널리 서식하고 있으며, 특히 세토 내
해에서 많이 잡힌다. 사가미노(相模) 만에서는 겨울부터 벚꽃이 필 무
렵까지 많이 잡히기 때문에 '차가운 삼치'나 '꽃놀이 삼치'라고 한
다. 세토 내해에서는 4~5월의 도미잡이가 끝나면 삼치잡이를 한다.

삼치에는 동맥경화 예방이나 혈압 강하 등에 효과가 있는 EPA와
치매 예방 효과가 있는 DHA 등의 불포화지방산 함유량이 풍부하다.
몸은 희고 맛이 깔끔하다. 병어와 나란히 '회의 임금'이라 일컬어지
며, 양념구이나 간장 조림으로 해도 맛이 좋다. 난소는 소금에 절여
말리면 술안주로 좋다.

✿ 꽁 치(Pacific Saury)

- **효능** : 영양식품으로 암 예방·치매 예방, 불임증·골다공증에 좋음

꽁치과로 제철은 가을이다. 한국의 동서남부 연안과 북아메리카
연안에 분포하며 오래 전부터 어획해왔다.《임원십육지(林園經濟志)》
에는 공어(貢魚), 공치어, 공치 등으로 기록되어 있다.

일본에서는 '가느다란 몸이 칼처럼 빛나는 가을 물고기'라는 의미

에서 한자로 '추도어(秋刀魚)'라고 쓴다. 해마다 가을이 되면 산란을 위해 무리 지어 남하하며, 10월경 보소(房總) 앞바다에 도달할 무렵이 전성기이다. 이 무렵의 꽁치 지질은 20%에 달하며, 지방 함유량이 많아질수록 맛도 좋아진다. 또한 아래턱이 올리브색인 암컷이 맛이 좋다고 한다.

꽁치는 영양가와 건강 효과가 높은 생선이다. 꽁치의 단백질을 구성하는 아미노산은 양과 질이 모두 뛰어나며, 지방의 80%를 차지하는 EPA·DHA, 올레인산 등은 혈전을 예방하고 뇌의 기능을 높여 준다. 그 외에 비타민 A·B12·D·E가 많이 함유되어 있으며, 그 중에서도 장에서 칼슘과 인의 흡수를 촉진한다. 뼈를 튼튼하게 하고, 골다공증을 예방하는 비타민 D가 풍부한 것이 특징이다. 또한 장에는 레티놀[72]이 풍부하게 들어 있어 많이 먹으면 면역력 향상과 항암 효과를 기대할 수 있다. 비타민 E도 많아 말초의 혈액순환을 좋게 하여 몸을 따뜻하게 하며, 그 외에도 불임증이나 정자의 기능 저하 개선, 노화 예방에 도움이 된다. 꽁치 같은 고단백·고지방 생선을 구우면 발암 물질이 생성될 염려가 있는데 비타민 C가 이것을 해독해 준다. 따라서 구운 생선에는 레몬이나 무즙을 첨가하면 좋다.

❈ 일본바다빙어(Shishamo)

- **효능** : 칼슘 보급

---

72 레티놀 : 비타민 A의 한 종류로 순수비타민 A라고도 함. 피부의 표피세포의 기능 유지에 중요한 역할을 한다.

73 아이누 어 : 일본 홋카이도와 사할린에 사는 종족인 아이누의 언어. 일본 혼슈 동북지방의 북반구에서 홋카이도, 사할린 등에 이르는 지역에서 쓰였으나 지금은 흔적만 남아 있다.

빙어(바다빙어)과로 제철은 가을이다. 일본에서 바다빙어를 가리키는 '시사모'라는 이름은 아이누 어[73]이다. 한자로는 유엽어(柳葉魚)라고 쓰지만, 이것은 '버들잎이 떨어져 물고기가 되었다'는 아이누 전설에서 유래하고 있다. 일본 홋카이도의 태평양 쪽 바닷가에 무리지어 살고 있으며, 10월부터 11월에 걸쳐 강을 올라가 산란한다. 이 시기가 어획기이지만 기간이 짧으며, 대량으로 잡히기 때문에 주로 말려서 사용한다.

일본바다빙어는 비타민 A를 풍부하게 함유하고 있다. 또한 뼈째 먹기도 하는데 칼슘 함유량이 100g당 440mg으로 높아 뛰어난 칼슘 보급 식품이 된다. 옛날에는 하품으로 취급되어 그다지 먹지 않았으나, 알을 밴 일본바다빙어가 술안주로 귀하게 여겨지면서 소비량이 급격히 늘어났다. 현재 일본에서는 일본산 바다빙어만으로는 수요를 충족하기 힘들어 노르웨이나 아이슬란드에서도 수입하고 있다.

❉ 뱅 어(Japanese icefish)

• 효능 : 칼슘 보급

뱅어과로 제철은 봄이다. 뱅어는 연어류에 가까운 물고기이며, 사백어(素魚, ice goby, Leucopsarion petersi)는 농어의 친척에 해당하는 망둑어과 물고기이다. 일본에서는 홋카이도 이외의 내해에 서식하고 있으며, 봄이 되면 산란을 위해 하구로 몰려드는 '봄의 생선'이다.

일본에서는 "음선(陰膳 : 가족이 여행 등으로 집을 떠나 있을 때 그를 위해 차려 놓는 밥상–옮긴이)의 뱅어 어느덧 복어 되었네"라는 구절이 있다. "여행 간 남편을 위한 음선에 처음에는 뱅어(봄)를 얹었으나, 지금은 또 복어(가을)를 놓게 되어 버렸다"는 의미이다. 가부키(일본의 대표적인 고전연극)의 유명한 문구로서 가와타케 모쿠아미(1816~1893)의 《산닌키치자 구루와노 하쓰가이(三人吉三 廓 初買)》에 나오는 "달도 아련하고 뱅어가 화톳불에 어렴풋이 보이는 봄날의 밤"이라는 구절도 있다. 당시에는 스미다(隅田) 강에서도 뱅어가 자주 잡혔다는 것을 추측할 수 있다.

일본의 도쿠가와 이에야스(德川家康, 1542~1616)는 뱅어를 매우 좋아하여, 미에(三重) 현의 구와나(桑名)로부터 뱅어를 가지고 오게 한 뒤 스미다가 강에 방류하였다. 그리고 쓰쿠다시마(佃島) 섬의 어부가 이 뱅어를 이에야스에게 헌상하기 위해 간장으로 조려 만든 것이 쓰쿠다니(佃煮)의 시초이다.

한편 '시라스(白子)'란 정어리나 고등어 새끼를 물에 익혀 건조시킨 것이며, 뛰어난 칼슘 보급원이지만 생선 이름은 아니다.

✹ 농어(Japanese sea bass)

• **효능** : 지용성 비타민의 보급

농어과로 제철은 여름이다. 한국, 중국, 일본 등에서 잡히는 근해어이다. 일본의 《고사기》에도 등장할 정도로 신대의 예부터 전해 오는 고급 생선이다. 몸의 표면이 은색 광택을 내어 '물고기의 귀공자'라고도 불린다. 농어의 일본어 스즈키에서 '스즈'는 '淸(청)'이며 '상쾌하다'는 뜻이다. 일본에서는 농어가 성장하면서 이름이 바

뛰는데, 이런 생선을 일본어로 '슛세우오(出世魚)' 라고 한다. 간토에서는 25cm 정도까지의 것을 '세이고', 30~60cm 정도를 '훗코', 그이상을 '스즈키' 라 부른다. 간사이에서는 특별히 큰 것을 '오타로(大太郞)' 라 한다.

여름은 농어가 강을 거슬러 오르는 무렵이 제철이며, "여름의 농어는 그림으로 그려서라도 먹는다"든가 "도미도 당해 내지 못하는 농어회" 등의 속담이 있을 정도다. 여름철의 농어회가 얼마나 맛있는지를 표현한 것이다. 10월경부터는 강을 내려가고, 겨울에 바다에서 산란하기 때문에 맛이 떨어진다. 이때의 농어를 '시든 농어' 라고 부른다.

농어는 흰살 생선이지만 지방이 모이기 쉬운 육질이다. 그래서 비타민 A가 100g당 180IU, 비타민 D가 290IU로 지용성비타민 함유량이 많은 것이 특징이다. 맛은 담백하지만 특유의 단맛이 있으며 일본식이나 양식 어디에나 자주 사용된다.

✷ 도 미(Sea Bream)

• **효능** : 영양식품으로 강장효과, 유즙 분비 촉진, 차가운 몸 개선

도미과로 제철은 봄이다. 참돔, 황돔, 붉돔, 감성돔의 총칭이며 대표적인 것은 참돔이다. '백어의 임금' 이라 일컬어지며 일본에서는 오랜 옛날부터 먹었던 것 같다. 규슈에서 홋카이도 남부까지 분포하고 있으며, 그중에서도 세토 내해의 꽃돔은 유명하다.

도미는 고단백이지만 저지방이며 소화 흡수가 잘되므로 고령자와 환자, 성인병이 있는 사람의 영양원으로서 최적이다. 담백한데도 맛

이 좋은 것은 도미진액에 글루탐산이나 이노신산을 함유하여 아미노산의 균형이 좋기 때문이다. 고도의 불포화지방산이 적고 이노신산이 쉽게 분해되지 않으므로 오래되어도 맛이 떨어지지 않는다. 그래서 일본에서는 '썩어도 도미' 라고 하는 것이 아닐까.

또한 타우린이 풍부하게 함유되어 있어 담석 생성의 억제, 보간(補肝) 작용, 혈중 콜레스테롤 저하, 강심(强心, 심장을 강하게 함) 작용, 알코올 해독 작용, 혈압 정상화, 암의 전이 방지에 도움이 된다. 도미 머리로 만든 맑은 국은 예부터 산후의 모유 분비를 좋게 한다고 알려져 있으며, 비타민 B_2나 젤라틴질의 보급, 차가운 몸을 좋게 하는데도 효과가 있다.

도미에는 철, 칼슘, 아연 등 미네랄이 적으므로 미네랄을 많이 함유한 솔잎이나 두부 등과 함께 먹으면 좋다.

✽ 대 구(Cod, Pollack)

• 효능 : 치매 예방, 강장·강정·보온·이뇨 작용, 숙취에 좋음

대구과로 제철은 겨울이다. 대구는 대단한 대식가이다. 새우와 문어를 비롯하여 100종류가 넘는 작은 동물을 닥치는 대로 잡아먹으며, 때로는 자기 새끼마저 잡아먹는다. 그래서 '대구어(大口魚)', '탄어(呑魚)' 라고 한다. 일반적으로 대구 하면 참대구를 가리키지만, 일본의 홋카이도나 호쿠리쿠(北陸)에서는 명태를 대구라 한다.

대구는 지방이 매우 적으며 저칼로리로 깔끔한 맛이 있다. 그래서 비만이나 성인병이 있는 사람의 단백질원으로는 최적의 생선이다. 지

방 중에는 DHA가 많이 함유되어 건뇌·치매 예방을 기대할 수 있다. 대구의 간에는 다량의 지방과 비타민 A·D가 함유되어 있으며, 간유 (간장에서 뽑아낸 지방유)는 유유아와 성장기 어린이의 뛰어난 영양식품이다. 명태의 난소인 '명란'이나, 대구의 정소인 '이리'는 콜레스테롤이 많은 식품이라고 하지만, 혈중 콜레스테롤을 저하시키는 타우린도 많이 함유되어 있으므로 고지혈증인 사람도 염려하지 않고 먹을 수 있다. 또한 한방의 '상사의 이론'으로 해석하면, 명란과 이리는 강장·강정식이다. 신선한 대구살은 진홍색을 띠며 몸을 따뜻하게 하는 작용이 있다. 게다가 이뇨를 촉진하여 숙취에도 효과가 있으므로, 춥거나 과음하기 쉬운 겨울철에 적합한 요리이다.

❋ 미꾸라지(Loach)

• **효능** : 강장·강정 작용, 유즙 분비 촉진

기름종개과로 일본의 경우 혼슈(本州), 시고쿠(四國), 규슈의 하천과 호수, 수답, 호소 등에 서식한다. 진흙 속에 살고 있기 때문에 '土生(토생)'이나 '泥生(이생)'이 일본어의 어원이라고도 한다. 미꾸라지가 일반 요리집에서 나오게 된 것은 에도 시대에 들어서부터이다.

영양 만점의 계란과 강정 효과가 있는 우엉이 들어간 야나가와나베(柳川鍋)[74]는 자정·강장 작용이 뛰어나다. 일본의 '야나가와'라는 요리점에서 처음 만들어졌으므로 이런 이름이 붙었다. 《본초강목》에서는 "몸을 따뜻하게 하고 생기를 더해 주며 술을 깨우고 치질을

74 야나가와나베 : 장어냄비 요리

낮게 하며 또한 강정(强精)이 있다"고 하였으며,《우나카가미(魚鑑)》
에서는 "피를 조절하고 신정(腎精)을 돕는다"고 하였다. 예부터 강장
식품으로서 뱀장어와 겨룰 정도로 중요하게 취급되어 왔다. 또한 임
산부가 먹으면 모유 분비가 좋아진다고도 한다. 신경통 등에 미꾸라
지 껍질을 붙이는 민간요법도 있다.

　미꾸라지는 동면하므로 겨울에서 봄에 걸친 시기에는 먹어도 영양
이 되지 않는다. 여름의 산란기 전 무렵이 영양도 있고 맛도 좋다. 지
질 함유량은 적고 단백질과 비타민 $A \cdot B_1 \cdot B_2 \cdot D$가 많이 함유되어 있
다. 칼슘은 뱀장어에 비해 뛰어나게 많으며 철도 풍부하다. '도요의
미꾸라지'는 여름의 보건식품으로 귀중하며, 원래는 서민이 먹는 것
이었으나 지금은 뱀장어보다 값이 비싸다.

✳ 날 치(Flying Fish)

• 효능 : 유즙 분비 촉진, 생식 기능 촉진, 젊음 유지

　날치과로 제철은 여름이다. 날치는 일본의 근해에 약 20종 가량
서식하고 있으나, 식용이 되는 것은 참날치를 비롯한 몇 종뿐이다.
몸길이는 35cm 정도이다. 위가 없고, 장이 짧으며, 내장이 가볍고
체중이 적어 날아다닐 수 있다. 일본에서는 제비고기라는 뜻의 '쓰
바메우오'라고도 한다. 따뜻한 바다를 좋아하며, 봄이 되면 북상하
여 바닷가 가까이에서 산란하고 난바다로 돌아간다. 그리고 다시 여
름에 산란한다.

　옛날에는 날치를 먹으면 출산에 효과가 있고 모유 분비가 좋다고

하였다. 뼈가 많아 칼슘이 많이 함유되어 있는 것을 고려하면 임산부가 날치를 먹었을 때 순산이나 모유 분비에 실제로 효과가 있는지도 모른다. 날치는 지방이 적어 담백하므로 생식하기보다 소금구이나 튀김으로 먹는 것이 맛있다.

주목할 만한 것은 날치에 '생식 기능을 높이고 혈액순환을 좋게 하여 젊음을 찾아 주는 효과'가 있는 셀렌이라는 미네랄이 많이 함유되어 있다는 점이다. 셀렌은 그 효력이 비타민 E의 50배나 된다고 한다.

❊ 청 어(Herring)

• **효능** : 위장의 기능을 좋게 한다

청어과로 제철은 봄이다. 한국에서는 조선시대 초기부터 동해, 서해, 남해에서 많이 잡혔던 것으로 알려져 있으나 오늘날은 귀해졌다. 경북 이북의 동해안, 특히 포항과 영일만이 주 산란장이 되고 있으나 유통되는 청어의 대부분은 북태평양에서 원양어선으로 잡아 오는 것이다.

알이 많은 청어를 가리키는 일본어 니신은 '姙娠魚' 혹은 '二身(몸을 둘로 나누어 요리한다)'에 어원이 있다는 설이 있다. 두 부분으로 나눠 등 쪽은 살을 발라 먹고, 배 쪽은 비료로 활용되었다. 오야시오(親潮) 등의 한류에서 자라 봄이 되면 홋카이도에 모습을 나타내므로 '봄을 알리는 물고기'라고도 한다. 이전에는 대량으로 잡혔지만, 지금은 홋카이도에서도 별로 잡히지 않고 대부분 러시아에서 수입하고 있다.

정어리와 비슷한 무리이므로 정어리처럼 신선도가 떨어지기 쉽다. 잔뼈가 많아 싫어하는 사람도 있지만, 청어의 알을 싫어하는 사람은

생
선

드물 것이다. 청어를 아이누 어로 '카도' 라 하며 카도의 알이라는 뜻의 '카도노코'를 거쳐 '가즈노코'로 되었다. 청어가 바닷말에 알을 낳은 것이 '고모치콘부(알을 가진 다시마)' 이다.

《혼초슛칸》에 "양기를 돕고 음기를 보하며 뱃속을 따뜻하게 하고 기를 튼튼하게 한다"고 하였듯이, 위장의 기능을 좋게 하고 기력·체력을 붙이는 효능이 있음을 알 수 있다. 옛날에는 보소, 조리쿠(上陸), 오우(奧羽)의 모래사장이나 도네(利根) 강 하구에서도 잡혔다고 한다.

청어는 날것, 훈제, 초절임으로도 먹지만, 소금, 청어, 다시마, 감자, 당근, 양파 등을 넣고 끓인 산페이지루(三平汁)가 유명하다.

✺ 망둑어(Goby)

• **효능** : 강장·강정, 칼슘 보급

망둑어과로 제철은 늦가을에서 겨울이다. 종류가 많아 세계에 약 600종, 일본에는 약 200종이 서식한다. 문절망둑이 대표적이며, 이 외에는 말뚝망둥어, 짱뚱어 등이 있다. 몸길이는 약 20cm이다. 일본어로 '하제'라는 이름의 어원은 모습이 '하세(남자의 성기)를 닮았다'는 데서 왔다는 설과 '하세루(재빨리 달린다)'에서 왔다는 설이 있다.

된장국에 함께 끓이거나 프라이, 튀김, 조림으로 먹는 흰 살 생선이다. 설탕 조림으로 하면 뼈째 먹을 수 있으므로, 칼슘의 좋은 보급원이 된다. 예부터 강장 식품으로서 소중히 여겨져 왔다. 망둑어의 알은 젓갈로 만들기도 한다.

✽ 갯장어 (Pike Conger)

- **효능** : 더위 예방

갯장어과로 제철은 여름이다. '하모'라는 일본어의 어원에는 목을 잘려도 달려들어 물기 때문에 '해친다'는 뜻을 지닌 '하무'라는 설과, 중국어 '하이만(海鰻)'에서 왔다는 설이 있다. 몸길이는 1m 이상이다. 갯장어의 험악한 생김새를 빗대어 '갯장어도 한때, 새우도 한때'라는 속담이 있다. 갯장어와 새우는 같은 바다에 살지만 한 세상에서 살아가는 인간들이 그러하듯 각자의 생김새가 전혀 다르다. 하지만 인간사와 마찬가지로 신분의 상하·빈부의 차가 있더라도 죽을 때만은 모두 평등하다는 뜻이다.

간토 이북에서는 거의 잡히지 않아 간토 사람에게는 인기가 없지만, 간사이에서는 도미에 버금가는 생선이다. '제사 갯장어'라는 말이 있을 정도로 오사카나 교토의 여름 제사 요리에는 빠지지 않는다. 교토의 기원제를 '갯장어 제사'라고 할 정도이다. 갯장어 칠리, 갯장어 초밥 등으로 해서 먹는다.

"갯장어는 장맛비의 빗물을 마시고 맛있어진다."고 하듯이 장마철부터 초가을까지가 제철이다. 갯장어와 비슷한 뱀장어는 하반부가 맛있고, 갯장어는 반대로 상반신 쪽이 맛있다는 것이 일반적이다.

부드러운 흰색의 살은 지질이 많아 맛이 좋지만 잔뼈가 많아 먹을 때 불편한 면이 있다. 뱀장어나 붕장어와 마찬가지로 비타민 A의 함유량이 뛰어나 더위를 먹어 생기는 병을 막는 데 최적이다.

❋ 넙 치(Bastard Halibut)

• **효능** : 강장·강정, 칼슘 보급

넙치과로 늦가을에서 겨울까지가 제철이다. 넙치는 한자로 '평(鮃)', '평목(平目)', '비목어(比目魚)'라고 쓴다. 한자어의 뜻처럼 평평한 물고기라는 의미가 있다. 가라후토(樺太)에서 동중국해까지의 일본 각지, 한반도와 중국 연안의 모래땅에 널리 분포하고 있다.

"왼쪽이 넙치, 오른쪽이 가자미"라는 속담처럼 검은 껍질(눈 있는 쪽)을 위로 향했을 때의 눈 위치가 좌우의 눈 모두 왼쪽으로 모여 있는 것이 넙치이다. 넙치는 가자미에 비해 입이 크고 예리한 이빨을 가지고 있다. 가격도 꽤 비싸다.

넙치는 맛이 좋아 도미와 나란히 고급 생선의 대명사로 알려져 있다. 또한 소화가 잘되고 저지방, 고단백, 저칼로리이며 비타민 B_1 · B_2 도 풍부하게 함유되어 있다. 그래서 고령자나 환자, 위장이 약한 사람 등의 영양 보급에 좋다. 그 외에 칼슘 흡수를 좋게 하는 비타민 D도 들어 있어 뼈와 이의 강화, 골다공증 예방 및 개선에도 효과가 있다. 가장자리의 살은 콜라겐이 들어 있어 피부 미용 효과가 뛰어나다.

겨울철에는 먹이로 작은 물고기를 잡기 위해 바다 밑을 배회하므로 몸이 단단하고 지방이 많아서 맛이 좋다. 그래서 '겨울 넙치'라 불리며 복어와 비슷한 맛이 있다. 산란기는 3월부터 6월까지로 얕은 여울로 올라가는데 이때의 넙치는 지방이 줄어 맛이 좋지 않으므로 '맛없는 생선'이라고 불리기도 한다.

�֎ 복어(Puffer)

- **효능** : 혈전증·고지혈증에 효과, 간장·심장 강화

참복과로 제철은 겨울이다. 화를 내면 배가 '불룩'(일본어로 '후쿠') 해지는 데서 후구라는 일본어 이름이 유래했다는 설과, 호리병박을 나타내는 '박(후쿠베)'에서 유래했다는 설이 있다. 일본에서 한자로 '복(鰒)'이라고 쓰는 것은 '배(腹)'가 불룩한 물고기라는 의미이며, '하돈(河豚)'이란 글자는 중국의 복어가 하천에 서식하면서 '꿀꿀' 하고 울었다고 하여 붙여진 이름이다.

복어는 난소와 간, 피부와 눈에 테트로도톡신이라는 맹독을 함유하고 있다. 복어과 중 맛이 가장 좋다고 하는 자주복의 간 1g 안에는 5000마리의 쥐를 죽일 수 있는 독이 들어 있다. 복어의 독에 중독되면 입이나 손발의 감각부터 시작하여 온몸이 마비되며 구토가 일어난다. 또 호흡 곤란, 의식 불명의 단계를 거쳐 마지막에는 죽음에 이른다. 산란기인 봄의 3월경에 복어의 독성이 가장 강하다. 속담에서 "봄철의 복어는 먹지 않는다"라고 하는 까닭은 이 같은 이유 때문이다.

복어의 살은 지방이 적은 흰살이며, 글루탐산, 이노신산이 많이 함유되어 있고 맛이 담백하다. 게다가 타우린이 많아 혈전증과 고지혈증의 예방·개선, 담석 예방, 간과 심장 강화, 당뇨병 예방, 근육 피로 제거 등의 효과가 있다. 복어의 살 부분보다 가장 맛있는 것이 이리(精巢)이다.

❂ 붕 어(Crucian Carp)

- **효능** : 칼슘 보급, 비타민 D 보급

잉어과로 제철은 겨울에서 초여름까지다. 한국에서는 잡기 쉬운 곳에 서식하기 때문에 예전부터 식용으로 이용되었다. 한반도 전역의 하천, 호수, 늪 등에 분포하고 있다.

붕어는 크게 몸이 땅딸막하고 둥근 붕어와 두텁지 않은 평붕어로 분류된다. 일반적으로 평붕어는 떡붕어라고 부른다. 일본의 비와(琵琶)호 특산인 떡붕어는 대형이며, 가을에는 지느러미가 주황색을 띠므로 '붉은잎붕어'라고도 한다. 떡붕어를 사용한 '붕어 젓갈'은 유명하다. 금붕어의 선조이며, 봄이 되어 물이 미지근해지면 큰 강에서 작은 강이나 그 지류로 이동해 온다. 이것을 '들어오는 붕어'라고 한다. 이 무렵의 알을 밴 붕어가 가장 맛이 좋고, 가을이 되어 큰 강으로 돌아가는 '나가는 붕어'는 맛이 별로 없다.

붕어는 칼슘과 비타민 D가 풍부하다. 일본 아이치(愛知) 현의 아츠타 신궁(熱田神宮)이나 사가(佐賀) 현 가시마(鹿島) 시의 '에비스 제사'에는 붕어가 이용된다. 큰 붕어는 아라이(물에 씻어 내는 회-옮긴이)로, 작은 붕어는 조림, 설탕조림, 다시마말이, 된장국 등에 이용된다.

❂ 방 어(Yellow tail)

- **효능** : 자양강장, 항혈전, 치매 예방

잉어과로 제철은 겨울이다. 몸길이 130cm, 체중이 15kg이나 된다.

홋카이도로부터 오키나와(沖繩)까지의 각지 연안에서 잡히는 회유어[75]이다. 3월~4월경 혼슈의 중부 이남에서 산란하고, 부화하면 북상했다가 가을이 되면 남하한다. 한국에서도 주요 어류 중 하나로 동해와 남해의 전 연안에 분포한다.

방어는 영양을 비축하는 가을에 맛이 가장 좋다. 성장함에 따라 이름이 바뀌는 물고기로, 간토에서는 15cm 이하를 '모자코', 20cm급을 '후카시', 40cm급을 '이나다', 60cm급을 '와라사', 90cm 이상을 '부리(방어)'라고 한다. 간사이에서는 '쓰바스', '하마치', '메지로', '부리'로 바뀐다. 양식하는 방어는 성장이 빠르므로 하마치라고 통틀어 일컬어진다.

간토나 도호쿠에서는 한 해 걸러 행사에 나오는 생선(年取魚,연취어)으로 얼간연어가 보통이지만, 간사이나 호쿠리쿠에서는 방어가 일반적이다. 보통 태평양 연안에서 일본해의 방어가 맛이 좋으며 특히 도야마(富山) 현 히미(氷見) 항의 방어는 '노토쿠(能登)방어'라 하여 유명하다.

방어는 동맥경화나 혈전을 예방하는 EPA, 건뇌·치매 예방 효과가 있는 DHA가 많이 함유되어 있다. 푹 삶으면 부드러워져 머리와 뼈도 그냥 먹을 수 있는 자양강장 식품이 되므로 옛날부터 귀하게 여겨졌다.

✳ 임연수어 (Atka Mackerel)

• **효능** : 비타민 D 보급

잉어과 생선으로 제철은 겨울에서 봄까지다. 한반도 동해와 일본 홋카이도 근해에 분포하고 있다. 한반도에서는 한자어로 음이 같아 임연수어(臨淵水魚), 이면수어(利面水魚)라고도 한다. 일본에서는 한자로 '魚+花'라고 쓰지만, 실제로는 꽃 같은 물고기가 아니라 생김새가 볼품없는 물고기이다. 원래 '추(魚+花)'는 임연수어를 가리키는 것이 아니고 배 위에서 임연수어 새끼의 큰 무리를 보았을 때 '꽃'처럼 보였던 것이 이름의 유래인 듯하다.

15cm 정도의 새끼는 '청임연수어', 25cm 정도 되는 것은 '봄임연수어', 그 이상의 크기를 가진 것은 '근임연수어'라고 한다. 근임연수어는 근해의 바위가 많은 곳에서 서식하며 9, 10월의 산란기에 바닷가로 몰려온다. 이 무렵의 임연수어는 '피안(彼岸)임연수어'라고 한다.

회, 소금구이를 비롯하여 무엇으로도 먹을 수 있으나, 신선도가 빨리 떨어지므로 말리거나 으깨어 냉동하는 가공품의 원료가 되는 경우가 많다. 청어알을 잡아먹기 때문에 이전에는 적대시되기도 하였지만 전후의 식량난 시대에 일본인에게 귀중한 단백질원이 되었다.

임연수어와 쥐노래미는 동족으로 매우 비슷하다. 임연수어는 홋카이도 근해에 많이 서식하며, 쥐노래미는 혼슈 이남에 많다. 등지느러미가 하나로 연결되어 있는 것이 임연수어이고, 두 개로 나누어져 있는 것이 쥐노래미다.

❋ 다랑어(Tuna)

•효능 : 항혈전

고등어과 생선이다. 다랑어에는 황다랑어와 참다랑어, 눈다랑어,

날개다랑어 등이 있다. 다랑어는 해양성 대회유어로, 태평양과 대서양, 인도양 등 세계의 바다를 회유하고 있다. 옛날 일본에서는 '미천한 물고기'라고 불렸으며, 서양에서도 붉은 살 다랑어는 경원시되었다. 그러나 오늘날에는 전 세계적으로 많이 식용되고 있다.

다랑어의 가격 차이는 뱃살 부분의 좋고 나쁨을 기준으로 정해진다. 뱃살은 등의 붉은 부분에 비해 기름이 50배 정도 함유되어 있으며 비타민 A와 B군도 많이 들어 있다. 주목할 만한 것은 불포화지방산인 EPA 함유량이 매우 많다는 것이다. EPA는 몸에 흡수되면 프로스타글란딘*prostaglandin*이라는 물질로 변화하여 혈액 속의 중성지방을 저하시키고, 좋은 콜레스테롤을 증가 시키며, 혈관 확장·혈소판 응집 억제 등의 작용을 한다. 이 같은 작용을 통해 동맥경화를 예방하고 고혈압을 개선하며 뇌혈전, 심근경색의 예방 등에 도움이 된다.

덴마크의 한 의사는 에스키모가 고기를 주식으로 하고 있는데도 불구하고 뇌혈전이나 심근경색이 없다는 사실에 주목했다. 그는 연구 결과 에스키모의 혈액 속에 EPA의 함유량이 많은 것을 발견했다. 그는 에스키모가 뇌혈전이나 심근경색이 없는 까닭은 EPA가 많이 함유된 등 푸른 생선이나 물범의 고기를 주식으로 했기 때문이라고 결론지었다.

❊ 볼 락(Black Rockfish)

• **효능** : 비타민 C 보급

전갱이과로 제철은 늦은 봄에서 여름까지다. 눈이 크므로 눈이 튀어나온다는 뜻의 '메바루'라는 일본어 이름이 붙어 있으며 '메마루'

라는 별명도 있다. 홋카이도에서 규슈까지 바닷가의 바위터에 서식한다. 붉은색·흰색·검정색 등 서식하는 곳에 따라 몸 색깔이 다르며, 검은 것은 검정볼락·붉은 것은 붉은 볼락이라고 한다.

대중적인 낚시 고기로도 인기 있는 종의 하나이다. 날씨가 궂어지기 전에는 잡히지 않고, 궂은 날씨가 다시 잔잔해지는 날에 잘 잡히기 때문에 '볼락지(凪)' 라는 말도 있다. 20cm 전후의 것이 가장 맛있다. 조림, 소금구이, 튀김, 냄비 요리 등으로 해서 먹는다.

❋ 빙 어(Pond Smelt)

• **효능** : 생식 기능 촉진, 암 예방

바다빙어과로 제철은 2월~4월이다. 에도 시대에 신지 호의 빙어가 쇼군에게 헌납되었으므로 '공어(公魚)' 라는 한자가 사용된다. 스네(諏訪) 호, 야마나카(山中) 호 등의 빙어잡이가 유명해서 민물고기로 생각되기도 하지만 연어처럼 강에서 산란하고 바다로 돌아가는 바다고기이다. 그러나 간혹 그대로 호수에 사는 경우도 있다.

빙어에는 생식 기능을 젊게 유지하는 기능과 발암 제어 작용이 있다고 하여 주목받고 있다. 빙어에는 셀렌이라는 미네랄이 많이 함유되어 있다. 튀김, 간장조림, 매리네이드*marinade*[76] 등으로 조리하지만, 그대로 튀기면 뼈째 먹을 수 있으므로 칼슘과 인의 좋은 보급원이 된다.

---

76 매리네이드 : 서양식 고기양념

Chapter 6

기타 해산물

✸ 가무락조개(Short-necked Clam)

- **효능** : 조혈·강정·보간 작용, 골다공증 예방

진판새목 백합과의 이매패[77]로 제철은 봄이다. 패총[78]에서 가무락 조개의 껍데기가 많이 출토된 것으로 미루어 아주 오래 전부터 일본 인의 영양식이었던 것 같다. 일본어로는 아사리라고 하는데, 이것은 '아사리토루가이(고기잡이 조개)'가 어원이다.

---

77 이매패 : 두껍질조개. 이매패강의 동물의 총칭. 두 개의 패각이 있다고 하여 이렇게 부른다.

78 패총 : 조개무덤. 선사시대인이 버린 조개 등의 껍데기가 쌓여 무덤처럼 이루어진 유적

개펄에서의 조개잡이라 하면 가무락조개의 채집을 뜻하며, 하구가 가까워 염분 농도가 낮은 모래 진흙질의 바다에서 잡힌다. 그러나 지금은 해안이나 하천의 오염이 적어져 새끼 조개를 채집하여 생육하기에 적합한 해저에 휘감아 양식하는 경우가 많아졌다. 채집 계절은 연 2회로 4월~5월과 10월~11월이다. 6월~9월의 산란기에는 식중독을 일으키기 쉬우므로 먹지 않는 것이 좋다.

가무락조개 뿐 아니라 조개류에는 일반적으로 숙신산이 많이 들어 있다. 된장국이나 수프의 재료로 하면 맛이 매우 좋으며, 가무락조개는 특히 글리코겐을 많이 함유하고 있어 향이 좋고 단맛이 느껴지기도 한다. 또한 저지방, 저칼로리이므로 비만이나 성인병이 있는 사람에게 좋은 단백질원이 된다. 게다가 보간 작용이 있는 타우린이나 비타민 B_2, 조혈 작용이 있는 비타민 B와 철, 강정 작용이 있는 아연, 골다공증 예방에 효과 있는 칼슘 등 각종 영양소가 함유되어 있는 우수한 보건 식품이다.

❀ 전 복(Abalone)

• **효능** : 보간 작용, 유즙 분비 촉진

복족강 원시복족목 전복과의 조개로 제철은 여름이다. 전복의 몸이 딱딱하기 때문인지 굴이나 대합을 먹는 프랑스인도 전복은 먹지 않는다. 그러나 최근에는 미국 서해안의 해산물 레스토랑에서 스테이크로 먹기도 한다. 중국에서는 말린 전복을 익혀 부드럽게 하여 먹지만 일본인은 날것의 쫄깃한 식감을 즐긴다. 한국에는 5개 종류가 있으며 자연산의 대부분은 참전복이고 제주지방의 큰전복, 말전복, 오분자기 전복 등이 있다.

전복은 단백질이 풍부하며 글루탐산, 류신, 아르기닌산 등의 아미노산이 많이 들어 있어 독특한 맛이 난다. 비타민 $B_1 \cdot B_2$와 칼슘, 철 등의 미네랄이 많이 함유되어 있으며 아르기닌[79]도 풍부하다. 그래서 강장·강정 효과가 뛰어나다. 또 전복 껍데기는 눈병에 좋다고 한다.

예로부터 산후 7일째까지 전복을 먹으면 젖이 잘 나온다고 하였으며, 폐결핵에도 좋다고 하여 중요하게 취급되었다.

전복은 '조개의 왕'으로 회, 초밥 재료, 건전복, 술지게미 절임 등으로 쓰인다. 전복은 몸체가 딱딱하지만 위장에서는 잘 소화되므로 염려하지 않아도 된다.

❈ 굴(Oysters)

• **효능** : 영양식, 불면증·안정피로·야뇨증의 개선

이매패강 굴과로 제철은 가을에서 겨울까지다. 전 세계의 바다에 서식하며 수가 약 80종에 달한다. 서양인이 생식하는 유일한 수산물이다. 로마에서는 굴의 양식이 2,000년이나 전에 시작되었다고 하며, 중국에서는 아주 오래전부터 이루어졌던 것 같다. 한국에서도 굴이 식용되기 시작한 역사가 오래되어 선사시대의 조개더미에서 굴껍질이 많이 출토된다.

굴은 갓 태어났을 때는 모두 수컷이지만 성장하는 동안 영양을 충

79 아르기닌 : 단백질을 구성하는 염기성 아미노산

분히 섭취한 것이 암컷이 되어 산란한다. 그 후 중성이 되었다가 다음 번식기에 다시 수컷이나 암컷이 되는 신기한 생태를 보인다.

굴은 영양이 풍부하므로 '바다의 우유' 라고 부른다. 에너지원인 글리코겐이 풍부하며 비타민 B군, 철, 구리, 망간, 요오드, 칼슘, 아연 등의 미네랄이 많이 들어 있다. 주목할 만한 점은 모든 식품 중 아연 함유량이 단연 최고라는 것이다. 따라서 불면증이나 안정피로, 정력 감퇴에 뛰어난 효과를 발휘한다. 일반적으로 간의 질병에 좋다고 하는 것은 타우린이 매우 풍부하기 때문이다.

굴튀김은 몸을 따뜻하게 해 주므로 야뇨증이나 식은땀이 날 때 효과가 있다. 생굴은 오래되면 식중독의 위험이 있으므로 살균 작용이 있는 레몬즙을 뿌리면 좋다. 굴이 맛있는 시기는 12월부터 2월까지이며, 특히 2월은 글리코겐을 비롯한 각종 성분의 함유량이 최고가 되는 가장 맛있는 시기이다.

❀ 바지락(Corb Shell)

• **효능** : 보간 작용, 유즙 분비 촉진

진판새목 백합과의 이매패이다. 민물의 바지락을 최고급품이라 하며 제철은 4~5월 사이이다. 한국의 여수, 고흥, 화성, 남양만, 안면도, 부안, 대천 등에서 주로 많이 생산된다. 일본에서는 하천의 상류와 호수에 서식하는 참바지락을 '차가운 바지락' 이라 하는데 겨울이 제철이다. 바닷물이 섞이는 곳에 서식하는 야마토바지락은 여름의 도요(土用) 무렵이 제철이다. 일반적으로 차가운 바지락이 맛있다고 한다.

일본에는 '도요의 바지락은 배에 좋은 약', '바지락 된장국은 간에 좋다', '바지락은 황달에 효과가 있다' 등의 얘기가 있다. 바지락에는 타우린이 많이 함유되어 있고, 메티오닌, 숙신산, 비타민 B12가 간 기능을 강화하며, 역시 간 기능을 강화하고 황달을 개선하는 옥타데신산 (octadecene acid)이 많이 함유되어 있기 때문이다.

바지락이 된장국에 자주 쓰이는 이유는 된장에 함유된 각종 아미노산과 결합했을 때 더욱 이상적인 아미노산 구성을 만들기 때문이다. 또한 된장의 소화 효소가 바지락의 소화를 돕는다는 이유도 있다. 바지락에는 칼슘, 철, 비타민 B2·B12 등 일본인에게 부족하기 쉬운 영양소가 많이 함유되어 있다. 따라서 바지락 된장국이 '산후의 젖의 분비를 좋게 한다'는 얘기도 납득할 수 있다.

✳ 새 우(Lobster)

• **효능** : 보간 작용, 항혈전, 발모 촉진

갑각류 새우목으로 한 해 내내 제철이다. 긴다리새우, 새우게 등의 민물산 새우도 있으나, 대부분은 바다산이다. 한반도 근해에서 잡히는 새우로는 보리새우, 차새우, 민물새우, 젓새우 등이 있고 크기에 따라 대하, 중하, 소하로 나뉜다. 일본 근해에는 약 500종류의 새우가 서식하고 있다. 영어에서는 바다 밑을 걸어 다니는 왕새우 종류를 shrimp, 중형의 보리새우 종류를 prawn이라고 한다. 일본에서는 튀김이나 회로 하는 보리새우, 프라이 등으로 사용되는 대하, 가가(加賀)의 요리에 빠지지 않는 단새우, 조림에 사용되는 긴다리새우, 그대로 튀기거나 볶음 요리, 볶음밥에 사용하는 작은새우(분홍새우) 등이 유명하다.

새우의 독특한 단맛은 글리신, 알라닌, 프롤린, 셀린, 베타인 등의 아미노산 때문인데, 이 중 베타인은 혈중 콜레스테롤이나 혈당을 낮추는 작용을 한다. 또한 간을 튼튼하게 하고 항혈전 등의 작용을 하는 타우린도 풍부하게 들어 있다. 그리고 새우 껍데기에는 면역력을 강화하는 키틴산(키토산의 원료)이 함유되어 있다. 중국에서는 새우를 강정 식품이라고 하는데, 머리와 가슴 뒤쪽에 있는 난소를 먹으면 강력한 강정 효과가 있고 모발 성장도 촉진된다고 한다.

❊ 게(Crabs)

• **효능** : 항혈전, 정장, 암 예방

갑각류 새우목 게아목. 제철은 겨울이다. 한자어로는 해(蟹)라고 하며 한글로는 '궤'라 하였다. 한국에는 183종이 있는데 꽃게와 털게가 가장 많고 그 외에 영덕게, 바닷게, 참게, 밤게, 민물게 등이 있다.

일본에는 털게, 바다참게, 꽃게, 물잡이게 등이 있다. 바다참게가 가장 맛있다고 하며, 각 산지의 이름을 붙여 이름을 다르게 부르기도 한다. 게살에는 글루탐산, 글리신, 구아닐산 등의 단맛 성분이 함유되어 있다. 게는 일반적으로 저지방, 고단백이므로 비만이나 성인병을 앓는 사람에게 뛰어난 영양식이다. 또한 당분 대사에 필수인 비타민 B류, 빈혈을 예방하는 철, 강정 작용이 있는 아연, 뼈와 이를 튼튼하게 하는 칼슘 등도 풍부하게 들어 있다. 이 외에 콜레스테롤을 낮추고 간을 강하게 하며 혈전을 막아 주는 타우린도 다량으로 함유되어 있다.

또한 껍데기에 들어 있는 식물섬유의 일종인 키틴·키토산은 장내의 좋은 균을 증가시켜 정장 작용을 발휘하며, 장내의 발암 물질이나 유독 물질을 배설하고 면역력을 높여 발암을 막아 주는 등의 작용을 한다. 중국이나 일본에서는 예로부터 게의 껍데기를 약한 불에 쬔 다음 갈아 물에 녹여 마시면 복통과 종기 등에 효과가 있다고 했다.

게의 내장에는 효소가 많이 들어 있어 게가 죽으면 효소들이 살을 녹이고 바닥에 세균이 부착하여 부패를 앞당긴다. 따라서 오래된 게는 식중독을 일으키기 쉬워지므로 조리를 서둘러야 한다.

❈ 오징어 (Squid Cuttlefish)

• **효능** : 강심·보간 작용, 방부, 암 예방

두족강 십완목으로 제철은 봄에서 초여름까지다. 한국에서 식용으로 사용하는 오징어로는 갑오징어, 무늬오징어, 반디오징어, 쇠오징어, 화살오징어, 흰오징어 등이 있다. 오징어는 한국 수산업에서 큰 부분을 차지한다.

일본에는 아오리오징어(Sepiotenthis lessoniana), 한치오징어, 갑오징어, 살오징어(Todarodes pacificus) 등 종류가 많으며 얕은 바다에서 깊은 바다까지 폭넓게 분포하고 있다. 일본에서의 어획량과 소비량이 가장 많다. 오징어는 일본에서 한자로 '黑魚(흑어)'라고도 쓰지만, 일반적으로 '烏賊(오적)'으로 기재된다. 이것은 오징어가 헤엄치는 모습을 발견한 까마귀가 오징어가 죽은 줄 알고 먹으려다 오히려 바

기 타
해산물

다 속으로 끌려들어가 잡아먹혔다는 고사에서 유래된 것 같다.

오징어는 칼로리가 낮고 단백질 함유량도 적지만 아미노산이 뛰어나게 잘 조합되어 있으며 소화 흡수도 양호하다. 구리나 아연 등의 미네랄과 비타민 E도 많이 들어 있어 미용·건강식으로 좋다. 또한 비만이나 성인병이 있는 사람의 영양·보건식으로도 최적이다.

오징어나 문어에 콜레스테롤이 많다고 하는 것은 잘못된 생각이며, 오히려 아미노산의 일종인 타우린이 많이 함유되어 있어 혈중 콜레스테롤을 낮춘다. 또 강심 작용, 보간 작용 등 각종 유익한 작용이 있다. 오징어 100g 안에는 약 350mg 정도의 타우린이 함유되어 있으며, 특히 살오징어의 흰 가루는 타우린 그 자체이다.

또한 오징어의 먹에는 방부 작용과 항암 작용이 있는 뮤코다당류[80]가 들어 있으므로 건강식으로도 권하고 싶다.

❋ 문 어(Octopus)

• **효능** : 강심 ·보간 작용, 해독

두족강 팔완목으로 제철은 가을에서 겨울까지다. 세계적으로 약 200종류, 일본에는 약 50종류가 있으나 식탁에 오르는 것에는 왜문어, 꼴뚜기 등 몇 종류 되지 않는다. 한자어로는 팔초어(八稍魚)라 하였고 장어, 팔대어로 불리기도 했다.

서양인은 문어를 devilfish(악마의 물고기)라고 부를 정도로 싫어한다. 영어의 octopus는 그리스어의 'oct'(8)와 'pus'(발)에서 왔다.

---

80 뮤코다당류 : 아미노산을 함유한 다당류의 총칭. 동물의 결합 조직에서 많이 만들어진다.

에도 시대의 《사어사초침(私語私抄針)》에 "다코(문어)는 다리가 많은 데서 유래한다"고 나와 있어 영어와 일본어의 어원이 일치함을 알 수 있다.

문어는 머리라고 하는 곳이 몸통이며, 아래쪽에 머리가 있고, 입을 중심으로 팔(다리)이 나와 있다. 문어는 저지방·저칼로리이면서 단백질과 비타민 B_1·B_2, 아연·칼슘 등의 비타민류, 미네랄류가 많이 함유되어 있다. 특히 몸속에서 해독 작용을 촉진하며, 구강염이나 간의 질병에 효과 있는 비타민 B_2가 보통 물고기의 4~5배나 함유되어 있다. 또한 항지혈·항혈전, 강심·보간 작용이 있는 타우린이 다량으로 들어 있다. 문어의 난소는 해등초(海藤草)라고 하며 삶아서 먹으면 맛이 좋다.

문어를 익히면 색이 붉어지는 것은 가열함에 따라 단백질이 변성하여 옹크롬 *onchrome* 이라는 색소가 나오기 때문이다.

✳ 성 게(Sea Urchin)

• **효능** : 건뇌, 보온, 강장·강정

성게는 전 세계의 얕은 바다에 서식하고 있는 극피동물[81]로 제철은 여름이다. 한국에서는 섬게라고도 하는 데 옛 문헌에는 해구(海毬), 해위라 하였으며 한국 고유어로는 밤송이 조개라고 한다. 일본에서는 '海膽(해담)'이나 '海栗(해율)'이라는 한자로 쓴다. 이는 성게의 몸 전

---

81 **극피동물** : 동물 분류 체계의 한 문(問)으로 공 모양, 원판 모양, 별 모양 등이 있다. 성게, 불가사리, 해삼 등이 해당한다.

체가 쓸개의 모습과 비슷하며, 겉모습은 밤송이 자체를 닮았기 때문일 것이다. 몸에는 단백질 외에 성게 특유의 맛을 내는 메티오닌, 단맛을 만들어 내는 글리신과 알라닌, 쓴맛의 발린 등 아미노산이 풍부하다. 뇌와 신경의 작용에 중요한 비타민 $B_1 \cdot B_2$, 인지질과 글루탐산도 많이 들어 있어 건뇌 효과가 있다. 또한 저항력을 기르고 피부·점막을 강화하며, 눈의 기능을 좋게 하는 비타민 A의 함유량이 뛰어나다.

성게 몸의 적갈색은 에키네논*echinenone*, 에키노크롬 *echinochrome*이라는 색소이다. 이는 보온 효과의 원동력이 되는데, 해녀가 차가운 바다 속에 어렵지 않게 잠수하는 것은 성게를 자주 먹는 것과 관계있을 것이다. 성게의 몸 자체가 생식선[82]이므로 강장·강정 효과가 있으며, 알코올을 해독하는 효소가 많이 들어 있기 때문에 술과 잘 어울린다.

❋ 해 삼(Sea Cucumber)

• **효능** : 자양강장, 노화 방지

해삼류 복족목으로 성게와 같은 극피동물이다. 한국의 옛 문헌에는 해남자(海南子), 토육(土肉), 흑충(黑蟲) 등의 이름으로 기록되어 있다. 해삼이라는 이름은 약효가 인삼과 같다고 하여 붙여진 명칭이다.

일본에서는 한자로 '海鼠(해서)'라고 쓰는데, 이는 밤이 되면 바다 밑을 돌아다니며 모래 속의 미생물을 먹는 습관 때문이다. 수온이 16도 이상 되면 60cm 이상의 구멍을 파고 들어가 여름잠을 자며, 겨

82 생식선 : 배우자를 형성하는 기관. 수컷의 정소, 암컷의 난소를 이름

울이 되면 해저로 나온다.

겉모습은 징그럽지만 중국에서는 해삼을 '하이찬(海參)', 즉 바다의 인삼이라고까지 부르며 자양강장제로서 사용하고 있다. 몸을 절반으로 잘라도 살아날 정도로 생명력이 왕성하므로 이런 이름을 얻은 것 같다. 해삼에는 칼슘과 요오드가 많이 들어 있으므로 몸속의 신진대사가 촉진되고 혈액도 정화된다. 외피에 함유되어 있는 콘드로이틴 chondroitin 은 내장과 피부의 노화를 예방하는 작용을 한다.

해삼은 예부터 간의 기능을 강화하여 술독을 중화한다고 알려져 있다. 또한 동물성 식품으로는 진기하게 알칼리성이며, 90%가 수분이다. 따라서 딱딱한데 비해서는 소화가 잘 돼 고령자와 환자의 영양보급에도 도움이 된다. 일본에서 해삼의 내장을 젓갈로 만든 '고노와다' 는 진미로 취급되며, '고노코' 란 해삼의 난소를 말린 것이다.

색깔이 다갈색인 것은 '홍삼' 이라고 하여 검은색 해삼과 구분하기도 한다. 검은색 해삼이든 홍삼이든 돌기가 적을수록 상급품이다.

기 타
해산물

✸ 백 합(Hard Clam)

• **효능** : 이뇨, 강장, 숙취 · 치질에 효과

진판새목의 해산 이매패이다. 겨울에서 초봄까지가 제철이다. 현재는 일본 소비량의 90%가 한국에서 수입된다. 서양인이 먹는 몇 안되는 조개류의 하나이며 프랑스인은 날로도 먹는다.

일본에서 백합은 제사나 혼례 등의 행사 음식에 맑은 국 재료로 사용된다. 여기에는 "백합의 패각을 합치면 정확히 포개지며, 완전히

합쳐져 완벽한 한 쌍인 점"에서 영원한 부부의 사랑을 맹세한다는 기원이 담겨 있을 것이다.

백합은 저지방, 고단백 식품이다. 비타민 $B_2 \cdot B_{12}$ 외에도 B_{12}의 성분 가운데 하나인 코발트, 고혈압과 당뇨병을 예방해 주는 크롬 등의 미네랄이 많이 들어 있다. 예부터 백합의 즙은 소변을 잘 나오게 하고 목마름과 숙취를 없애 준다고 했다. 또한 위장 상태가 나쁠 때에도 사용된다. 하루 한 잔의 대합 즙은 스태미나 강화와 치질에 효과가 있다.

해조 · 버섯

✸ 해조류1

• **효능** : 강압, 구충, 정장, 항혈전, 암 예방

해조류는 전 세계적으로 한국, 일본, 타이완, 하와이 등지에서 가장 많이 식용된다. 한국에 서식하는 500여 종 중 50여 종이 식용으로 이용되고 있다.

일본인이 해조류를 먹는 역사도 오래되었다. 석기 시대부터 해조를 어패류와 함께 음식 재료로 삼았던 것 같다. 《만요쇼》에도 '해조 소금구이' 이야기가 종종 등장한다. 해조류는 다시마, 미역, 톳,

실말[83] 등의 갈조류와 김, 우뭇가사리 등의 홍조류, 그리고 파래 등의 녹조류 세 가지로 크게 구분된다.

해조류 맛의 근원은 글루탐산, 아스파라긴산, 알라닌, 글리신 등의 아미노산이다. 다시마에는 강압 작용이 있는 라미닌이 들어 있다. 이 외에 카인산(Kainic acid)이나 도모산(domoic acid) 등의 아미노산은 구충 작용도 있다. 해조류 지질은 EPA 등의 어패류에 함유되는 불포화지방산으로 이루어져 있다. 탄수화물의 대부분이 식물섬유로, 정장 작용과 콜레스테롤 등의 배설 작용을 가진다. 특히 갈조류의 후코이단*fucoidan*은 헤파린과 같이 항혈전 작용을 가지며 면역력을 높여 암을 억제하는 효과를 발휘한다.

해조에 포함된 미네랄로는 요오드가 많이 함유되어 있다. 요오드는 갑상선호르몬의 원료이며, 신진대사를 높이는 데 도움이 된다. 미역에 대량으로 함유된 엽록소는 구취 예방과 항암 작용도 발휘한다. 실말에 특히 많이 들어 있는 셀레늄에도 강력한 항암 작용이 있다.

✳ 해조류 2

• 효능 : 강압·강심·보간 작용, 항혈전, 항콜레스테롤

해조는 야채와 마찬가지로 엽록소를 가지고 있으며 광합성에 의해 생육하므로 영양 성분은 야채와 비슷하다. 그러나 종합적인 영양가와 건강에 도움이 되는 효력은 해조가 야채보다 약간 높다.

---

83 **실말** : 외떡잎식물 소생식물목 가래과의 여러해살이풀. 연못이나 흐르는 물에서 자라며 전 세계에 분포한다.

해조에는 단백질이 평균 10% 정도 함유되어 있으며, 김에는 40% 가까이 들어 있다. 또한 김에는 타우린이 들어 있어 강압, 강심, 보간, 항혈전, 항콜레스테롤 등의 작용을 발휘한다. 미역, 다시마, 김을 물에 적시면 점액이 나오는데, 이것은 다당류 알긴산의 작용으로 콜레스테롤 수치를 낮추고 강압 작용[84], 염분이나 식품첨가물 배성 등의 작용을 한다.

해조류 중 세계에 자랑할 만한 우수한 건강·보존식품으로 '한천'이 있다. 우뭇가사리를 익힌 다음 식혀 젤리 모양이 된 것이 '우무'이며, 이것을 동결 건조시키면 '한천'이 된다. 과식으로 영양 과잉에 빠진 현대인에게 식물섬유를 풍부하게 더하여 장내 대청소를 해주는 우무와 한천은 뛰어난 건강식이다.

✳ 버섯류 1(표고, 송이, 나도팽나무버섯)

• **효능** : 불로장수, 식욕 증진

버섯류는 담자균류[85]에 속하는 미생물의 자실체[86]로, 일본에는 약 3000종의 버섯이 존재하고 있다. 《고사기》나 《니혼쇼키》에도 기록이 있으며, 오래 전부터 식용되었다. 한국에는 삼국사기에 최초로 버섯에 대한 기록이 있으며 조선시대에 들어서는 약용법, 종류, 특징 등을 기록한 책들이 등장했다.

버섯의 특징은 그 풍미와 맛에 있다. 향기의 성분은 렌티오닌

---

84 강압 작용 : 혈압을 낮춤

85 담자균류 : 진균류의 한 아문으로 유성 생식 결과 담자기라는 세포가 되어 포자를 만드는 균류. 다른 생물에게 붙어 기생하며 목이, 송이, 느타리 등 버섯으로 알려진 것이 많다.

86 자실체 : 균류의 홀씨를 만들기 위한 영양체. 모양이나 크기는 여러 가지이다. '버섯' 으로 순화할 수 있다.

Lenthionine, 계피산메틸*methyl cinnamate* 등이며 맛의 성분은 글루타민, 글루탐산, 알라닌 등의 아미노산이다. 버섯은 용량이 많아 만복감을 느끼게 하지만 저칼로리이므로 뛰어난 다이어트 식품이다. 또한 식물섬유가 풍부하게 들어 있다.

표고는 예로부터 불로장생의 음식으로 취급되었다. 비타민 $B_1 \cdot B_2$, 칼륨이 많이 들어 있으며, 혈중 콜레스테롤을 저하시키는 에리타데닌 *eritadenine*과 암세포의 증식을 억제하는 렌티난*lentinan*이 있다. 송이에는 비타민 $B_2 \cdot C \cdot D$가 많이 들어 있으며, 무엇보다 독특한 향기와 맛에 의한 식욕 증진 효과가 뛰어나다. 나도팽나무버섯에 있는 특유의 점액은 무틴으로, 단백질과 아미노산의 흡수를 좋게 한다.

❋ 버섯류 2(양송이, 잎새버섯)

버섯에는 식물섬유가 40%나 들어 있어서 장내의 유해물, 노폐물, 독, 발암 물질을 배설하며 혈액을 깨끗하게 한다. 또한 버섯에 함유된 에르고스테롤[87]은 일광 자외선에 의해 비타민 D로 바뀌어 장내의 칼슘 흡수를 돕는다. 그러나 칼슘 자체의 함유량은 적다.

양송이는 세계적으로 널리 재배되는 버섯으로 일본의 표고, 중국의 자루버섯과 나란히 세계의 3대 버섯이라고 한다. 식물섬유가 특히 많이 함유되어 있다.

잎새버섯은 다당류인 글루칸을 함유하므로 면역력을 높이며 암에

---

87 에르고스테롤 : 효모나 맥각(麥角)을 비롯하여 표고버섯 등 균류에 들어 있는 스테로이드로 공기 중에서 산화되면 황색이 되고, 특유의 냄새가 난다.

도 좋다고 알려져 있다. 한의학적으로 말하자면 암의 원인은 '혈액의 오염' 이며 이것을 깨끗하게 하지 않는 한 진정한 예방과 치료는 불가능하다. 잎새버섯을 비롯한 버섯류는 식물섬유를 다량으로 함유하고 있다. 또한 위장을 청소함으로써 혈액을 깨끗하게 하는 동시에 면역력을 증강하는 렌티오닌*Lenthionine*과 글루칸*glucan*을 함유하므로 '항암 식품' 의 하나인 것은 확실하다.

한의학적으로 버섯은 몸을 차게 하는 음성 식품이므로 끓이거나 굽거나 열을 가하여 먹어야 할 것이다.

Chapter 8

기 타

쇠고기 (Beef)

• **효능** : 보온, 체력 회복 효과

일본에는 불교가 전래된 후 육식의 관습이 없어졌다. 그러나 고기 맛의 유혹은 뿌리치기 힘들다. 서민에게 육식을 금하게 한 도쿠가와 이에야스도 '약으로 먹는 음식'이라 하여 헌납된 고기의 장조림을 즐겨 먹었던 듯하다. '고단메(五段目)를 헤비노메로 감싸는 고지마치(麴町)'라는 재미있는 시가 있다. '고단메'란 돼지고기이고 '헤비노메'는 옛날 우산을 만든 종이를 말한다. 실제로 고지마치 일대에 정육점이 있었던 것으로 미루어 볼 때, 에도와 메이지 시대의 서민도 때때로 몰래 고기를 먹었던 것 같다.

고기는 필수아미노산이 풍부하게 함유된 양질의 단백질원이다. 한의학에서도 고기는 "위장의 기능을 도우며 근력을 기르고 배뇨를 촉진하여 부종을 없앤다"고 했다. 몸을 따뜻하게 하고 기분을 밝게 해 주는 작용도 있다.

쇠고기에는 비타민 B₂와 철분이 많이 함유되어 있다. 몸을 따뜻하게 하는 작용이 매우 강하므로 쇠고기 수프나 쇠고기 죽은 동서양을 막론하고 질병의 회복기에 체력 회복의 특효약으로 사용되었다. 메이지 시대에 크게 유행한 '규나베야(牛鍋屋; 쇠고기찌개집)'는 이에야스를 흉내 내어 쇠고기를 '약으로 먹는 음식'이라 칭했다. 이 때 쇠고기는 체력을 보충하기 위해 '약선 요리'를 하는 데 이용되었던 것 같다. 한국에는 단군신화에 소를 사육했다는 기록이 있을 정도로 일찍부터 중국 유목민들에 의해 전해졌다. 재래종인 한우가 사육되어 왔으며 육우(肉牛), 유우(乳牛), 역우(役牛) 및 병용종(屛用種)으로 구분된다.

일본에서는 육식 등 서구화된 식생활에 의해 서양식 질병이 급증하고 있다. 고기는 '약이 될 정도'로만 가끔 먹는 것이 몸에 좋을 것이다.

✿ 돼지고기와 닭고기 (Pork & Chicken)

• **효능** : 체력·면역력 증강, 해독·해열 작용

돼지고기는 서양식·일본식·한식 등 어떤 요리에나 어울리며 비타민 B₁ 함유량이 뛰어나다. 한의학에서도 '신기보익(腎氣補益)'이라

하여 체력 · 면역력 증강과 해독, 해열에 효과가 있다고 했다. 한국에서는 김해, 포천, 고양, 남양주, 용인, 광주, 시흥, 합천, 여주 등에서 사육되며 김포지역이 특화지역으로 알려져 있다.

닭고기는 질리지 않는 맛을 지니고 있으며, 단백질도 풍부하고 값도 싸다. 연한 가슴살은 100g당 단백질이 24g, 지방이 0.7g 포함된 저지방 식품이며 비타민 A의 함유량이 쇠고기, 돼지고기의 10배나 된다. 건강에 좋고 질 높은 단백원이다. 한의학에서는 닭고기가 "간, 폐, 콩팥을 돕고 풍을 없애며 습을 쫓고 기를 더하며 따뜻하게 한다. 여성의 여러 병과 갖가지 상처에 좋다"고 했다. 한국 양계의 시작은 원래 계란을 얻으려는 목적이었으나 1900년경부터 개량종을 들여와 본격적인 양계업이 시작되었다. 지금은 소, 돼지와 함께 한국의 중요한 식육 자원이다.

일본에서는 전후에 식생활이 서구화되면서 1950년과 2000년을 비교하여 고기 섭취량이 9배, 계란이 7배, 유제품이 19배나 늘었다. 그 결과 폐암, 대장암, 유방암, 심근경색, 통풍, 당뇨병 등의 서구형 질병이 급증하였다. 현대인의 식생활은 인간에게 적합한 식생활의 균형을 무너뜨리는 것 같다. 육류는 가끔 먹는 것이 인간의 몸에 적합하다. 그러면 약과 같은 효과를 가져다줄 것이다.

✲ 계 란(Egg)

•효능 : 치매 방지, 자양강장

계란은 예로부터 자양강장 식품으로 귀하게 여겨졌다. 계란흰자는 우수한 아미노산을 모두 갖춘 단백질이다. 단백질의 '단'이란 '알'과 같은 뜻이다. 계란흰자의 단백질은 오브알부민, 콘알부민, 오브뮤코이드*ovmucoid*, 오브글로불린 G1 *ovglobulin G1* 등으로 이루어진다. 오브글로불린 G1은 세균의 세포막을 파괴하여 항균 작용을 발휘하며, 세균이 계란에 침입하는 것을 막는 작용을 한다. 오브뮤코이드는 식욕을 억제하여 비만 방지에 도움이 된다는 연구 보고도 있다.

계란노른자의 성분은 15%가 단백질, 30%가 지질이다. 지질 가운데 60%가 중성지방이고 30%가 인지질[88], 나머지가 콜레스테롤이다. 인지질은 뇌세포와 신경세포의 구성 성분이며 지능과 기억력 향상, 노화 개선에 반드시 필요한 성분이다. 인지질 속의 레시틴[89]은 몸에 흡수되면 혈액 속의 콜레스테롤을 감소시키는 작용을 한다.

계란에는 콜레스테롤이 많이 들어 있으므로 고지혈증, 심근경색인 사람은 기피해야 하는 식품이라고 알려져 있다. 하지만 최근에는 계란이 이러한 질환에 대해서도 나쁜 영향을 거의 끼치지 않는다는 연구결과가 계속해서 나오고 있다. 계란에는 단백질과 지질 외에 비타민류와 미네랄류, 특히 풍부한 아연이 들어 있어 자양강장 작용을 하기도 한다. 더불어 계란은 몸을 따뜻하게 하는 양성 식품이다.

한국에서는 경기도가 전국 생산량의 41%로 가장 많은 양을 차지하며, 경북이 다음으로 19.7%를 차지한다. 크기에 따라 소란, 중란, 대란, 특란, 왕란으로 나눈다.

기
타

88 인지질 : 분자 안에 인산에스테르를 가진 복합 지질. 신경 전달, 효소계의 조절 작용에 중요한 역할을 한다.

89 레시틴 : 글리세린 인산을 함유하는 인지질의 하나로 생체막의 주요 성분이다. 동물의 뇌, 척수, 혈구 등과 식물의 종자, 효모, 곰팡이류에 많다.

✳ 우 유(Milk)

•**효능** : 자양강장

우유는 완전 영양 식품이다. 우유 200ml에 단백질과 지방이 모두 합쳐 6g 정도 들어있다. 비타민 A·B₁·B₂, 마그네슘, 망간, 인, 칼슘 등 비타민과 미네랄이 풍부하게 함유되어 있다. 그래서 영양 보급에 뛰어난 식품이라고 알려져 있으나 과연 포식 시대인 현대에도 그러할까?

비만, 당뇨병, 통풍 등은 분명 칼로리의 과잉 섭취에서 오는 질병이다. 그 이외에도 뇌혈전, 심근경색, 폐암, 대장암, 유방암 등의 서구형 질병은 영양 과잉으로 인한 질병이라 할 수 있다. 이러한 시대에 우유를 건강식품으로 간주해도 좋을까.

꽤 많은 사람들이 우유를 마셨을 때 배가 당기고 설사를 하는 '젖당 불내증' 증상을 일으킨다. 이 증상은 소장 안에 락타아제(젖 속의 젖당을 소화시키는 효소)가 부족하기 때문에 일어난다. 유럽 출신의 백색인종은 락타아제를 평생 가지고 있지만, 아시아인은 성인이 되면서 락타아제가 소실되어 젖당을 소화시킬 수 없어지는 사람이 많아진다.

한의학에서는 색채를 음과 양으로 구분한다. 푸른색이나 흰색, 녹색을 띤 것은 '음'으로, 붉은색·검정색·주황색을 띤 것은 '양'의 성질을 가졌다고 생각한다. 색이 흰 우유는 '음'의 성질을 가지고 있다. 그래서 몸이 차가운 사람이 우유를 마시면 몸이 더욱 차가워져 설사를 하는 경우가 있는 것이다.

✳ 치 즈(Cheese)

- **효능** : 자양강장

앞에서 언급했듯이 우유는 완전 영양 식품이지만, 몸을 차게 하는 음식이다. 그런데 음성인 음식물도 열이나 소금을 가하면 몸을 따뜻하게 하는 '양'의 성질로 바뀌게 된다. 대표적인 것이 치즈이다.

치즈는 우유에 열을 가해 만든 것이다. 색도 누런색을 띠며, 몸을 따뜻하게 하는 작용을 하는 자양강장 식품이다. 고령자나 몸이 차가운 사람은 우유보다 치즈를 먹는 것이 좋을 것이다. 반대로 체열이 높고 얼굴이 붉은 양성 체질이거나 고혈압·통풍 등의 양성 질병을 않는 사람은 치즈보다 우유가 더 낫다.

✳ 요구르트(Yoghurt)

- **효능** : 정장, 암 예방, 골다공증에 효과

노벨상을 수상한 러시아의 메치니코프(1845~1916) 박사는 "캅카스 지방(현재의 그루지아 공화국) 사람들은 요구르트를 많이 먹어 장 속이 깨끗하기 때문에 장수하는 사람이 많다."는 학설을 발표했다. 실제로 나는 이곳을 다섯번 조사하였으며 메치니코프 박사의 결론에 찬성한다.

요구르트는 우유를 유산균으로 발효시킨 것이다. 우유 속의 단백질과 비타민A · B$_2$등의 비타민, 칼슘, 망간 등의 미네랄을 그대로 지니고 있다. 그리고 유산균에 의해 단백질과 지방이 분해되어 있으므로 소화 흡수가 쉬운 상태이다. 장내의 면역세포에 작용하며 인터페론[90]을 늘려 각종 암 발생을 억제한다는 사실도 알려져 있다. 이 외에도 혈중 콜레스테롤 저하 작용과 강압 작용이 있다. 게다가 풍부하게 함유된 망간이 칼슘 흡수를 도와 이와 뼈를 튼튼하게 하고, 골다공증의 예방과 개선에 도움을 준다는 사실도 알려져 있다.

❈ 식물성기름(Vegetable Oil)

• **효능** : 피부미용, 항혈전 효과, 소염 작용, 동맥경화에 좋음

인류와 기름의 관계는 오래되었다. 일본에서는 나라 시대 이전에 조명용으로 사용되었으며, 헤이안 시대에 들어 식용하게 되었다. 3대 영양소의 하나로 귀중한 영양원이며 피부와 조직의 건강과 항상성을 유지하는 데도 중요하다. 식물성인 것은 '油(유)', 동물성인 것은 '脂(지)' 라고 쓴다.

대두유는 소비량이 가장 많은 기름이며 그 다음으로는 채유(菜油)가 많다. 둘 다 불포화지방산인 리놀산이 많아 동맥경화 예방에 효과가 있다. 참기름은 리놀산, 리놀렌산이 많이 함유되어 있으며 토코페놀과 항산화 물질인 세사몰 *sesamol*도 들어 있다. 그래서 콜레스테롤을 저하시켜 동맥경화를 막는 힘이 강력하다.

또한 소염 작용이 있어 예전부터 베인 상처나 가벼운 화상에 사용되어 왔다. 홍화유(safflower oil)는 기름 안에 엄청나게 많은 리놀산을 가지고 있어 동맥경화 예방에 힘을 발휘한다. 올리브유는 고대 이집

<hr>

90 인터페론 : 바이러스에 감염된 동물 세포가 생성하는 당단백질로 바이러스의 감염과 증식을 저지한다

트 시대부터 지중해 연안의 나라들에서 약으로 이용했을 정도이다. 올리브유에는 나쁜 LDL 콜레스테롤을 감소시키고 좋은 HDL 콜레스테롤을 증가시켜 주는 올레인산이 풍부하게 들어 있다. 또한 비타민 E도 들어 있어 회춘이나 동맥경화, 혈관의 병 예방에도 도움이 된다. 옥수수기름은 토코페롤이 많이 함유되어 피부 미용과 회춘에 효과가 좋다.

한국에서 가장 많이 소비되는 식용유지로는 대두유, 미강유, 유채유, 옥수수기름 등이 있다. 이 중 80% 정도는 조리용과 튀김용으로, 20% 정도는 마가린, 쇼트닝 등과 같이 2차 가공유지 제조에 쓰인다.

✺ 식 초(Vinegar)

• **효능** : 식욕 증진, 살균 작용

식초는 예부터 중요한 조미료로서 사용되어 왔다. 일본에서는 쌀식초, 서양에서는 와인식초나 사과식초를 주로 이용한다.

쌀식초 등 양조 식초에 함유된 초산 등의 유기산은 식용 증진 작용을 한다. 피로를 유발하는 물질인 유산을 분해하여 피로회복 효과도 발휘한다. 젓갈이나 회 등의 날음식을 먹을 때 식초를 사용하는 것은 살균 작용이 있기 때문이다. 또한 20종류가 넘는 아미노산이 들어 있으며, 그 가운데 7종은 항비만 아미노산이라고 일컬어진다. 비만을 방지하고 콜레스테롤을 저하시켜 지방간을 막아 주는 작용이 있다.

미국의 버몬트 지방에는 장수자가 많고 암, 고혈압, 심장병, 당뇨병 등의 성인병을 앓는 사람이 적다. 그 비결은 사과식초와 꿀벌 드링크를 마시는 건강법에 있다고 한다. 각각 작은 잔 2잔씩을 물에 녹여 먹으면 좋다. 그런데 이처럼 훌륭한 건강식품인 식초도 몸을 차게 하는 음성 식품이다. 그러므로 몸이 차가운 사람은 흑초를 이용하는 것이 좋다.

✸ 소 금(Salt)

• **효능** : 보온, 기력·체력 향상

소금은 구석기 시대부터 존재해왔던 가장 오래된 조미료이다. 화폐 대신 사용되기도 하였다. 급료를 의미하는 단어 '샐러리'에서 '샐러'란 고대 로마 시대에 병사의 급료를 소금(살라)으로 지불하였던 것에서 유래한다.

소금은 영양소로서 인간에게 없어서는 안 되는 존재이다. 사람이 염분을 잃으면 식욕 부진, 소화 불량, 피로, 구토 등의 증상을 일으키고, 심해지면 죽음에 이른다. 이처럼 중요한 영양소임에도 불구하고 현대의학·영양학에서 염분은 고혈압이나 심근경색, 위암, 신장병을 유발하는 것으로서 적대시되고 있다.

그러나 캅카스 지방의 장수자들은 염분 섭취량이 상당하다. 이곳의 장수 연구자에게 이 지역 사람들은 염분을 많이 섭취하는 데도 어떻게 장수할 수 있는지에 대해 물었다. 그랬더니 "염분은 몸을 따뜻하게 하고 기력·체력을 증가하며 건강을 유지하는 데 가장 중요한 영양소이다. 몸속에 괴면 확실히 성인병의 원인이 된다. 그러나 노동이나 운동으로 땀을 흘려 배설하면 아무런 문제가 없다."고 하였다. 즉 현대인이 적대시해야 하는 것은 운동 부족이며, 중요한 영양소인 염분을 적대시하는 것은 앞뒤가 뒤집힌 것이나 마찬가지다. 소금은 미네랄을 충분히 함유한 굵은소금을 이용하는 것이 가장 좋다.

❁ 된장과 간장(Soybean Paste & Soy Sauce)

• **효능** : 방부, 항혈전, 항콜레스테롤 작용

된장은 삶은 콩에 소금과 누룩을 섞어 발효·숙성시켜 만드는 독특한 발효식품이다. 된장에는 탄수화물과 지질, 양질의 단백질이 함유되어 있다. 쌀을 주식으로 하는 한국인과 일본인에게 부족하기 쉬운 리신과 트레오닌 등의 필수아미노산을 보충해 준다. 또한 된장에는 강한 방부 작용이 있기 때문에 된장 조림은 냉장고가 없는 시대의 귀중한 보존 식품이었다. 《혼초숏칸》에 된장은 "뱃속을 돕고 기를 더하며, 비위를 정비하고 콩팥을 도우며, 구토를 멈추게 하고 설사를 멎게 하며, 병후의 쇠약함을 회복시켜 준다"고 하였는데, 말 그대로 만능약이라 할 수 있다. 니코틴의 독을 없애고 혈중 콜레스테롤을 낮추는 작용도 있다.

간장 또한 콩, 소맥, 소금, 물을 발효시켜 만드는 독특한 조미료이다. 간장에는 300종류 가까운 향기와 맛의 성분이 들어 있다고 알려졌다. 음식 냄새를 없애는데도 이용되며 뜨거운 엽차에 간장과 생강즙을 넣어 마시면 몸이 따뜻해지고 위장병이나 냉증, 빈혈에 효과가 있다.

최근에 싱가포르 대학의 배리 할리웰 교수는 연구를 통해 간장에 "혈액의 흐름을 좋게 하여 혈전을 막는 작용이 있다."고 발표하였다.

❇ 흑사탕과 벌꿀(Brown Sugar & Honey)

- • 효능 : 칼슘 보급, 강장, 살균, 진정, 수면, 정장 작용

문명이 발달하면서 설탕 섭취량이 점점 늘어나고 있다. 백당은 비타민류와 미네랄류를 거의 함유하지 않으며 99% 이상 당질로 되어 있다. 따라서 당뇨병과 비만, 충치의 요인이 된다고 하여 기피되고 있다.

반면 흑사탕과 벌꿀에는 당질을 몸속에서 이용·연소하는 데 필요한 비타민 B_1이나 B_2 등의 비타민류와 칼륨, 철, 아연 등의 미네랄도 충분히 들어 있다. 특히 흑사탕의 칼슘 함유량은 백당의 150배나 되어 뼈와 이를 튼튼하게 한다. 또 아연에는 강장 작용이 있다.

벌꿀은 강력한 약효를 지니고 있다. 고대 이집트 시대부터 해열제, 윤하제, 지사제, 회춘제 등으로 이용되었다. 과학적으로도 살균 효과가 있으며, 뇌신경 전달 물질인 세로토닌의 생산과 분비를 촉진함으로써 진정·수면·정장 효과 등이 밝혀져 있다. 벌꿀의 함유 성분으로 최근 발견된 이소말토올리고당 *Isomaltooligosaccharide*은 장내의 비피더스균 증식을 도와 장의 면역세포를 활성화하고 암을 예방한다는 사실이 알려졌다. 《본초강목》에서 벌꿀을 "만병에 효과 있는 불로장수약"이라 한 것도 납득할 만하다.

❇ 매실장아찌(Pickled Ume)

- • 효능 : 식욕 증진, 소화 촉진, 방부, 만병 예방

동부아시아 온대지역이 원산지인 장미과 소고목. 일본의 매실은

중국에서 온 것과 원산종의 교배종이다. 매실장아찌는 일본 특유의 식품이다.

매실장아찌에 함유된 시트르산, 사과산, 숙신산 등의 유기산은 타액과 위액 분비를 촉진한다. 그로 인해 식욕 증진, 소화 촉진에 도움을 준다. 특히 시트르산은 피로를 유발하는 물질인 젖산의 연소를 도와 피로를 해소한다. 일본의 옛날 도시락에는 매실장아찌가 필수적으로 들어갔다. 이는 매실의 유기산, 특히 시트르산에 살균 작용이 있으며 벤조알데히드와 안식향산에 강력한 방부 작용이 있기 때문이다. 항생물질이 없었던 제2차 세계대전 중의 일본에서는 설사, 복통뿐만 아니라 장티푸스나 이질의 치료에도 매실장아찌를 이용하였다.

하루 한 개 이상의 매실장아찌를 먹으면 만병을 예방·개선할 수 있다. 감기에 걸렸을 때는 매실장아찌를 검게 쪄 구운 것에 뜨거운 물을 부어 마시면 좋다. 숙취나 멀미에는 엽차에 매실장아찌를 넣고 마시면 효과가 있다.

✳ 염 교(Shallot)

- **효능** : 피로회복, 혈액 정화, 협심증·심근경색에 좋음

중국 원산 백합과의 여러해살이풀. 일본에는 중세에 전해져 약용으로 이용되어 에도 시대부터 먹어왔다.

부추, 마늘, 파, 양파와 마찬가지로 Allium 속 야채이며, 비슷한 약효가 있다. 약효의 주성분은 황화디메틸 *dimethyl sulfide*과 삼황화메틸아릴 *Methyl ally trisulfide*(MATS) 등의 황화아릴이다. 이것들은 비

타민 B₁의 흡수를 도와 피로회복, 결림이나 통증을 개선하는 작용을 한다. 또한 혈액의 흐름을 좋게 하여 혈액을 정화한다는 효과에 대해서는 예전부터 알려져 있다. 또 심장의 근육에 영양을 보내는 관상동맥을 확장하거나, 혈전을 녹이는 것이 확인되어 있다.

염교와 노랑하늘타리(Trichosanthes kirilowii var. japonica)를 술과 물로 끓여 마시는 한방약 '활려교해백백주탕' 은 협심증과 심근경색에 사용되는 약이다. 협심증의 가슴 통증이나 심근경색 예방에는 염교 조림을 하루 3~4알씩 먹으면 좋을 것이다.

✽ 두 부(Bean Curd)

• **효능** : 영양식으로 항혈전, 건뇌(健腦, 뇌를 튼튼하게 함) 작용

두부는 중국, 한 고조의 손자인 회남왕 유안(劉安)이 고안하였다고 한다. 일본에는 견당승들에 의해 전해졌다. 에도 시대 이후에 일반 서민들도 먹게 되었다. 《도후햐쿠찬(豆腐百珍)》 등의 두부 요리 해설서가 출판된 것을 보면 당시의 두부의 인기를 짐작할 수 있다. 예로부터 두부는 일본인에게 친숙한 음식이다.

두부는 영양학적으로 매우 뛰어난 대표적인 건강식품이다. 우수한 식물성 단백질, 고지혈증을 예방하는 리놀산과 리놀렌산 등의 불포화지방산, 뇌의 기능을 좋게 하는 콩 레시틴·칼슘·칼륨·아연·철 등의 미네랄, 비타민 B₁·B₂·E를 조화롭게 함유하고 있다. 또한 소화 흡수율이 거의 100%여서 위장병이 있는 사람이나 어린이, 노인에게 뛰어난 영양 보급 식품이다. 옛날에 정진 요리만을 먹고 장수를 유지

한 고승들이 많았던 것도 이 두부의 영양가 덕분이었던 것으로 생각된다.《본초강목》에도 "속을 편히 하고 기를 더하며 비위를 온화하게 해 주고 피를 맑게 하며 열을 내린다."고 하였다. 예부터 뇌졸중이나 타박상에는 두부 습포가 사용되었다.

두부는 흰색으로 몸을 차게 하는 음성 식품이다. 냉성인 사람이 먹을 때는 탕으로 하거나 된장국 등 열을 가해 양성 식품으로 변화시킨 뒤 먹는 것이 좋다.

�֍ 낫 토(Fermented Soybeans)

• **효능** : 보간 작용, 항지혈, 항혈당, 암예방, 설사·변비에 효과

낫토는 '볏짚'에 싸인 콩이 발효하여 우연히 생긴 것으로, 오래전 중국으로부터 전해졌다. 일본에서는 사원에서 처음으로 만들어져 마침내 승방의 낫쇼(納所 : 쌀 수납을 맡은 곳)에서 만들어지게 되었으므로 '낫토'라 하게 되었다. 단백질을 분해하는 프로테아제, 전분을 분해하는 아밀라아제, 지방을 분해하는 리파아제 외에 카탈라아제, 우레아제, 트립신 등 각종 소화효소가 낫토가 만들어지는 과정에서 생성된다. 그래서 소화가 잘 된다. 낫토에는 보간 작용과 항지혈 작용이 있는 비타민 B_2·B_6가 많이 함유되어 있으며, 혈전 용해에 도움이 되는 나토키나아제 *Nattokinase*도 들어 있다. 낫토를 먹으면 대량의 낫토균이 장내에 들어가 장내의 나쁜 균과 병원균을 죽이고 설사와 변비, 발암물질의 생성을 억제해 준다. 그리고 낫토를 안주로 하여 술을 마시면 심하게 취하지 않는다.《혼초숏칸》에서도 "뱃속을 정돈

하고 식욕을 증진시키며 독을 풀어 준다"고 하였다.

예부터 끈적끈적한 식품은 자양강장 작용이 있다고 하였으며, 낫토 역시 예외가 아니다. 또한 아르기닌도 함유되어 있어 강장·강정 작용의 일부분을 담당한다.

낫토는 몸을 따뜻하게 하는 양성 식품이다. 낫토를 먹을 때는 무즙, 파, 파래, 소엽 등을 곁들여 비타민 A와 C를 더하면 영양의 균형이 더욱 좋아진다. 우리나라의 청국장으로 대체할 수 있다.

✵ 녹 차(Green Tea)

• **효능** : 보간 작용, 항지혈, 항혈당, 암예방, 설사 · 변비에 효과

녹차는 동백나무과의 차나무 새싹을 쪄 건조시킨 것이다. 한의학에서는 "피를 맑게 하고 소변을 원활히 하며 식욕을 증진하고 피로를 회복시키며 심신을 상쾌하게 한다"고 했다.

함유 성분인 카테킨은 지질 대사를 개선하고 혈중 콜레스테롤, 중성지방을 낮추는 작용이 있다. 에피갈로카테킨 *epigallocatechin*은 살균·항독 작용이 있으며 콜레라균, 이질균, O-157, 감기 바이러스를 살균하는 작용을 가지고 있다. 감기에 걸려 목이 아플 때는 녹차로 목을 헹구면 좋다. 또한 헬리코박터파일로리균도 살균하므로 위궤양이나 위암도 예방한다. 또한 이들 카테킨류는 활성산소를 제거하는 작용도 있다. 따라서 녹차는 만병을 예방한다고 할 수 있을 것이다.

그 외에 녹차에 함유된 카페인에는 각성 작용, 이뇨 작용이 있어 스트레스 해소에도 도움이 된다. 더욱이 비타민 C가 풍부하므로 감기

예방과 피부 미용에도 효과가 있다. 그러나 몸을 잘 움직이지 않는 사람이 많이 마시면 해가 될 수 있으므로 주의한다. 한의학에서는 류머티즘이나 두통, 신경통, 요통, 관절통 등의 '통증'을 유발하는 질병이 '냉기'와 '습기'에 의해 생긴다고 여긴다. 녹차는 몸을 차게 하는 음성 식품이므로, 몸을 움직이지 않는 사람이 차나 과일 등으로 수분을 보충하면 몸속에 수분이 과잉된다. 즉 '냉기'를 불러들여 위와 같은 질병의 원인이 되기 쉽다.

❀ 홍차와 우롱차(Tea & Oolong Tea)

• 효능 : 살균, 항독, 각성, 이뇨, 감기 예방, 피부 미용에 좋음

동백나무과의 차나무 새싹을 시들게 하면서 잘 비벼 산화효소의 작용으로 전부 발효시킨 것이 홍차이고, 반쯤 발효시킨 것이 우롱차이다. 발효되면서 찻잎에 함유된 카테킨류가 산화하는 과정에서 테아플라빈*theaflavin*, 테아루비진*thearubigin*으로 변화하여 붉은색이나 갈색의 색조와 향기를 지닌 차가 만들어진다.

차는 인도가 원산이다. 즉 남방산의 것으로 원래 몸을 차게 하는 음성 식품이다. 인도를 통치하였던 영국인이 녹차를 매우 좋아하여 영국에도 가지고 돌아갔다. 그런데 녹차는 '몸이 차서 맛이 없다'는 것을 깨닫고 마침내 몸을 따뜻하게 하는 홍차를 마시게 되었다고 한다. 홍차는 발효되면서 붉은색(검은색)으로 바뀌어 몸을 따뜻하게 하는 식품이 된다. 우롱차도 마찬가지 작용이 있다. 또한 홍차에는 카테킨도 풍부하게 들어 있다.

홍차에 생강즙 한줌과 벌꿀이나 흑사탕을 넣은 '생강홍차'는 몸을 따뜻하게 하며 이뇨 작용도 뛰어나다. 생강홍차 마시기를 실천한 사람들이 '체중이 줄었다', '부종이 없어졌다', '혈압이 내려갔다', '변비가 좋아졌다'며 기뻐하는 편지를 보내 온다. 매일 두세 잔 마시면 효과가 있을 것이다.

✳ 코코아(Cocoa)

• **효능** : 강장, 정장, 암 예방 효과

고대 마야인은 카카오콩을 갈아서 각종 향료를 섞은 후 물에 녹인 것을 강장·강정제로 애용하였다. 카카오콩을 끓여 씨껍질과 배아를 제거한 후, 배젖을 마찰하여 압착했을 때 코코아버터가 생긴다. 그 코코아버터의 일부를 제거하여 분말로 만든 것이 현재의 코코아이다.

코코아는 고단백, 고지방 식품이다. 지방은 식물성지방이며 과하게 섭취하지 않는 한 고지혈증을 촉진하는 일은 없다. 오히려 항지혈적으로 작용한다.

코코아에는 비타민 A·B군·E 등의 비타민류, 칼슘, 철, 칼륨, 마그네슘 등의 미네랄류도 풍부하게 들어 있다. 특히 '섹스 미네랄*sex mineral*'이라고 하는 아연 함유량의 대부분은 생강 등과 마찬가지로 주목할 만하다. 코코아에는 식물섬유의 일종인 리그닌도 들어 있다. 리그닌은 장내의 유용균을 길러 정장 작용을 촉진하고, 변비를 없애주며 여분의 콜레스테롤·지방·당분·발암성 물질을 배설시킨다. 또한 고지혈증, 당뇨병, 암의 예방에 도움이 된다. 코코아에는 홍차와 같이 활성산소를 제거하는 카테킨류도 풍부하게 들어 있다. 반면 카페인 함유량은 차나 커피에 비하면 적다.

코코아는 열대산이지만 몸을 따뜻하게 하는 '양성 식품'이다.

❀ 초콜릿 (Chocolate)

• **효능** : 고영양 식품, 강장·강정 작용

고대 로마인은 코코아를 강장·강정제로 애용하였다. 남미에서 유럽으로 전해진 코코아는 마침내 가루로 하여 과자를 만드는 원료로도 이용되었다. 그리고 1876년, 스위스에서 처음으로 초콜릿이 만들어졌다. 초콜릿은 고단백, 고지방, 고당질, 고칼로리, 고비타민, 고미네랄 식품이다.

한방의 관점에서 보면 코코아는 열대산이지만 몸을 따뜻하게 하는 양성 식품이다. 초콜릿도 딱딱한(수분이 적은) 씨가 원료이며, 외관이 짙은 암갈색인 것으로 볼 때 마찬가지이다. 코코아를 원료로 한 초콜릿은 영양가가 매우 높아 몸을 따뜻하게 하므로 비상식으로는 최적이다. 겨울철 산에서 조난당했다가 구조된 사람이 "초콜릿과 물로 허기를 달랬다"는 말을 자주 하는 것도 납득할 수 있다.

2월 14일은 밸런타인데이로 여성이 남성에게 초콜릿을 주는 관습이 확고하게 정착되었다. 여성들은 초콜릿이 고영양이며 강장·강정 작용과 최음 작용까지 있어 심신의 정열을 불태우는 음식이라는 점을 이미 알고 있는지도 모르겠다.

✱ 적포도주(Red Wine)

- **효능** : 암 예방, 스트레스 해소

포도주의 역사는 인류의 역사와 마찬가지로 오래되었다. 포도에 와인 효모를 더하여 발효시킨 양조주가 포도주이다. 적포도주는 붉은색·검은색 포도 열매를 으깨어 과즙·과피와 함께 발효시켜 만들며, 백포도주는 녹색과 붉은색의 포도 열매를 으깬 즙을 발효시킨 것이다. 적포도주의 떫은맛은 항산화 작용이 있는 카테킨이 포도주 저장 중에 중합되면서 만들어진다. 적포도주에는 좋은 HDL 콜레스테롤을 증가시키는 폴리페놀이 백포도주의 10배나 들어 있다.

"포도주에 함유된 폴리페놀은 심장병, 뇌경색, 암의 예방에 도움이 되며 스트레스 해소에도 효과가 있다. 또한 긴장감을 없애 주고 혈압을 내린다."고 하는 발표나, 포도주를 매일 3~5잔 마시는 사람은 마시지 않는 사람에 비해 순환기계 질환으로 인한 사망률이 56% 낮았다는 조사 결과도 있다. 또한 "포도주나 포도에 함유된 레스베라트롤 *resveratrol*이라는 물질이 발암을 억제하고 암의 전이를 막아 준다."는 발표도 있다. 옛날부터 포도주가 '약'으로 이용되어 온 이유를 납득할 수 있다. 또한 적포도주에는 조혈 성분이 있는 철이 함유되어 있다. 한의학적으로 보아도 적포도주는 몸을 따뜻하게 하고 혈행을 좋게 하여 각종 질병 예방과 치료에 효과가 있다고 생각된다.

✳ 일본술(Sake)

- **효능** : 암 예방

모든 알코올음료는 당 혹은 탄수화물의 당화물을 원료로 하여 효모에 의해 알코올 발효시킨 것이다. 일본술·맥주·포도주 등 발효시킨 것을 짜기만 한 양조주와, 위스키·브랜디·워커·소주 등 양조주를 증류하여 만든 증류주가 있다.

양조주는 알코올 함량이 낮고 진액 성분이 높다. 이에 비해 증류주는 알코올 함량이 높고 진액 성분이 낮다. 한의학적으로 위스키의 원료는 차가운 성질의 보리이므로, 위스키는 음성 식품이다. 일본술이나 브랜디는 그 원료가 양성과 음성의 중간 성질을 지닌 쌀 또는 포도이므로 중성~양성 식품인 셈이다. 덴마크의 조사에서는 포도주를 1주일에 14잔 이상 마시는 사람이 마시지 않는 사람에 비해 폐암에 걸릴 확률이 약 50%나 낮았다. 반면 증류주를 마시는 사람은 반대로 약 50% 높다는 결과가 나왔다.

일본의 아키타 대학(秋田大學) 의학부의 다키자와 명예교수가 "일본술에는 암세포 증식을 억제하는 기능이 있으나 위스키, 브랜디 등의 증류주에는 그 작용이 없다. 일본술에 함유된 아미노산이나 당류 등의 진액에 암을 억제하는 효과가 있는 듯하다"고 발표하였다. 따라서 진액을 많이 함유한 양조주가 건강에 좋다는 결론을 내릴 수 있다.

반면 증류주인 소주에는 혈전을 막아 주는 우로키나아제의 생산을 높이는 작용이 있다.

✳ 맥 주(Beer)

• **효능** : 동맥경화에 효과, 스트레스 해소

맥주는 보리의 엿기름, 홉*hop*, 물이 원료인 양조주이다. 맥주의 주 성분은 알코올과 3~4%의 진액이며, 진액의 대부분은 탄수화물이고 소량의 단백질도 함유된다. 이 단백질은 맥주의 거품이나 미각과 밀접한 관계가 있다. 맥주는 적포도주 등과 마찬가지로 적당히(하루 큰 병으로 2병 이내) 마시면 동맥경화를 예방해 주는 좋은 HDL 콜레스테롤을 늘리는 작용을 한다. 핀란드의 피에트넨(P. Pietnen) 박사가 핀란드인 남성의 식생활을 분석한 결과, 맥주를 매일 한두 잔 마시는 사람은 전혀 마시지 않는 사람에 비해 담석이 생길 위험이 40% 정도로 낮아진다고 했다. 그 이유는 맥주에는 이뇨 작용이 있으며, 맥주의 원료인 홉이 담석의 구성 성분인 칼슘의 배설을 촉진한다는 것이다.

그러나 맥주는 요산의 토대가 되는 푸린*purine*체를 함유하므로 과음하면 고요산혈증, 통풍이 될 위험성이 높아진다. 또한 몸을 차게 하는 '음성 식품'이므로 냉성인 사람은 양성 식품 안주와 함께 마시는 것이 좋을 것이다. 안주로 권하고 싶은 것은 피넛이다. 피넛은 고영양 식품으로, 동맥경화를 예방하는 작용과 알코올 대사를 촉진하는 작용, 항스트레스 작용을 한다. 또한 겨울에 맥주를 마실 때는 몸이 차가워지지 않도록 흑맥주를 고르는 것도 괜찮다.

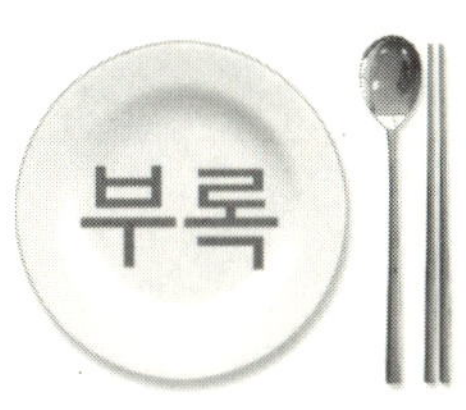

부록

사상체질의학과
체질자가진단법

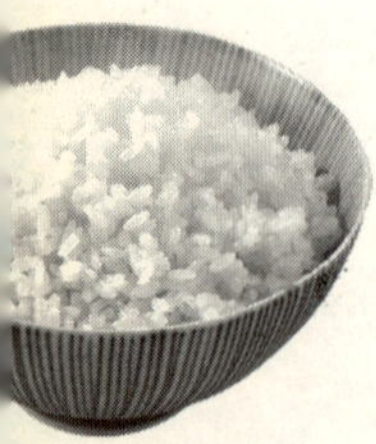

〈부록〉의 내용은 감수자 김수범 박사가 제공한 자료를 바탕으로 편집자가 다시 정리한 것입니다.

사상체질의학이란?

　사상체질의학은 한국의 독창적인 의학으로 조선말기의 철학자이자 의학자였던 이제마(李濟馬, 1837~1900) 선생이 처음으로 주장했다. 당시의 한의학 이론으로는 획기적으로 임상학적 치료법을 제시했다는 데 의의가 있다. 유교적인 관점으로 태양인, 소양인, 태음인, 소음인이라는 새로운 명칭을 사용하여 인간을 네 체질로 구별했으며 각각의 체질마다 생리·병리 현상과 먹는 음식이 다르다고 주장했다. 또 치료의학보다 자신의 마음을 다스려야 된다는 인격완성(수양) 및 양생의학에 많은 비중을 두어 이를 생활 속에서 이룰 수 있도록 했다.

즉, 자신의 체질을 알고 스스로 마음과 정신을 다스리며 음식을 주의하여 미리 병을 예방하라는 깊은 뜻이 담겨 있는 학설이다.

사상체질의학의 체질감별법은 먼저 체형적으로 목, 흉곽, 허리, 골반 중 어느 부위가 발달을 하였는지를 살펴본 후, 얼굴에서 알 수 있는 이목구비의 크기와 인상을 참고하고, 성격과 심성(心性)을 관찰한다. 다음은 땀, 대변, 소변, 소화상태 등의 생리적 상태를 관찰하며 전문적으로는 병의 진행되는 과정과 나타나는 증세를 관찰하여 판단한다. 그 외에도 이러한 내용을 컴퓨터 사상체질감별, 체질감별 설문지 등으로 만들어 진단하기도 한다. 최종적으로 각 체질에 맞는 사상한약처방을 복용하여 환자의 반응을 봐서 확증한다. 자신의 체질을 알 수 있는 가장 쉬운 방법은 사상체질의학을 전공하는 한의원에서 진단을 받아 보는 것이다. 그러나 한의원에서 진단하기가 쉽지 않다면 자신의 체질에 맞는 음식을 먹은 후 자세히 반응을 살펴보는 것도 하나의 방법이다. 한두번의 판단으로 확정하기보다 계속적인 관심과 확인으로 윤곽을 잡아가는 것이 좋다.

나는 어떤 체질일까?/체질 테스트 설문지

정확히 자신의 체질을 안다는 것은 쉽지 않다. 외형, 성격, 성향 등 여러 가지 요인을 따져봐야 한다. 전문가라는 사람들도 단번에 '무슨 체질입니다' 라고 말하기 어려운 게 체질 분류다.

다음은 1989년도 경희대학교 대학원 한의학과 체질의학전공 석사

학위 논문인 '사상체질감별을 위한 전문가 시스템의 지식 베이스 구축에 관한 연구' 에 실렸던 사상체질 설문지이다. 자신의 체질을 알수 있도록 자가 테스트를 할 수 있게 만들어졌다. 설문지 작성할 때자신에게 해당되는 번호를 모두 선택해도 되고 없으면 선택하지 않아도 된다. 그러나 되도록 하나만 선택하는 것이 좋다.

1) 당신의 체구는 어떠합니까?

　① 목덜미가 굵고 허리 부위가 가늘다

　② 허리 부위가 굵고 목덜미가 가늘다

　③ 가슴 부위가 넓고 엉덩이 부위가 작다

　④ 엉덩이 부위가 크고 가슴 부위가 좁다

2) 당신의 체격은 어떠합니까?

　① 건장하고 어깨 위가 발달했다

　② 비만하고 체구가 큰 편이다

　③ 날쌔고 가슴 부위가 발달했다

　④ 단정하며 체구가 작다

3) 일을 할 때 어떻게 처리합니까?

　① 막힘없이 시원스럽게 한다

　② 끝까지 꾸준하게 한다

　③ 창의적이고 솔직하다

　④ 세밀하고 꼼꼼하게 한다

4) 자신의 성격과 일치하는 것은?

   ① 낯선 사람과도 쉽게 어울린다

   ② 느긋하며 잘 받아들인다

   ③ 옳지 않은 것을 보면 참지 못한다

   ④ 정확하고 빈틈없이 일을 처리한다

5) 당신은 어디에 속합니까?

   ① 진취적이고 추진력이 강하다

   ② 행동은 느리지만 꾸준하다

   ③ 여러 일을 벌여놓고 마무리는 약하다

   ④ 행동보다 사색하기를 좋아한다

6) 다음 어떤 것을 많이 느낍니까?

   ① 앞뒤를 가리지 않고 거침없이 행동한다

   ② 마음은 있으나 실행을 못해 겁이 난다

   ③ 하던 일을 마무리하지 못해 두렵다

   ④ 모든 일을 정확히 하려다보니 불안하다

7) 당신의 행동 양식은 어디에 속합니까?

   ① 공격적인 행동을 한다

   ② 변화를 싫어한다

   ③ 새로운 것을 찾으려 한다

   ④ 방어적인 행동을 한다

8) 당신은 자신이 어떻다고 느낍니까?

　① 급진적이며 함부로 행동한다

　② 보수적이며 욕심이 많다

　③ 외향적이며 과시하려고 한다

　④ 온순하며 편안하고자 한다

9) 언제 건강 상태가 좋다고 느낍니까?

　① 소변 양이 많고 잘 나올 때

　② 땀이 잘 나올 때

　③ 대변이 잘 나올 때

　④ 소화가 잘 될 때

10) 당신은 어떤 성향을 지니고 있습니까?

　① 과거의 일에 대한 미련이 별로 없다

　② 넓게 생각하고 이해해 버린다

　③ 크고 넓게 포용해 버린다

　④ 세밀하고 정확하게 일을 한다

11) 욕심이 생기게 되면 어떤 생각이 듭니까?

　① 예절을 무시하고 마음대로 행동하고 싶다

　② 어진 마음을 버리고 욕심을 많이 부리고 싶다

　③ 지식을 버리고 속이고 과시하고 싶다

　④ 의리를 버리고 편안함을 택하고 싶다

12) 평소에 어떤 마음이 부족합니까?

　① 사양하는 마음이 부족하다

　② 측은히 여기는 마음이 부족하다

　③ 옳고 그른 것을 따지는 마음이 부족하다

　④ 부끄러운 일을 싫어하는 마음이 부족하다

13) 잠재되어 있다고 생각되는 성향이 있습니까?

　① 더럽고 거친 면이 있다

　② 교만하고 포악스런 면이 있다

　③ 교활하고 간교한 면이 있다

　④ 속임수와 거짓을 일삼는 경우가 있다

14) 당신은 어디에 속합니까?

　① 자신은 게으르면서 다른 사람은 부지런하도록 한다

　② 자신의 체면과 권위는 높이면서 다른 사람은 낮춘다

　③ 자신을 공경해주기를 바라면서 다른 사람은 가볍게 여긴다

　④ 자신에게는 관대하고 다른 사람에게는 박절하게 대한다

15) 당신은 무엇에 가장 관심을 갖고 있습니다?

　① 권세에 관심이 가장 많다

　② 돈과 제물에 관심이 가장 많다

　③ 명예에 관심이 가장 많다

　④ 지위에 관심이 가장 많다

16) 살아가면서 많이 느끼는 점은 무엇입니까?

　① 자신의 마음을 소중히 여기지 않는다

　② 자신의 업무에 최선을 다하지 않는다

　③ 자신의 집안을 아끼지 않는다

　④ 스스로 부지런히 움직이지 않는다

17) 당신은 어떤 충동을 느끼곤 합니까?

　① 남의 것을 훔치고 싶은 때가 있다

　② 남의 것을 빼앗고자 할 때가 있다

　③ 남을 업신여기고 싶은 때가 있다

　④ 남을 질투하고 싶은 때가 있다

18) 당신은 어디에 속합니까?

　① 친구를 사귈 때 여러 가지를 따지지는 않는다

　② 가정 일을 중요시하고 외부 일은 가볍게 본다

　③ 외부 일을 중요시하고 가정은 소홀히 여긴다

　④ 친구를 사귈 때 여러 가지를 따진다

19) 당신은 어디에 속합니까?

　① 모임을 잘 조직하고 운영하는 일이 잘 안되면 화가 난다

　② 일이 잘 안되면 사치와 향락을 일삼게 된다

　③ 어떤 곳에 거처하는 것이 안되면 깊은 슬픔에 빠진다

　④ 친구를 사귀는 것이 잘 안되면 웃음이 많아진다

20) 당신이 원하는 것이 있다면 어느 것입니까?

   ① 제멋대로 하려는 마음이 있다

   ② 욕심이 채워질 정도로 풍족해지고 싶은 마음이 있다

   ③ 평소 출세해서 영화를 누리고 싶은 마음이 있다

   ④ 평소 남에게 존경받고 싶은 마음이 있다

21) 힘들고 어려운 상태에서 느끼는 마음은?

   ① 부귀가 눈앞에 있는 듯하다

   ② 이익이 눈앞에 있는 듯하다

   ③ 명예가 눈앞에 있는 듯 하다

   ④ 권력이 눈앞에 있는 듯하다

22) 당신이 가지고 있는 성품은?

   ① 말소리가 명확해 사람을 잘 맞아들이는 편이다

   ② 사람 위에 우뚝 솟아서 남을 가르치며 유도해내는 편이다

   ③ 포용력이 넓고 커서 사람을 존경하는 법도가 있는 편이다

   ④ 성격이 넓고 평탄하여 사람을 달래며 따르도록 하는 편이다

23) 감정을 억누르지 못하는 나타나는 증세는?

   ① 슬픔이 깊어지면 심하게 분노한다

   ② 기쁨에 넘치면 사치와 향락을 일삼게 된다

   ③ 화가 심하게 나면 슬픔이 가슴 깊이 스며든다

   ④ 즐거움이 넘치면 감정에 변화가 나타난다

24) 당신이 느꼈던 감정은?

　① 남에게 서로 돕자고 해놓고 실제로 도울까 걱정한다

　② 남에게 청렴하라고 해놓고 청렴할까 걱정한다

　③ 상대에게 서로 의지하자 해놓고 실제로 의지할까 걱정한다

　④ 남을 깨우쳐줘야 한다고 해놓고 실제로 깨우칠까 걱정한다

25) 당신은 어디에 속합니까?

　① 하고 싶은 것을 못하면 항상 분한 마음이 생긴다

　② 남에게 가져온 것이 적지는 않으나 계속 되지 않을까 항상 두렵다

　③ 자기 것을 매우 아끼지만 항상 부족하여 근심스럽다

　④ 하고 싶은 것을 할 수 있어 항상 즐겁다

26) 사람을 판단할 때 무엇을 기준으로 삼습니까?

　① 선과 악

　② 근면과 게으름

　③ 지혜와 어리석음

　④ 능력과 무능력

27) 당신이 가장 꺼려하는 사람은?

　① 세밀하고 빈틈이 없으면서 예의가 없는 사람

　② 재산을 경영하면서도 의리가 있는 사람

　③ 은혜에 보답하고 신의가 있으면서 어진 마음을 가진 사람

　④ 재주가 있으면서 지혜로운 사람

28) 구토를 할 때는 어떻습니까?

　① 아무 이유 없이 구토 증세가 온 적이 있다

　② 구토가 있고 난 뒤에 병이 나은 적이 있다

　③ 구토를 할 때 열이 있다

　④ 구토를 할 때는 언제나 몸이 차다

29) 어떤 경우에 몸이 가벼워집니까?

　① 배변시 대변 덩어리가 크고 양이 많으면 몸이 가볍다

　② 굵은 땀을 흘리면 병이 호전된다

　③ 손바닥이나 발바닥에 땀이 나면서 병이 나은 적이 있다

　④ 코밑에 땀이 난 다음 병이 가벼워진 적이 있다

30) 다음 중 당신이 느끼는 증상은?

　① 소변 양이 많고 자주 보면 몸이 가볍다

　② 긴장을 하면 심장이 두근거린다

　③ 몸이 힘들면 코피가 조금씩 나거나 가래에 피가 섞여 나온다

　④ 땀이 많이 나면 기운이 빠지고 어지럽다

31) 다음 중 당신이 느끼는 증상은?

　① 얼굴에 흰빛이 돌면 건강하다

　② 눈꺼풀이 위로 당기고 눈알이 아픈 적이 있다

　③ 건망증이 심하다는 것을 느낀다

　④ 쉽게 놀라고 심장이 두근거린다

32) 당신은 어디에 속합니까?

　① 건강상태가 좋지 않을 때는 체격이 마른 때이다

　② 감기가 들면 먼저 목이 아프고 열이 나며 땀이 나온다

　③ 평소에 처음의 대변은 딱딱하나 그 뒤의 변은 무르게 나온다

　④ 평소에 한숨을 많이 쉰다

33) 다음 중 당신이 느끼는 증상은?

　① 아침에 먹는 음식을 저녁에 토하거나, 저녁에 먹은 음식을 아침
　　에 토하는 때가 있다

　② 남에게 무안을 당하면 얼굴로 열이 오르거나 붉어진다

　③ 설사를 하고 나서 온몸에 열이 더 난적이 있다

　④ 음식을 조금만 많이 먹어도 속이 불편하다

34) 다음 중 당신이 느끼는 증상은?

　① 다른 증세 없이 다리에 힘이 없고 보행하기가 힘든 적이 있다

　② 2~3일간 추위를 타다가 멈추고, 이어서 2~3일간은 열이 나는
　　증세가 반복된 적이 있다

　③ 먹는 것은 많으나 살이 찌지 않는다

　④ 땀은 나지 않는데 열이 나고, 미친 사람처럼 들뜬 적이 있다

35) 다음 중 당신이 느끼는 증상은?

　① 식도 부위가 넓게 열려서 바람이 나오는 것 같다

　② 배꼽 주위의 복부가 막혀서 안개가 낀 것 같다

③ 대변이 막히면 가슴이 터질 것 같다

④ 설사를 하면서 아랫배가 찬 적이 있다

36) 다음 중 좋아하는 음식물에 모두 ○표를 하세요.

① 메밀, 냉면, 새우, 조개류(굴, 소라, 전복), 게, 해삼, 붕어, 순채나물, 기타, 채소류

② 밀가루, 콩, 고구마, 땅콩, 설탕, 쇠고기, 우유, 버터, 치즈, 명란젓, 장어, 도라지, 당근, 더덕, 고사리, 연뿌리, 토란, 버섯, 미역, 다시마, 김

③ 보리, 팥, 녹두, 돼지고기, 계란, 오리고기, 생굴, 해삼, 멍게, 전복, 새우, 게, 가제, 복어, 잉어, 자라, 가물치, 배추, 오이, 상추, 호박, 가지, 당근

④ 찹쌀, 차조, 감자, 닭고기, 개고기, 꿩고기, 참새고기, 양젖, 양고기, 벌꿀, 명태, 도미, 조기, 멸치, 민어, 미꾸라지, 시금치, 양배추, 미나리, 파, 카레, 후추

설문지 작성 후 체질 진단법

선택한 번호를 합쳐서 ①번이 많으면 태양인, ②번이 많으면 태음인, ③번이 많으면 소양인, ④번이 많으면 소음인일 확률이 높다. 더 확실히 알고 싶으면 자신의 체질에 맞는 음식을 복용해 봐서 몸에 별다른 부작용이 없으면 그 체질을 자신의 체질로 볼 수 있다. 그래도 확실하지 않으면 사상체질 전문 한의원을 방문해 체질 진단을 받아본다.

표로 알아보는 체질별 특성

소음인

체크포인트	소음인 특성
성격	꼼꼼하고 야무진 편이라 완벽을 추구하는 형이다. 온순하고 다정다감하다. 반면 적극성과 활동성이 떨어져 편안한 일을 좋아한다. 한번 상처를 받거나 기분 나쁜 일은 쉽게 잊지 못해 스트레스를 받고 이기적인 성향으로 빠지기도 한다.
장부의 기능	신대비소(腎大脾小) 신장은 크고 비장은 작다. 소화기능이 약하나 신장과 배설 기능은 상대적으로 강하다.
외형적 특성	얼굴이 작고, 이목구비가 아담하고, 아기자기하다. 대체로 계란형 얼굴이라 꽃미남, 동양적 미녀가 많다. 남성의 경우에도 순해보이는 인상이다. 체형은 전체적으로 마른 느낌을 주는데 엉덩이 부위가 크고 가슴이 좁은 편이다. 다른 체질보다 체력이 약하다.
좋은 음식	찹쌀, 감자, 토마토, 시금치, 미나리, 양배추, 마늘, 생강, 고추, 닭, 양, 염소, 개고기, 명태, 미꾸라지, 조기, 대추, 사과, 귤, 복숭아 등이 좋다. 따뜻한 음식과 채소류가 잘 맞는다.
나쁜 음식	돼지고기, 쇠고기, 우유, 배추, 고구마, 보리, 팥, 녹두, 호두, 밤, 배, 수박, 참외, 오이 등은 안좋다. 찬 음식이나 인스턴트 식품과 패스트푸드는 피한다.
운동	체력을 요하는 운동보다는 탁구나 배드민턴, 단거리 육상, 승마, 사격, 양궁, 테니스가 적당하다. 구기 종목은 체력 소모가 덜하며 정확한 판단력에 의해 책임감있게 방어할 수 있는 수비 역할이 적격이다.
주의 사항	정시에 소화시킬 수 있는 정량을 먹는 것이 좋다. 땀을 적게 내고 여유 있는 마음을 가져야 한다.

소양인

체크포인트	소양인 특성
성격	아이디어 뱅크라 불릴 정도로 창의력이 뛰어나며 활동적이고 열성적이라 일처리가 빠르고 봉사정신이 남다르다. 하지만 마무리가 부실하며 가정이나 개인적인 일을 등한시하는 단점이 있다. 성격이 급하고 기분 나쁜 일에 곧바로 감정을 표현한다. 실속이 없이 과시욕이 강한 경우가 많다.
장부의 기능	비대신소(脾大腎小) 비장이 크고 신장은 작다. 소화기능은 강하나 배설 기능이 약하다.
외형적 특성	얼굴형은 역삼각형이거나 앞 뒤 짱구머리인 경우가 많고 얼굴이 크지 않다. 눈매가 날카롭고 턱이 뾰족하다. 첫 인상은 날카로우면서 가벼워 보인다. 체형은 가슴 부위가 넓고 엉덩이 부위가 작다. 상체가 발달한 대신 하체가 약하다.
좋은 음식	보리, 참깨, 수박, 참외, 포도, 바나나, 배추, 오이, 호박, 당근, 돼지고기, 계란, 굴, 해삼, 새우, 전복, 가물치, 게, 등푸른 생선 등이 좋다. 시원한 음식과 여름 · 열대 과일, 채소류, 해물류가 잘 맞는다.
나쁜 음식	닭고기, 쇠고기, 우유, 개고기, 땅콩, 고추, 생강, 후추, 카레 엿과 꿀, 인삼 등이 안좋다. 맵거나 자극성 있으며 뜨거운 음식, 인스턴트 음식, 패스트 푸드는 피한다.
운동	행동이 빠르고 순발력이 있지만 지구력은 떨어지기 때문에 순발력과 판단력을 요구하는 단거리 육상과 수영, 높이 뛰기, 스키가 어울린다. 구기 종목에서는 결정적인 역할을 하는 포지션이 좋다. 축구는 공격수, 야구는 타자가 제격이다.
주의 사항	음식을 천천히 씹어먹고 소식하는 것이 좋다. 성급하게 일을 서두르지 말고 항상 차분한 마음을 가져야 한다.

태음인

체크포인트	태음인 특성
성격	사회 생활에 가장 잘 맞는 성격이다. 어떤 상황이든 잘 적응하고 한번 시작한 일은 끝까지 마무리하는 성취욕이 강하다. 끈기가 있고 신중하며 이해력도 풍부하다. 반면 게으르고 고집이 세며 성취욕은 강하나 지나치게 욕심이 많아 주위의 빈축을 산다.
장부의 기능	간대폐소(肝大肺小) 간이 크고 폐는 작다. 음식물을 흡수하는 기능은 강하나 순환, 발산시키는 기능은 약하다.
외형적 특성	얼굴형은 둥글거나 사각형이며 얼굴이 큰 경우가 많다. 이목구비가 크고 선명하며 두터운 입술과 피부를 갖고 있다. 안정감이 있고 믿음직스러운 인상이다. 체형은 복부와 허리부위가 굵고 비만인 경우로 체격이 큰 편이다. 많다. 대체로 체력이 강한 편이다.
좋은 음식	밀, 콩, 무, 수수, 도라지, 버섯, 고구마, 당근, 쇠고기, 우유, 버터, 치즈, 대구, 미역, 다시마, 김, 배, 밤, 호두, 은행, 율무 등이 좋다. 적게 먹고 고단백질 음식과 채소류, 담백한 생선류를 많이 섭취하는 것이 이롭다.
나쁜 음식	돼지고기, 닭고기, 개고기, 염소고기, 계란, 배추, 사과 등이 안좋다. 고칼로리 음식, 인스턴트 식품, 고지방 음식은 피한다.
운동	체력이 강해 행동은 빠르지 않지만 지구력이 있다. 체력을 요구하는 장거리 육상, 수영, 사이클, 등산, 씨름, 육체미, 레슬링, 태권도, 유도, 역도 등 격투기 종목이 알맞다. 구기종목은 체력을 요구하는 역할과 계속 뛰는 위치가 좋다. 가령 야구에서 외야수와 강속구 투수 자리가 제격이다.
주의 사항	소식하고 목욕이나 사우나로 땀을 내주는 것이 좋다. 생각보다 행동을 먼저하고 욕심을 적게 갖도록 한다.

태양인

체크포인트	태양인 특성
성격	남을 끌어들이는 설득력이 뛰어나 사교성이 남다르다. 뒤끝이 없는 스타일이며 매사를 시원하게 처리하는 강한 추진력이 돋보인다. 반면 남을 무시하거나 제멋대로 행동하는 단점이 있다. 현실적인 면보다 이상을 추구해 사회적응에 실패하기 쉽다.
장부의 기능	폐대간소(肺大肝小) 폐가 크고 간이 작다. 음식물을 흡수하는 기능이 약하나 순환, 발산하는 기능은 강하다.
외형적 특성	얼굴은 이마가 넓고 눈이 위로 올라가 날카로운 느낌을 주며 귀가 큰 편이다. 건장하고 깔끔한 인상을 풍긴다. 체형은 목덜미는 굵고 상체가 발달한 편이지만 허리가 가늘고 다리가 약해 체력이 강한 편은 아니다. 크고 강한 느낌을 주면서도 부드러운 분위기가 있어 힘이 느껴진다.
좋은 음식	메밀, 냉면, 나물, 새우, 굴, 전복, 소라, 오징어, 게, 해삼, 포도, 감, 모과, 머루, 솔잎, 순채나물 등이 좋다. 담백하고 서늘한 음식, 채소류, 지방이 적은 해물류가 몸에 이롭다.
나쁜 음식	쇠고기, 조기, 무, 설탕 등이 좋지 않다. 맵고 뜨거운 성질의 음식, 지방이 많은 음식, 고칼로리 음식, 인스턴트 식품은 피한다.
운동	하체의 힘이 약해 개인 종목보다는 단체 종목에서 작전을 지휘하는 위치가 알맞고 팀의 사기에 따라 승패가 좌우되는 조정경기 등이 제격이다.
주의 사항	화내고 염치없는 행동을 삼간다. 고량진미를 멀리하고 부지런한 생활을 해야 한다.

※ 김수범 한의학박사 제공

　장수하는 마을 중에는 자연의 음식을 '소식' 하는 공기 좋은 곳이 많다. 그런데 소식이 좋다는 이야기는 많지만 왜 좋은지에 대해 구체적으로 설명하는 경우는 드물다. 이시하라 박사는 이에 대해 양의학과 혈액에 대한 해박한 지식을 통해 자신의 논리를 펼치고 있다.

　요즘 개인적으로도 두 끼만 먹어 소식을 하려는 노력을 계속하고 있었다. 지나치게 많이 먹으면 오장육부에 영양을 주는 것이 아니라 오히려 오장육부를 더 피곤하게 할 것이라고 생각했기 때문이다. 하지만 구체적으로 왜 그런지에 대해서는 깊이 생각해 보지 못했다. 그런데 이 책에서는 소식을 했을 때 백혈구가 활성화되어 병원균·알레르겐·암세포 등을 잡아먹고, 이를 통해 면역기능이 향상된다는 흐름을 알기 쉽게 담아냈다.

이시하라 박사는 혈액의 오염이 만병의 근원이며 한기(냉기)에 의해 병이 온다고 강조한다. 피를 맑게 하고 몸을 따뜻하게 하여 병을 치료하는 메커니즘을 제시하고 있다. 이를 바탕으로 구토, 설사, 발진, 염증, 동맥경화, 고혈압, 결석, 통풍, 지방간, 암이 발생되는 맥락에 대해서도 쉽게 설명하고 있다.

또한 약이 아닌 음식으로 병을 치료할 수 있는 '약선요리'를 소개하며 다양한 레시피를 수록하였다. 각 요리마다 자세한 설명이 더해져 일상생활에서도 쉽게 활용할 수 있다. 특히 조리에 사용되는 각종 식품의 효능에 대해서도 따로 지면을 할애했다. 음식으로 병을 치료하려는 사람들에게 많은 도움이 될 것이다.

이시하라 박사는 양의사면서도 한의학적인 생각을 많이 하고 있다. 그러나 한의학과 사상체질의학을 전공하는 입장에서 보았을 때 박사의 이론은 한의학적 관점과 조금 다른 면이 있다. 독자들이 이점을 이해하고 본다면 도움이 될 것이다.

먼저 양성, 중성, 음성으로 나눈 체질분류법을 한의학의 사상체질의학과 비교해 보면 양성은 소양인, 음성은 소음인, 중성은 태음인과 유사한 면이 있다. 그러나 분류된 음식 중에는 일치되지 않는 면이 있다. (그래서 부록으로 사상체질 분류법과 각 체질에 속하는 음식 목록을 표로 담았으니 참고하면 될 것이다.) 또 식품의 성질 분류에 있어서도 생산되는 지역을 기준으로 냉성, 열성식품으로 구분했다. 그러나 한의학의 관점으로는 같은 지역에서 재배된 식품이라 하더라도 본초학적 약효 면에서 성질이 다르다고 판단할 수 있다.

병의 원인에 대해서는 '한기(냉기)'와 '혈액의 오염'을 중점적으로 지적하고 있다. 한의학에서도 한기와 혈액의 오염을 병의 원인의 일부로 보지만 진단은 훨씬 더 복합적이다. 한의학적인 병의 원인으로는 외부적인 요소인 '풍(風), 한(寒), 서(暑), 습(濕), 조(燥), 화(火)'와 정신적인 스트레스인 '칠정(七情) – 애(哀), 노(怒), 우(憂), 사(思), 비(悲), 공(恐), 경(驚)', 또 '영(營), 위(衛), 기(氣), 혈(血)'과 잘못 먹는 음식, 외상(外傷) 등이 있다.

한의학에서는 병이 한(寒), 냉(冷)에서 발생한다고 보는 면이 있는데 열(熱)로 인하여 오는 경우도 많다. 한 예로 소양인이나 태음인인 경우에는 상열하한증(上熱下寒症)으로 상체에는 열이 많은데 하체는 차가워지면서 병이 오는 경우가 있다. 이런 경우에는 상체의 열을 내려주어 하체를 따뜻하게 하여 치료하는 것이 효과적이다.

전체적으로 보면 건강하게 살기 위해서는 소식을 하며, 피를 맑게 하는 것이 성인병, 난치병, 각종 생활습관병 등에 효과적이라는 것을 매우 알기 쉽게 표현하였으며 일상생활에 도움을 주는 음식까지 설명한 유용한 책이다. 이 책을 자세히 읽어본다면 자신의 건강에 많은 도움이 될 것이다.

우리한의원 원장 김수범

| 저자 소개 |

이시하라 유미(石原結實)

의학박사. 1948년 나가사키(長崎) 시 출생으로 나가사키 대학 의학부를 졸업하고 혈액내과를 전공, 동대학원 박사 과정을 수료했다. 장수 지역으로서 유명한 캅카스 지방(그루지야 공화국)과 스위스의 B. 베어 병원 등에서 최전선의 자연요법을 연구했다. 한의학을 도입한 독자적인 식사요법과 운동요법 지도로 각계 요인들의 두터운 신뢰를 모았다. 현재 이시하라 클리닉 원장으로 진료소 외에 이즈(伊豆)에 '당근 주스 단식'을 실천하고 건강 증진을 목적으로 하는 보양소를 개설하였다. 저서에 《프티 단식 다이어트》,《몸을 따뜻하게 하면 병은 반드시 낫는다》,《따뜻한 미인 프로그램》,《이시하라식 아침, 당근 주스 다이어트》,《의사 없이, 약 없이도 병은 반드시 낫는다》,《이시하라식 독 배출 다이어트》 등이 있다. 일본 텔레비전의 여러 건강 채널에서 알기 쉬운 해설을 하는 것으로도 정평이 나 있다.

| 옮긴이 소개 |

박인용

서울대학교 국어국문과를 졸업하고 오랜 편집자 생활을 거쳐 현재 원고 집필 및 전문번역가(영문·일문 번역 및 영역)로 활동 중이다. 번역서로는 《사스 전쟁》, 《치매의 예방과 치료》, 《이케다 다이사쿠》, 《건강완전정복》, 《왜 에번스를 부르지 않았지》 등이 있다.

| 감수자 소개 |

김수범

　원광대학교 한의학과를 졸업하고 경희대학원 한의학과에서 사상체질의학으로 석·박사학위를 취득했다. 대전대 한의대 사상체질과 겸임교수, 숙명여대 체육학과 박사과정 겸임교수, 대한사상체질학회 이사, 대한개원한의사협의회부회장을 역임하고 현재 대한한의동통학회 회장, 대한한의사협회 38대 부회장, 우리한의원 원장으로 있다. 주요 저서로 《김수범 박사의 사상체질 생식》, 《내 몸에 꼭 맞는 체질 건강법》, 《한방체질약선 600가지》, 《사상체질 건강요리》, 《사상체질 다이어트》, 《내 몸에 약이 되는 체질요리 약재요리》 등이 있다.

한언의 사명선언문

Since 3rd day of January, 1998

Our Mission　- · 우리는 새로운 지식을 창출, 전파하여 전 인류가 이를 공유케 함으로써 인류문화의 발전과 행복에 이바지한다.

　　　　　　- · 우리는 끊임없이 학습하는 조직으로서 자신과 조직의 발전을 위해 쉼없이 노력하며, 궁극적으로는 세계적 컨텐츠 그룹을 지향한다.

　　　　　　- · 우리는 정신적, 물질적으로 최고 수준의 복지를 실현하기 위해 노력하며, 명실공히 초일류 사원들의 집합체로서 부끄럼없이 행동한다.

Our Vision　　한언은 컨텐츠 기업의 선도적 성공모델이 된다.

> 저희 한언인들은 위와 같은 사명을 항상 가슴 속에 간직하고
> 좋은 책을 만들기 위해 최선을 다하고 있습니다.
> 독자 여러분의 아낌없는 충고와 격려를 부탁드립니다.
> · 한언 가족 ·

HanEon's Mission statement

Our Mission　- · We create and broadcast new knowledge for the advancement and happiness of the whole human race.

　　　　　　- · We do our best to improve ourselves and the organization, with the ultimate goal of striving to be the best content group in the world.

　　　　　　- · We try to realize the highest quality of welfare system in both mental and physical ways and we behave in a manner that reflects our mission as proud members of HanEon Community.

Our Vision　　HanEon will be the leading Success Model of the content group.